实用中医临床手册

刘俊 刘爱平 主编

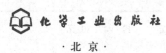

化学工业出版社

·北京·

本书立足于中医临床的实用性，阐述了中医辨证论治概要，详细论述了内科、外科、妇科、儿科、皮肤科、五官科、眼科、男科及骨科常见疾病的中医辨证论治方法、辨证要点、临证处方及药物剂量等。部分章节还介绍了针灸、外治及其他简单易行的办法，方便读者参考学习。本书内容丰富，实用性强，可供中医临床工作者、中医院校学生及中医爱好者学习参考。

图书在版编目（CIP）数据

　　实用中医临床手册/刘俊，刘爱平主编. —北京：
化学工业出版社，2020.2（2024.4重印）
　　ISBN 978-7-122-35903-2

　　Ⅰ.①实… Ⅱ.①刘…②刘… Ⅲ.①中医临床-
手册 Ⅳ.①R24-62

　　中国版本图书馆 CIP 数据核字（2019）第 297831 号

责任编辑：邱飞婵　　　　　　装帧设计：关　飞
责任校对：刘曦阳

出版发行：化学工业出版社（北京市东城区青年湖南街 13 号　邮政编码 100011）
印　　装：北京盛通数码印刷有限公司
850mm×1168mm　1/32　印张 11¼　字数 346 千字
2024 年 4 月北京第 1 版第 5 次印刷

购书咨询：010-64518888　　　　售后服务：010-64518899
网　　址：http://www.cip.com.cn
凡购买本书，如有缺损质量问题，本社销售中心负责调换。

定　　价：49.80 元　　　　　　　　版权所有　违者必究

编写人员名单

主　编　刘　俊　刘爱平

副主编　余洪敏　符　佳

编　者　(以姓氏笔画为序)

邓叔华　刘　俊　刘爱平

杜中华　余洪敏　符　佳

前言

中医药学是中国传统文化中的特殊部分，是中国传统文化的瑰宝，是人类医学领域乃至思想体系的宝库。中医学经过几千年的实践和发展，积累了大量的宝贵经验，形成了自己特有的体系，并流传至今。其特色鲜明，疗效独特，在当代医药学领域扮演着极其重要的角色。

中医学的生命力在于临床，临床取决于疗效，而疗效取决于辨证论治这个核心。因此，如何准确地辨证对于每一位学习中医者都是必修课，这也是我们编写本书的目的。在编写过程中，对于病名有所修改调整，内科部分基本沿用了中医学的病名，但在外科、男科、五官科等相关章节，因为有些是中医学"冷门"病名，且概念模糊，因此使用了部分现代医学病名，这样就会使读者更加容易理解。

本书立足于中医临床的实用性，阐述了中医辨证论治概要，详细论述了内科、外科、妇科、儿科、皮肤科、五官科、眼科、男科及骨科常见疾病的中医辨证论治方法、辨证要点、临证处方及药物剂量等。部分章节还介绍了针灸、外治及其他简单易行的办法，方便读者参考学习。

本书内容丰富，实用性强，对于年轻中医，犹如一把钥匙，开启辨证论治大门；对于学有所成之士，则欲穷千里目，更上一层楼；对于中医药爱好者，可按图索骥，照方自疗。

刘俊
2019 年 6 月

目录

第一章　中医辨证论治概要　/ 001

一、八纲辨证 …………… 001　　四、卫气营血辨证 ……… 016
二、气血津液辨证 ……… 006　　五、三焦辨证 …………… 018
三、脏腑辨证 …………… 010　　六、六经辨证 …………… 019

第二章　内科疾病辨证施治　/ 022

一、感冒 ………………… 022　　十七、腹痛 ……………… 069
二、咳嗽 ………………… 025　　十八、泄泻 ……………… 073
三、哮病 ………………… 028　　十九、便秘 ……………… 076
四、喘病 ………………… 031　　二十、痢疾 ……………… 079
五、肺痈 ………………… 034　　二十一、胁痛 …………… 082
六、肺胀 ………………… 036　　二十二、黄疸 …………… 085
七、肺痨 ………………… 039　　二十三、积聚 …………… 088
八、心悸 ………………… 042　　二十四、臌胀 …………… 091
九、胸痹 ………………… 045　　二十五、头痛 …………… 094
十、不寐 ………………… 049　　二十六、眩晕 …………… 098
十一、痴呆 ……………… 052　　二十七、中风 …………… 101
十二、厥证 ……………… 055　　二十八、瘿病 …………… 106
十三、胃痛 ……………… 058　　二十九、水肿 …………… 109
十四、痞满 ……………… 061　　三十、淋证 ……………… 112
十五、呕吐 ……………… 064　　三十一、癃闭 …………… 116
十六、呃逆 ……………… 067　　三十二、郁证 …………… 119

三十三、血证 …………… 122　三十九、痹证 …………… 149

三十四、痰饮 …………… 132　四十、痉证 ……………… 152

三十五、消渴 …………… 135　四十一、痿证 …………… 155

三十六、自汗、盗汗 …… 139　四十二、颤证 …………… 158

三十七、虚劳 …………… 142　四十三、腰痛 …………… 161

三十八、肥胖 …………… 146

第三章　外科疾病辨证施治　/ 165

一、概述 ………………… 165　九、乳核 ………………… 179

二、疖 …………………… 166　十、乳癖 ………………… 180

三、疔 …………………… 168　十一、乳漏 ……………… 182

四、痈 …………………… 170　十二、乳衄 ……………… 184

五、无头疽 ……………… 171　十三、气瘿 ……………… 185

六、丹毒 ………………… 173　十四、肉瘿 ……………… 187

七、走黄 ………………… 175　十五、瘿痈 ……………… 188

八、乳痈 ………………… 177　十六、筋瘤 ……………… 189

第四章　妇科疾病辨证施治　/ 192

一、概述 ………………… 192　十三、经行乳房胀痛 …… 212

二、月经先期 …………… 197　十四、经断前后诸证 …… 212

三、月经后期 …………… 198　十五、带下病 …………… 213

四、月经先后无定期 …… 200　十六、妊娠恶阻 ………… 215

五、月经过多 …………… 201　十七、妊娠腹痛 ………… 215

六、月经过少 …………… 202　十八、胎动不安 ………… 216

七、经间期出血 ………… 203　十九、滑胎 ……………… 218

八、崩漏 ………………… 204　二十、妊娠肿胀 ………… 219

九、闭经 ………………… 206　二十一、妊娠小便淋痛 … 220

十、痛经 ………………… 208　二十二、产后腹痛 ……… 221

十一、经行发热 ………… 210　二十三、产后发热 ……… 222

十二、经行头痛 ………… 210　二十四、恶露不绝 ……… 223

二十五、缺乳 ·············· 224　　　二十七、子宫脱垂·············· 227
二十六、不孕症 ·············· 225

第五章　儿科疾病辨证施治　/ 229

一、概述 ·············· 229　　　十二、食积 ·············· 253
二、胎黄 ·············· 231　　　十三、夜啼 ·············· 254
三、水痘 ·············· 233　　　十四、汗证 ·············· 256
四、痄腮 ·············· 235　　　十五、紫癜 ·············· 257
五、感冒 ·············· 237　　　十六、儿童多动综合征 ······ 259
六、咳嗽 ·············· 240　　　十七、惊风 ·············· 261
七、肺炎喘嗽 ·············· 242　　　十八、癫痫 ·············· 265
八、哮喘 ·············· 245　　　十九、小儿水肿 ·············· 267
九、口疮 ·············· 247　　　二十、遗尿 ·············· 270
十、泄泻 ·············· 249　　　二十一、五迟、五软 ······ 272
十一、厌食 ·············· 252

第六章　皮肤科疾病辨证施治　/ 274

一、概述 ·············· 274　　　八、白疕 ·············· 287
二、蛇串疮 ·············· 277　　　九、粉刺 ·············· 288
三、湿疮 ·············· 279　　　十、油风 ·············· 290
四、药毒 ·············· 281　　　十一、酒渣鼻 ·············· 291
五、瘾疹 ·············· 283　　　十二、虫咬皮炎 ·············· 292
六、牛皮癣 ·············· 284　　　十三、接触性皮炎 ·············· 294
七、风瘙痒 ·············· 285

第七章　五官科疾病辨证施治　/ 297

一、急性鼻炎 ·············· 297　　　三、萎缩性鼻炎 ·············· 300
二、慢性单纯性鼻炎 ······ 298　　　四、鼻出血 ·············· 302

五、鼻窦炎 ……………… 304
六、急性咽炎 …………… 306
七、慢性咽炎 …………… 308
八、急性扁桃体炎 ……… 310
九、声带息肉 …………… 311
十、分泌性中耳炎 ……… 312
十一、耳鸣 ……………… 314

第八章　眼科疾病辨证施治　/ 317

一、针眼 ………………… 317
二、沙眼 ………………… 318
三、上胞下垂 …………… 320
四、冷泪症 ……………… 321
五、暴风客热 …………… 322
六、胬肉攀睛 …………… 324
七、绿风内障 …………… 325
八、近视 ………………… 327

第九章　男科疾病辨证施治　/ 329

一、阳痿 ………………… 329
二、遗精 ………………… 331
三、少精、弱精症 ……… 332
四、精索静脉曲张 ……… 333
五、睾丸炎 ……………… 335
六、阴囊湿疹 …………… 336
七、慢性前列腺炎 ……… 337
八、前列腺增生 ………… 339

第十章　骨科疾病辨证施治　/ 341

一、颈椎病 ……………… 341
二、肩周炎 ……………… 342
三、腰椎间盘突出症 …… 344
四、骨质疏松 …………… 345
五、膝关节骨性关节炎 … 346
六、股骨头坏死 ………… 348

参考文献　/ 350

第一章

中医辨证论治概要

一、八纲辨证

八纲是指表、里、寒、热、虚、实、阴、阳。对于各种疾病情况，都可以用八纲来归纳和区分。所以，八纲是各种辨证的总纲和基础，同时，也指明了总的治疗方向。在诊断中，有非常重要的作用。

1. 表里辨证

表里辨证即通过判断病证的在表在里来分析病变部位和病势深浅的辨证方法。

（1）表证　病变部位表浅的一类病证。一般指因六淫（即异常气候因素）等邪气侵犯人体皮毛、肌肤等浅表部位所表现的证候。临床表现以发热、恶寒（或恶风）、舌苔薄白、脉浮为主症，可兼见头痛、四肢关节酸痛、鼻塞流涕、咳嗽等。具有发病急、病程短、病位浅的特点，主要见于外感病的初期阶段。由于病邪及体质强弱的不同，表证又可分为表寒证、表热证、表虚证和表实证。

① 表寒证：多是由于外感风寒、病邪侵袭肌表而出现的证候。临床表现以恶寒重而发热轻、苔薄白、脉浮紧为特点。治宜辛温解表。

② 表热证：多为由于外感风温、病邪侵犯肌表而出现的证候。临床特点为发热重而恶寒轻、舌边尖红、脉浮数。宜用辛凉解表。

③ 表虚证：是卫外阳气不固，腠理不密，易被外邪侵袭而出现的证候。临床表现除有表证症状外，以自汗或汗出恶风、脉浮缓为特

征。治宜调和营卫。

④ 表实证：是外邪侵入机体，阳气集于肌表，邪正相争，腠理密闭而出现的证候。临床表现除表证症状外，以恶寒、无汗、脉浮紧为特征。治宜发汗解表。

(2) 里证 与表证相对而言，指病变部位深、累及脏腑气血的一类病证。其范围较广。一般来讲，里证的形成有三种情况：一是表证不解，病邪内传入里；二是外邪直接侵犯脏腑；三是因情志内伤，劳累过度，饮食不当引起脏腑气血的功能失调所致。里证临床表现因病因病机的不同而有差异。又可分为里寒证、里热证、里虚证和里实证。

① 里寒证：多因阳气不足，或外寒入里所致。症见面色苍白、形寒肢冷、口不渴或渴喜热饮、腹痛喜温、小便清长、大便溏薄或清稀、舌质淡苔白、脉迟。治宜温化。

② 里热证：多因外邪入里化热，或热邪直中脏腑致使里热炽盛所致。症见面红身热、烦躁、口干咽燥、渴喜冷饮、小便短赤、大便秘结或泻下臭秽、大便脓血、舌质红苔黄、脉数。治宜清泄里热。

③ 里虚证：由于脏腑气血虚衰引起。症见倦怠无力、气短懒言、眩晕眼花、心悸、舌体胖嫩、苔薄白、脉细弱无力等。治宜补益。

④ 里实证：由外邪入里，结于胃肠，或体内气血郁结、痰饮内阻、食滞、虫积等引起。外邪入里者，症见腹胀痛拒按、便秘痞满、壮热、谵狂、声高气粗、舌苔老黄而厚、脉沉实，宜用通里攻下法；气血郁滞，痰食虫积的临床表现据病邪有一定差异，但治疗总以祛逐病邪为法。

(3) 表证和里证的鉴别要点

① 发病及病程：新病、病程短者多属表证；久病、病程长者多属里证。

② 病候特点：发热兼有恶寒者为表证；发热不恶寒，或但寒不热者多为里证。

③ 舌脉象：表证的舌象变化不大；里证的舌质及舌苔变化较大。脉浮者为病在表；脉沉者为病在里。

(4) 表里同病 临床上，除了单纯的表证和里证外，在同一患者身上，表证和里证可同时并见。这种情况往往见于：①病邪同时侵犯表里。②表证未解，病邪已入里。③原有里证，复感表邪。表里同病常常与寒热虚实互见，出现表里俱热、俱寒、俱虚、俱实，或表热里寒、表寒里热、表虚里实、表实里虚等证；治疗时或表里兼顾，或先表后里，或先里后表。外感病邪，在表未得到及时解散，继而入里时，传变过程中可以出现邪既不完全在表，又未完全入里的半表半里证。临床以寒热往来、胸胁苦满、不欲饮食、心烦喜呕等为特征；治宜和解表里。

表证和里证在一定条件下可以相互转化，称表里出入。如病邪过盛，机体抵抗力较差，或误治、失治等，致使表证不解，表邪内传入里，出现里证，是表证转化为里证，表示病情加重；治疗护理得当，机体抗邪能力增强，病邪从里透达于外，为里邪出表，反映病势减轻。

2. 寒热辨证

寒热辨证即通过判断病证属寒属热，以鉴别疾病性质，弄清机体阴阳盛衰的辨证方法。

(1) 寒证 因感受寒邪，或内伤久病、阳气亏虚，或过服生冷、阴寒内盛而引起的，并以寒冷为临床特点的一类病证。临床表现为身寒肢冷、喜暖，舌质淡苔白，脉迟缓或沉细无力等。寒证包括表寒、里寒、虚寒、实寒等类型。阳气偏虚，阴寒相对偏盛，即"阳虚生寒"者为虚寒证，以畏寒肢冷、倦怠懒言、自汗、脉微等为主症，治宜温补阳气；寒邪偏盛，即"阴盛则寒"者为实寒证，以恶寒、呕吐清水、脘腹冷痛、大便溏泻、舌质淡苔白、脉沉实有力为主症，治宜温散寒邪。

(2) 热证 因热邪偏盛，或阴液亏耗而引起的，以火热为主要临床特点的一类病证，包括表热、里热、虚热、实热等类型。阴液亏耗，即"阴虚生内热"者为虚热证，表现为消瘦无力、五心烦热、潮热盗汗、口燥咽干、舌质红少苔、脉细数，治宜滋阴降火；阳热炽盛，即"阳盛则热"者为实热证，表现为壮热口渴、面红目赤、小便短赤、大便秘结、心烦燥热、舌质红苔黄、脉洪大而数，治宜清热泻火。

(3) 寒证和热证的鉴别要点 鉴别寒证和热证，须综合分析全部症状和体征。主要区别点在于寒热、口渴与否、大小便情况及舌脉象等。面色白、恶寒、口不渴或渴喜热饮、小便清长、大便溏薄、舌质淡苔白、脉迟者为寒证；相反，面色赤、恶热、口渴喜冷饮、小便短赤、大便秘结、舌质红苔黄、脉数者为热证。

(4) 寒热错杂证 有时在同一患者身上寒、热象同时并见，如表热里寒、表寒里热、上热下寒、上寒下热等。治疗时须视症状出现的早晚及部位的不同，按照轻重缓急，采用相应的治则。

在一定条件下，寒证和热证可以相互转化。由寒化热，如外感寒邪，最初表现为恶寒发热、头身痛、无汗、苔白、脉浮紧等，继而转为高热不恶寒、心烦、口渴、苔黄、脉数等，由表寒证转为里热证，这表明机体正气未衰，邪正相争。若病情发展到严重阶段，会出现寒极似热的真寒假热证或热极似寒的真热假寒证。真寒假热证：由于阴寒内盛，格阳于外，出现内有真寒、外有假热的表现。若见身热、面红、口渴、脉大等似属热证，但身热反欲盖衣被、口渴喜热饮且饮不多、脉大无力及四肢厥冷、下利清谷等寒象，即为此证。

(5) 真热假寒证 由于阳热内盛，格阴于外，出现内有真热、外有假寒的表现。若见恶寒、手足厥冷、脉沉等似属寒证，但恶寒而不欲盖衣被、手足冰冷但胸腹灼热、脉沉但重按弦滑有力，即为此证。

3. 虚实辨证

虚实辨证即通过判断病证属虚属实，以鉴别机体正气与邪气盛衰状况的辨证方法。

(1) 虚证 指因人体正气不足而产生的各种虚弱证候的一类病证。具体可分为气虚、阳虚、血虚与阴虚四种类型。

① 气虚与阳虚：两证都源于阳气不足，临床表现也较为相似，都有面色淡白或白、神疲自汗、饮食减少等症。区别在于气虚无寒象，以乏力懒言、动辄气短、脉弱等为主症，治宜补气；而阳虚则表现为形寒怕冷、四肢不温、小便清长、大便稀溏、脉迟等，治宜温补阳气。

② 血虚与阴虚：两者同属阴血不足，都有头晕目眩、心悸失眠、少苔、脉细等症。区别在于血虚无热象，仅表现为面色淡白无华，爪甲不荣，手足麻木，舌质淡，脉虚或芤，治宜养血；而阴虚则伴有两颧发红、五心烦热、咽干口燥、盗汗、遗精、舌质红少苔或无苔、脉细数等热象，治宜滋阴清热。

（2）实证 指邪气过盛，正气未衰，邪正斗争激烈的一类病证。由于病因和所及脏腑的不同，实证临床表现多种多样。如感受外邪，往往发病急骤，以发热、吐泻、疼痛、脉实有力为主症，治以清热解毒、通里攻下为主；如因内脏功能失常，致使痰饮、水湿、瘀血、食积、虫积等病邪结聚，其表现则各有特点，治疗以攻邪为主，或化痰利水，或行气破血，或消食导滞、除虫积等。

（3）虚证和实证的鉴别要点 主要鉴别点在于体质的强弱、病程的长短、精神状态、脉象等。一般病程长、体质弱、精神萎靡、声息低微、痛处喜按、脉无力者为虚；病程短、体质强壮、精神兴奋、声高气粗、痛处拒按、脉有力者为实。

（4）虚实夹杂证 即正气不足与邪气过盛同时并见。既可为以虚为主的虚中夹实证，又可见以实为主的实中夹虚证，具体可分为表虚里实、表实里虚、上虚下实、上实下虚等。治疗时须明辨虚实主次、先后缓急，或以攻为主，或以补为主，或先攻后补，或先补后攻，或攻补兼施等。虚证和实证在一定条件下可以相互转化。本为实证，因失治或误治等致使病程迁延，病邪虽已减弱，但体内正气也渐耗伤，此为实证转虚；本为虚证，又感受外邪，或痰饮、瘀血等停滞堆积，出现因虚致实。

在疾病发展过程中，还可能出现真实假虚，或真虚假实等情况。真实假虚指疾病本质为实，却表现出类似于虚的现象，即所谓"大实有羸状"；真虚假实指疾病本质为虚，反表现出类似于实的症状，即所谓"至虚有盛候"。鉴别两者要全面分析症状、体征、病程、病史及患者体质状况等。一般脉有力者为真实，脉无力者为真虚；舌苍老坚敛、苔黄厚者为真实，舌胖嫩者为真虚；新病、体质较强壮者为真实，久病、年高体弱者为真虚。

4. 阴阳辨证

阴阳辨证是通过判别病证属阴、属阳，大致区分病证位置、性质及邪正盛衰状况的辨证方法。

阴阳是八纲的总纲，是对表里、寒热、虚实的总概括。临床凡以抑制、沉静、寒冷、晦暗等为证候特征者，属于阴证；相反，凡以兴奋、躁动、火热、光亮为证候特征者，属于阳证。与其他六纲一样，阴证和阳证可随机体抗病能力的变化而相互转化，阳证转为阴证常常表示病情恶化，阴证转为阳证表示病情趋于好转。此外，阴阳辨证还有分析人体阴精阳气虚损不足的功能，阳气亏虚可形成阴寒相对偏盛的阴证；阴液不足，阳气相对有余，又可表现为虚热状态的阳证。

二、气血津液辨证

气血津液辨证，是指用脏腑学说中的相关理论，来分析气、血、津液发生的病变，从而确定其证候的一种辨证。由于气血津液的病变往往与脏腑有密切的联系，因此，在运用气血津液辨证时，应当结合脏腑辨证来进行。

1. 气病辨证

(1) 气虚证 是指由于先天不足、后天失调、久病不愈、过度劳累、年老体弱等原因，导致元气不足或脏腑组织功能减退，而表现出的虚弱证候。心、肝、脾、胃、肾等都会单独或同时发生气虚证。本证一般会出现少气懒言、头晕眼花、自汗、全身乏力、精神疲惫、舌质淡、苔白、脉虚弱无力等症状；阳虚证还会出现手足发冷、全身畏寒，舌质淡而胖、舌苔白滑、脉沉迟无力等症状。

(2) 气陷证 又称脾虚气陷证或中气下陷证，是指由于气虚无力上升，反而下降，从而使内脏位置下垂，所表现的虚弱证候。其症状有疲倦少气、头晕眼花、长期腹泻、腹胀腹坠、胃下垂、子宫脱垂、脱肛、舌质淡、苔白、脉弱等。

(3) 气脱证 是指气虚证过度严重时，引发的一种危重证候。症状有面色苍白、呼吸微弱、不停出汗、二便失禁、突然晕倒、脉微弱欲绝或浮大无根等。

(4) 气滞证 是指由于病邪内阻、情志郁结、饮食失当、感受外邪、阳气虚弱、阴寒凝滞等原因，使气机阻滞，无法顺畅运行而表现出的证候。其症状有胀痛、闷痛、脉弦等，且情绪郁结时症状加重，矢气、嗳气后疼痛缓解。

(5) 气逆证 是指由于感受外邪、痰浊阻滞、食积于胃以及过度发怒等原因，使气机升降失常并反逆向上，而表现的证候。常见的气逆证有肺气上逆、肝气上逆、胃气上逆等。肺气上逆会出现咳嗽、喘息等症状；胃气上逆会出现嗳气、呃逆、恶心、呕吐等症状；肝气上逆会出现头痛头晕、呕血、昏厥等症状。

(6) 气闭证　是指由于外感邪气、昏迷、中风、惊风或七情过度，而使体内气机阻塞不通所表现的证候。其症状有呼吸气粗、牙关紧闭、两手紧握、二便不通、神志模糊、突然晕倒、脉弦数或滑数有力或深伏难见。

2. 血病辨证

血病，是指由于外邪入侵，脏腑功能失调，而引发的证候。

(1) 血虚证　是指由于失血过多、营养不良、胃肠功能减退、肠内有寄生虫、大病久病、思虑过度、瘀血阻塞脉络等原因，使血液亏虚、脏腑失养，而表现的全身虚弱的证候。其症状有头晕眼花、失眠心慌、手足发麻、面色晦暗无光且发白或萎黄、嘴唇淡白、手指脚趾发白、舌质淡、苔白、脉微弱无力等；女子还会出现月经推迟或闭经，经血色淡且量少等症状。

(2) 血瘀证　是指由于气滞、气虚、血寒，而使血脉瘀滞，或是由于血热或湿热，痰火阻遏经脉，或是外伤等原因，使体内瘀血阻滞，而引发的证候。其症状为血瘀处疼痛如刀割针刺，且按之疼痛加重，夜间疼痛剧烈，面色黧黑，嘴唇、指甲等发暗发紫，皮下有紫斑，体表有青紫色肿块或腹内有硬块，出血时血流不止且夹有血块、颜色紫暗，腹部青筋外露，腿部青筋胀痛，舌色发紫或上有瘀斑、瘀点，脉细涩；此外，女子还会出现痛经、闭经等症状。

(3) 血热证　是指由于情志郁结、过度嗜酒、过食辛辣、过于恼怒或房事过度等原因，使脏腑内血热炽盛，而表现出的证候。其症状为咯血、呕血、鼻衄、尿血等，以及舌质红绛、口渴心烦、脉象弦数有力等症状。

(4) 血寒证　是指由于感受寒邪，使体内局部脉络寒凝血瘀，而表现出的证候。其症状为肤色紫暗，全身发冷，手足冷痛、喜暖恶寒、暖时痛减，小腹冷痛，舌质淡而暗，舌苔发白，脉沉迟而涩。此外，女子会出现月经推迟，经血紫暗夹带血块等症状。

3. 气血同病辨证

气血同病，是指由于气血之间相互影响，使得气血同时发生病变。常见的气血同病有气滞血瘀、气虚血瘀、气血两虚、气不摄血、气随血脱等。

(1) 气滞血瘀证 是指外邪入侵、情志抑郁或跌仆外伤等原因，使气机阻滞并导致血液淤积，所表现出的证候。其症状为情绪急躁易怒，胸胀胸闷，疼痛放射，胁下有痞块、刺痛拒按，舌色紫暗或有紫斑，脉涩；此外，女子还会出现痛经或闭经，经血紫暗且夹带血块等症状。

(2) 气虚血瘀证 是指由于久病不愈、年老体弱、中风瘫痪等原因，使气虚无力运血，从而导致血瘀所表现出的证候。其症状为面色晦暗或发白，少气懒言，全身疲倦，胸胁处常有刺痛，且痛处拒按，舌色淡发暗或上有紫斑，脉沉涩。

(3) 气血两虚证 是指由于先天不足、后天失养、劳倦过度、饮食失调、失血过多、久病不愈等原因，使体内气虚不能生血或血虚不能化气，从而造成身体同时气虚、血虚。其症状为身形消瘦、面色发白或萎黄、嘴唇发白及指（趾）甲发白、头晕眼花、失眠心慌、自汗、全身无力、少气懒言、舌质淡嫩、脉细弱等。

(4) 气不摄血证 是指由于久病不愈、慢性失血等原因，使气虚过度而不能统摄血液，而出现的失血证候。其症状为全身疲倦、手足乏力、面色晦暗无光且发白、气短、呕血、便血、皮下有瘀斑、舌质淡、脉细弱；女子还会出现月经过多或崩漏等症状。

(5) 气随血脱证 是指由于肝、肺和胃等内脏因宿疾而突然大出血，或是由于外伤、妇女分娩引起大出血，从而引发气脱的证候。其症状为面色发白、全身大汗、手足厥冷、昏厥、舌质淡、脉浮大而散或细弱欲绝。

4. 津液辨证

津液，是指人体内正常的水液。常见的津液病证主要是津液不足证和水液停聚证。

(1) 津液不足证 是指由于饮食过少、久病后长期食少、脾胃虚弱、出汗过多、吐泻过度、热盛耗伤津液等原因，使体内津液减少，导致全身或部分器官润养不足，而发生的一种内燥证候。其症状有嘴唇干裂、口干咽燥、皮肤枯槁干燥、口渴欲饮、眼窝深陷、小便色黄且短少、大便干燥秘结、舌质红、脉细数等。

(2) 水液停聚证　是指由于外感六淫、内伤七情，影响到肺、脾、肾对水液进行正常的输布排泄功能所引起的痰饮、水肿等症证。

①痰证：是由于脏腑功能失调，使水液代谢发生障碍，从而停聚水泛等原因，使黏稠的水液停滞在体内，而引起的病证。其症状有头晕眼花、胸闷、恶心、呕吐痰涎、食欲缺乏、咳喘、咳痰、喉中痰鸣、手足麻木、半身不遂、神志癫狂、皮下结节、痰核、喉中似有异物、苔黄腻或白腻、脉滑。

②饮证：是指由于外邪入侵、饮食不慎等原因，使脏腑功能衰退，从而使清稀的水饮停留在体内，而引发的病证。饮证又可分为三种：饮停于肺证、饮停肠胃证和饮停胸胁证。

a. 饮停于肺证的症状有胸闷气短、心慌、双足浮肿、气喘、咳嗽、痰液较多且色白清稀、喉中痰鸣、只能倚息而不能平卧、舌质淡、苔白而滑等。

b. 饮停肠胃证的症状有头晕眼花、呕吐清水、腹胀胀满、肠胃中有水声、口淡不渴、舌苔白滑、脉沉滑等。

c. 饮停胸胁证的症状有呼吸气短，头晕眼花，胸胀胸闷且疼痛，而且呼吸、咳喘及身体转侧时疼痛加剧。

③水肿：是指由于水液停聚体内，而引起面部、胸腹、手足甚至全身浮肿的证候。水肿又可分为阳水和阴水。

a. 阳水是指由于外感风邪或水湿浸渍等原因，引起的实、热性质的水肿。其症状表现为头面先浮肿，然后全身浮肿，来势迅猛，皮肤薄且光亮，小便短赤，恶风恶寒，全身发热，舌质红或舌苔薄白，脉浮紧或浮数的风水相搏证；或表现为全身困倦、身体沉重、小便短小、胸闷、恶心欲吐、食欲减少、舌苔白腻、脉沉的湿邪困脾证。

b. 阴水是指由于久病体弱、过于劳倦、房事过度等原因，引起的水肿。其症状为面色发白、全身尤其是双腿浮肿、腹胀腹闷、食欲缺乏、身体困倦、精神疲惫、小便短赤、大便不成形、舌质淡而苔白滑、脉沉；病情严重者还会出现面色发灰、全身怕冷、手脚发冷、腰膝酸软、舌质淡胖而苔白滑、脉沉迟无力等症状。

三、脏腑辨证

脏腑辨证，是根据脏腑的生理功能、病理表现，对疾病证候进行归纳，借以推究病机，判断病变的部位、性质、正邪盛衰情况的一种辨证方法，是临床各科的诊断基础，是辨证体系中的重要组成部分。

脏腑辨证的意义，在于能够较为准确地辨明病变的部位。由于脏腑辨证的体系比较完整，每一个脏腑有独特的生理功能、病理表现和证候特征，有利于对病位的判断，并能与病性有机结合，从而形成完整的证候诊断。所以，脏腑辨证是中医辨证体系中的重要内容，是临床辨证的基本方法，是各科辨证的基础，具有广泛的适用性，尤其适用于对内科、妇科、儿科等疾病的辨证。

脏腑辨证的基本方法，首先是应辨明脏腑病位。脏腑病证是脏腑功能失调反映于外的客观征象。由于各脏腑的生理功能不同，所以它反映出来的症状、体征也不相同。根据脏腑不同的生理功能及其病理变化来分辨病证，这是脏腑辨证的理论依据。所以，熟悉各脏腑的生理功能及其病变特点，则是脏腑辨证的关键所在。

脏腑辨证，包括脏病辨证、腑病辨证及脏腑兼病辨证，其中脏病辨证是脏腑辨证的主要内容。脏腑辨证临床常见证型介绍见表1-1～表1-7。

表 1-1　心病的辨证

证候	临床表现	主要辨证依据
心血虚证	心悸怔忡，失眠多梦，兼见眩晕、健忘、面色淡白无华或萎黄，口唇色淡，舌质淡白，脉细弱，等	心悸怔忡，失眠多梦，面色淡白无华
心阴虚证	心悸怔忡，失眠多梦，五心烦热，潮热，盗汗，两颧发红，舌质红少津，脉细数	心悸怔忡，失眠多梦，五心烦热
心气虚证	心悸怔忡，胸闷气短，活动后加重，面色淡白或㿠白，或自汗，舌质淡、苔白，脉虚	心悸怔忡，胸闷气短，活动后加重
心阳虚证	在心气虚的基础症状上，若兼见畏寒肢冷、心痛、舌质淡胖、苔白滑、脉微细，为心阳虚	心气虚基础上兼见畏寒肢冷、心痛

続表

证候	临床表现	主要辨证依据
心阳虚脱证	在心阳虚的基础症状上,若突然冷汗淋漓、四肢厥冷、呼吸微弱、面色苍白、口唇青紫、神志模糊或昏迷,是危象	心阳虚基础上突然冷汗淋漓、四肢厥冷
心火亢盛证	心中烦怒,夜寐不安,面赤口渴,溲黄便干,舌尖红绛或生舌疮,脉数有力,或见肌肤疮疡、红肿热痛	心中烦怒,夜寐不安,面赤口渴
心脉痹阻证	心悸怔忡,心胸憋闷疼痛,痛引肩背内臂,时发时止。若痛如针刺,并见舌质紫暗有紫斑、紫点,脉细涩或结代,为瘀阻心脉;为闷痛,并见体胖痰多、身重困倦、舌苔白腻、脉沉滑,为痰阻心脉;若剧痛暴作,并见畏寒肢冷、得温痛缓、舌质淡苔白、脉沉迟或沉紧,为寒凝之象;若疼痛而胀,且发作时与情志有关,舌质淡红,苔薄白,脉弦,为气滞之证	心悸怔忡,心胸憋闷疼痛,痛引肩背内臂
痰蒙心神证	意识模糊,脘闷作恶,面色晦滞,语言不清,喉有痰声,甚则昏不知人,舌苔白腻,脉滑;或精神抑郁,表情淡漠,神志痴呆,喃喃自语,举止失常;或突然倒地,不省人事,口吐痰涎,喉中痰鸣,两目上视、手足抽搐,口中如作猪羊叫声	意识模糊,精神抑郁,脘闷作恶,舌苔白腻,脉滑,等
痰火扰神证	躁狂谵语,发热气粗,面红目赤,痰黄稠,喉间痰鸣,舌质红、苔黄腻,脉滑数,或见失眠心烦、痰多胸闷、头晕目眩,或见语言错乱、哭笑无常、不避亲疏、狂躁妄动、打人毁物、力逾常人	躁狂谵语,失眠心烦,痰多胸闷,等

表 1-2 肺病的辨证

证候	临床表现	主要辨证依据
肺气虚证	咳喘无力,气少不足以息,动则益甚,体倦懒言,声音低怯,痰多清稀,面色㿠白,或自汗畏风,易于感冒,舌质淡苔白,脉虚弱	咳喘无力,气少不足以息,全身机能活动减弱
肺阴虚证	干咳无痰,或痰少而黏,口燥咽干,形体消瘦,午后潮热,五心烦热,盗汗,颧红,甚则痰中带血、声音嘶哑,舌质红少津,脉细数	干咳无痰,或痰少而黏,五心烦热,等

证候	临床表现	主要辨证依据
风寒犯肺证	咳嗽痰稀薄色白,鼻塞流清涕,微微恶寒,轻度发热,无汗,苔白,脉浮紧	咳嗽痰稀薄色白,恶寒发热
风热犯肺证	咳嗽痰稠色黄,鼻塞流黄浊涕,身热,微恶风寒,口干咽痛,舌尖红苔薄黄,脉浮数	咳嗽痰稠色黄,身热,微恶风寒
燥邪犯肺证	干咳无痰,或痰少而黏、不易咳出,唇、舌、咽、鼻干燥欠润,或身热恶寒,或胸痛咯血,舌质红苔白或黄,脉数	干咳无痰,或痰少而黏,不易咳出
肺热炽盛证	发热,口渴,咳嗽,气喘,鼻煽气灼,胸痛,咽喉红肿疼痛,小便短赤,大便秘结,舌质红苔黄,脉数	咳喘气粗,鼻翼煽动,胸痛
痰湿阻肺证	咳嗽痰多、质黏、色白、易咳,胸闷,甚则气喘痰鸣,舌质淡苔白腻,脉滑	咳嗽痰多、质黏、色白、易咳,舌苔白腻

表 1-3 脾病的辨证

证候	临床表现	主要辨证依据
脾气虚证	纳少,腹胀、饭后尤甚,大便溏薄,肢体倦怠,少气懒言,面色萎黄或㿠白,形体消瘦或浮肿,舌质淡苔白,脉缓弱	纳少,腹胀、饭后尤甚,大便溏薄,等
脾阳虚证	腹胀纳少,腹痛、喜温喜按,畏寒肢冷,大便溏薄清稀,或肢体困重,或周身浮肿,小便不利,或白带量多质稀,舌质淡胖,苔白滑,脉沉迟无力	腹胀纳少,腹痛、喜温喜按,等
脾虚气陷证	脘腹重坠作胀,食后尤甚,或便意频数,肛门坠重;或久痢不止,甚或脱肛;或子宫下垂;或小便浑浊如米泔。伴见气少乏力、肢体倦怠、声低懒言、头晕目眩。舌质淡苔白,脉弱	脘腹重坠作胀,内脏下垂,等
脾不统血证	便血,尿血,肌衄,齿衄,或妇女月经过多、崩漏等,常伴见食少便溏、神疲乏力、少气懒言、面色无华,舌质淡苔白,脉细弱,等	出血状,气短乏力,面色无华,等
寒湿困脾证	脘腹痞闷胀痛,食少便溏,泛恶欲吐,口淡不渴,头身困重,面色晦黄,或肌肤面目发黄、黄色晦暗如烟熏,或肢体浮肿、小便短少,舌质淡胖苔白腻,脉濡缓	脘腹痞闷胀痛食少便溏,泛恶欲吐,等

证候	临床表现	主要辨证依据
湿热蕴脾证	脘腹痞闷,纳呆呕恶,便溏尿黄,肢体困重;或面目肌肤发黄、色泽鲜明如橘子,皮肤发痒;或身热起伏,汗出热不解。舌质红苔黄腻,脉濡数	脘腹痞闷,纳呆呕恶,便溏尿黄,苔黄腻,等

表1-4 肝病的辨证

证候	临床表现	主要辨证依据
肝气郁结证	胸胁或少腹胀闷窜痛,胸闷喜太息,情志抑郁易怒,或咽部梅核气,或颈部瘿瘤,或癥块;妇女可见乳房作胀疼痛、月经不调,甚则闭经	胸胁或少腹胀闷窜痛,胸闷喜太息
肝火上炎证	头晕胀痛,面红目赤,口苦口干,急躁易怒,不眠或噩梦纷纭,胁肋灼痛,便秘尿黄,耳鸣如潮,吐血衄血,舌质红苔黄,脉弦数	头晕胀痛,面红目赤,急躁易怒,脉弦数,等
肝血虚证	眩晕耳鸣,面白无华,爪甲不荣,夜寐多梦,视力减退或雀目;或见肢体麻木,关节拘急不利,手足震颤,肌肉跳动,妇女常见月经量少、色淡,甚则经闭。舌质淡苔白,脉弦细	面白无华,爪甲不荣,关节拘急不利,等
肝阴虚证	头晕耳鸣,两目干涩,面部烘热,胁肋灼痛,五心烦热,潮热盗汗,口咽干燥,或见手足蠕动,舌质红少津,脉弦细数	头晕耳鸣,两目干涩,五心烦热,舌质红少津,脉弦细数,等
肝阳上亢证	眩晕耳鸣,头目胀痛,面红目赤,急躁易怒,心悸健忘,失眠多梦,腰膝酸软,头重脚轻,舌质红少苔,脉弦有力	头眩晕耳鸣,头目胀痛,面红目赤,脉弦有力,等
肝风内动证	眩晕欲仆,震颤,抽搐等动摇不定症状	眩晕欲仆,震颤,抽搐
寒凝肝脉证	少腹牵引睾丸坠胀冷痛,或阴囊收缩引痛,受寒则甚、得热则缓,舌苔白滑,脉沉弦或迟	少腹牵引睾丸坠胀冷痛,或阴囊收缩引痛
肝胆湿热证	胁肋胀痛,或有痞块,口苦,腹胀,纳少呕恶,大便不调,小便短赤,舌质红苔黄腻,脉弦数,或寒热往来,或身目发黄,或阴囊湿疹,或睾丸肿胀热痛,或带浊阴痒等	少胁肋胀痛,口苦,舌质红苔黄腻,脉弦数

表 1-5　肾病的辨证

证候	临床表现	主要辨证依据
肾阳虚证	腰膝酸软而痛,畏寒肢冷,尤以下肢为甚,精神萎靡,面色㿠白或黧黑,舌质淡胖苔白,脉沉弱;或男子阳痿,女子宫寒不孕;或久泻不止,完谷不化,五更泄泻;或浮肿、腰以下为甚、按之没指,甚则腹部胀满、全身肿胀、心悸咳喘	腰膝酸软而痛,畏寒肢冷;或男子阳痿,女子宫寒不孕,等
肾阴虚证	腰膝酸痛,眩晕耳鸣,失眠多梦,男子遗精早泄,女子经少经闭或见崩漏,形体消瘦,潮热盗汗,五心烦热,咽干颧红,溲黄便干,舌质红少津,脉细数	腰膝酸痛,五心烦热,舌质红少津,脉细数,等
肾精不足证	男子精少不育,女子经闭不孕,性功能减退;小儿发育迟缓,身材矮小,智力和动作迟钝,囟门迟闭,骨骼痿软;成人早衰,发脱齿摇,耳鸣耳聋,健忘恍惚,动作迟缓,足痿无力,精神呆钝,等	男子精少不育,女子经闭不孕,小儿发育迟缓,等
肾气不固证	小便频数而清,或尿后余沥不尽,或遗尿失禁,神疲耳鸣,腰膝酸软,或夜尿频多,男子滑精早泄,女子白带清稀、胎动易滑,舌质淡苔白,脉沉弱	小便频数而清,男子滑精早泄,女子白带清稀,等
肾不纳气证	久病咳喘,呼多吸少,气不得续,动则喘息益甚,自汗神疲,声音低怯,腰膝酸软,舌质淡苔白,脉沉弱;或喘息加剧,冷汗淋漓,肢冷面青,脉浮大无根;或气短息促,面赤心烦,咽干口燥,舌质红,脉细,尺脉尤明显	久病咳喘,呼多吸少,气不得续,等

表 1-6　六腑病的辨证

证候	临床表现	主要辨证依据
胆郁痰扰证	惊悸不宁,头晕目眩,耳鸣,烦躁不寐,口苦呕恶,胸闷太息,舌苔黄腻,脉弦滑	惊悸不宁,烦躁不寐,舌苔黄腻,脉弦滑
小肠实热证	心烦口渴,口舌生疮,小便赤涩,尿道灼痛,尿血,舌质红苔黄,脉数	心烦口渴,口舌生疮,小便赤涩,等
胃阴虚证	胃脘隐痛,饥不欲食,口燥咽干,大便干结,或脘痞不舒,或干呕见逆,舌质红少津,脉细数	胃脘隐痛,饥不欲食,舌质红少津
食滞胃脘证	胃脘胀闷疼痛,嗳气吞酸或呕吐腐食物,吐后胀痛得减,或矢气便溏、泻下物酸腐臭秽,舌苔厚腻,脉滑	胃脘胀痛,嗳气吞酸或呕吐酸腐食物,舌苔厚腻

证候	临床表现	主要辨证依据
胃寒证	胃脘冷痛、轻则绵绵不已、重则拘急剧痛，遇寒加剧、得温则减，口淡不渴、口泛清水，或恶心呕吐，或伴见胃中水声漉漉，舌苔白滑，脉弦或迟	胃脘冷痛、重则拘急剧痛、遇寒加剧、得温则减
胃热证	胃脘灼痛，吞酸嘈杂，或食入即吐，或渴喜冷饮、消谷善饥，或牙龈肿痛、齿衄口臭、大便秘结、小便短赤，舌质红苔黄，脉滑数	胃脘灼痛，吞酸嘈杂，渴喜冷饮
大肠湿热证	腹痛，下痢脓血，里急后重，或暴注下泻、色黄而臭，伴见肛门灼热、小便短赤、身热口渴，舌质红苔黄腻，脉滑数或濡数	腹痛，下痢脓血，里急后重，苔黄腻
大肠液亏证	大便秘结干燥、难以排出，常数日一行，口干咽燥，或伴见口臭、头晕等症，舌质红少津，脉细涩	大便秘结干燥、难以排出，舌质红少津
肠虚滑泄证	利下无度，或大便失禁，甚则脱肛，腹痛隐隐、喜按喜温，舌质淡苔白滑，脉弱	利下无度，或大便失禁，甚则脱肛，脉弱
膀胱湿热证	尿频尿急，排尿艰涩，尿道灼痛，尿黄赤浑浊，或尿血，或有砂石，小腹痛胀迫急，或伴见发热、腰酸胀痛，舌质红苔黄腻，脉滑数	尿频尿急，尿痛

表1-7 脏腑兼病的辨证

证候	临床表现	主要辨证依据
心肾不交证	心烦不寐，心悸健忘，头晕耳鸣，腰酸遗精，五心烦热，咽干口燥，舌质红，脉细数，或伴见腰部下肢酸困发冷	心烦不寐，腰酸遗精，五心烦热
心肾阳虚证	畏寒肢冷，心悸怔忡，小便不利，肢体浮肿，或唇甲青紫，舌质淡暗或青紫，苔白滑，脉沉微细	畏寒肢冷，心悸怔忡，小便不利
心肺气虚证	心悸咳喘，气短乏力，动则尤甚，胸闷，痰液清稀，面色㿠白，头晕神疲，自汗声怯，舌质淡苔白，脉沉弱或结代	心悸咳喘，气短乏力
心脾两虚证	心悸怔忡，失眠多梦，眩晕健忘，面色萎黄，食欲不振，腹胀便溏，神倦乏力，或皮下出血，妇女月经量少色淡、淋漓不尽等。舌质淡嫩，脉细弱	心悸怔忡，面色萎黄，食欲不振，出血症状，等

证候	临床表现	主要辨证依据
心肝血虚证	心悸健忘,失眠多梦,眩晕耳鸣,面白无华,两目干涩,视物模糊,爪甲不荣,肢体麻木,震颤拘挛;妇女月经量少、色淡,甚则经闭。舌质淡苔白,脉细弱	心悸健忘,两目干涩,爪甲不荣,等
肝火犯肺证	胸胁灼痛,急躁易怒,头晕目赤,烦热口苦,咳嗽阵作,痰黏、量少、色黄,甚则咳血,舌质红苔薄黄,脉弦数	急躁易怒,烦热口苦,咳嗽阵作,等
肝脾不调证	胸胁胀满窜痛,喜太息,情志抑郁或急躁易怒,纳呆腹胀,便溏不爽,肠鸣矢气,或腹痛欲泻、泻后痛减,舌苔白或腻,脉弦	胸胁胀满窜痛,喜太息,纳呆腹胀,便溏不爽,等
肝胃不和证	脘胁胀闷疼痛,嗳气呃逆,嘈杂吞酸,烦躁易怒,舌质红苔薄黄,脉弦或数;或巅顶疼痛,遇寒则甚、得温痛减,呕吐涎沫,形寒肢冷,舌质淡苔白脉滑,脉沉弦紧	脘胁胀闷疼痛,嘈杂吞酸;或巅顶疼痛,呕吐涎沫,等
肝肾阴虚证	头晕目眩,耳鸣健忘,失眠多梦,咽干口燥,腰膝酸软,胁痛,五心烦热,颧红盗汗,男子遗精,女子经少,舌质红少苔,脉细数	头晕目眩,腰膝酸软,五心烦热,等
脾肾阳虚证	面色㿠白,畏寒肢冷,腰膝或下腹冷痛,久泻久痢,或五更泄泻,或下利清谷,或小便不利,面浮肢肿,甚则腹胀如鼓,舌质淡胖,苔白滑,脉沉细	面色㿠白,腰膝或下腹冷痛,久泻久痢,等
脾肺气虚证	久咳不止,气短而喘,痰多稀白,食欲不振,腹胀便溏,声低懒言,疲倦乏力,面色㿠白,甚则面浮足肿,舌质淡苔白,脉细弱	久咳不止,气短而喘,食欲不振,腹胀便溏,等
肺肾阴虚证	咳嗽痰少,或痰中带血甚至咳血,口燥咽干,声音嘶哑,形体消瘦,腰膝酸软,颧红盗汗,骨蒸潮热,男子遗精,女子月经不调,舌质红少苔,脉细数	咳嗽痰少,或痰中带血甚至咳血,腰膝酸软,骨蒸潮热,等

四、卫气营血辨证

卫气营血辨证,是清代叶天士所创立的,将外感温热病按照病情发展的不同阶段，分为卫分证、气分证、营分证、血分证，从而显示病情的深浅轻重以及传变规律的一种辨证方法。

1. 卫分证

卫分证是指由于温热病邪入侵体表，使肺卫功能失调，所表现出的外感温热病初期证候。其症状有全身发热、轻微恶寒、舌边尖处发红、脉浮数等；此外，一般还伴有口干、咳嗽、头痛、咽喉红肿疼痛等症状。

2. 气分证

气分证是指温热病邪内侵脏腑，所表现出的里实热证候。其症状有全身发热、怕热不怕冷、口渴、小便发赤、舌色发红、舌苔黄、脉数；有的还伴有胸部疼痛、咳嗽哮喘、痰黏稠且黄等症状；有的则伴有心情烦躁、坐卧不安等症状；有的伴有口大渴、心情烦闷、喘气急促、舌苔黄等症状；有的则伴有精神狂乱、谵语、胸部胀满、腹泻稀水等症状。

3. 营分证

营分证是指温热病邪入侵营分，并扰乱心神所表现出的重病证候。其症状有全身热烫（且夜晚加重）、口不觉渴、心烦失眠，严重的还会出现神志不清、谵语、皮肤上隐有斑疹、舌质深红、舌上无苔、脉细数等。

4. 血分证

血分证是指温热病邪入侵阴血所表现出的深重证候。其症状有：出现营分证症状，并兼有精神烦躁不安甚至发狂，皮肤上有明显的紫黑色斑疹，并有呕血、鼻出血、便血、尿血等症状，舌色暗红，脉细数；有的还伴有脖颈发硬、身体抽搐、手足发冷、双目上翻、牙关紧闭、脉弦数等症状；或是出现身形消瘦、精神疲倦、耳聋、嗜睡、身体持续低热，且傍晚发热、清晨发冷、五心烦热、脉细而虚弱症状。

5. 卫气营血证的传变

卫气营血四证还会发生顺传或逆传的传变。顺传，是指病邪入侵卫分后，再传入气分，然后传入营分，最后传入血分，由表及里、病情逐渐加重的变化过程；逆传，是指病邪入侵卫分后，直接越过气分而传入营分、血分的变化过程。

五、三焦辨证

三焦辨证，是指清代吴鞠通依据《黄帝内经》，用上、中、下三焦理论，来对外感温热病进行分析的一种辨证方法。

1. 上焦病证

上焦病证是指手太阴肺经和手厥阴心包经被温热之邪入侵，所表现出的温病初期证候。其症状有咳嗽、口渴或不渴、自汗、全身发热（下午加重）、轻微恶寒、舌边尖处发红、脉浮数，也可呈两寸口独大脉象；有的则出现神志不清、谵语、手足发软、口齿不清。

2. 中焦病证

中焦病证是指脾、胃二经被温热之邪侵袭，所表现出的温病中期证候。其症状有口干口渴、嘴唇开裂、面部发红、身体发热、呼吸气粗、腹部胀满、大便秘结、小便短赤、舌苔干燥发黄或发黑、脉沉涩有力；有的则出现头部发胀、面色淡黄、身体发沉、胸部发闷、身体虚热、小便不利、便秘或腹泻、舌苔黄腻、脉细且濡数。

3. 下焦病证

下焦病证是指由于肝、肾阴经被温热之邪侵袭所表现出的温病末期证候。其症状有口干舌燥、耳聋、面色发红、身热、五心烦热、精神疲倦、脉虚大；有的则出现精神疲倦、心慌不安、手脚微颤甚至站立不稳、舌质红、舌苔较少、脉虚弱等症状。

4. 三焦病证的传变

三焦病证也可发生顺传或逆传。顺传，是指病邪入侵上焦后，再侵入中焦，最后进入下焦，由上到下、病情逐渐加重的变化过程；

逆传，是指病邪侵入上焦肺经后，直接传入手厥阴心包经的变化过程。

六、六经辨证

1. 太阳病证

太阳病证主要包括太阳经证和太阳腑证。太阳经证，是指风寒之邪侵袭体表，所表现出的初起伤寒病证候，又可分为太阳中风证和太阳伤寒证；太阳腑证，是指太阳经证加重后，病邪内犯膀胱，所表现出的证候，又可分为太阳蓄水证和太阳蓄血证。

(1) 太阳经证

① 太阳中风证：是指太阳经脉被风邪侵袭所表现出的证候。其症状有头痛、怕风、全身发热、自汗、脉浮缓等，有的还会出现干呕、鼻鸣等症状。

② 太阳伤寒证：是指太阳经脉被寒邪侵袭所表现出的证候。其症状有头痛、脖颈疼痛、全身疼痛、发热、怕冷、无汗、气喘、脉浮紧等。

(2) 太阳腑证

① 太阳蓄水证：是指病邪侵犯膀胱，使水液停积所表现出的证候。其症状有发热，怕冷，口渴且饮水后口渴不能缓解，或喝水后即呕吐，小腹胀满，小便失常，脉浮或数。

② 太阳蓄血证：是指由于热邪入侵，使小腹内血瘀所表现出的证候。其症状有精神错乱、健忘发狂、小腹胀满、小便赤黄、大便发黑、脉沉涩或沉结。

2. 阳明病证

阳明病证主要包括阳明经证和阳明腑证。

(1) 阳明经证　是指热邪弥漫全身，并充满阳明经，所表现出的证候。其症状有面色发红、全身高热、大汗淋漓、大渴、呼吸气粗、心烦不安、舌苔干燥发黄、脉洪大等。

(2) 阳明腑证 是指热邪充斥于阳明经之内，并内侵肠道，使肠内干燥秘结所表现出的证候。其症状有手心足心出汗，腹胀腹痛且不能触摸，大便干燥难以排出，午后身热，甚至失眠、精神失常，舌苔较厚且干燥发黄，有的舌苔还会出现凸起的红点，严重的还会出现舌苔发黑且干燥开裂症状，脉沉实或滑数。

3. 少阳病证

少阳病证是指病邪侵犯少阳胆腑所表现出的证候。其症状有头晕目眩、口苦咽干、胸部胀满、心烦、呕吐、食欲不佳、身体时寒时热、脉弦等。

4. 太阴病证

太阴病证是指由于脾阳亏虚，内生寒湿，所表现出的虚寒证候。其症状有腹部胀满、有时腹痛、手足不暖、消化不良、呕吐且不感口渴、舌苔呈白腻状、脉沉缓无力等。

5. 少阴病证

少阴病证主要包括少阴热化证和少阴寒化证。

(1) 少阴热化证 是指由于阳亢阴虚，而使少阴产生虚热的证候。其症状有口干咽燥、心中烦躁、失眠、舌尖发红、脉细数等。

(2) 少阴寒化证 是指由于少阴阳气亏虚，而使少阴产生虚寒的证候。其症状有手足冰凉、畏寒、食少呕吐、便中带有食物残渣、嗜睡、脉微细；有的则出现面色发红、身体发热、不惧寒冷、脉微弱无力等症状。

6. 厥阴病证

厥阴病证是指由于风寒之邪侵犯厥阴、少阴病加重后传入厥阴或少阳病误治后转入厥阴等原因，引起厥阴出现寒热交错、阴阳对立的一种证候。其症状有胸闷气堵、胸口疼痛发热、口渴且饮水后不能缓解、饥饿但没有食欲、进食后即口吐蛔虫等症状。

7. 六经辨证传变

六经发生病变时，往往会互相影响，从而发生传经、直中、合病、并病等传变。传经，是指病邪由外向里逐渐传播，并从某一经的病证转化为另一经的病证；直中，是指病邪不从三阳经开始传入，而直接入侵三阴经；合病，是指两经到三经同时发生病变；并病，是指一经病证还没治愈，别的经又出现病证。

第二章

内科疾病辨证施治

一、感冒

感冒是感受触冒风邪或时行病毒，引起肺卫功能失调，出现鼻塞、流涕、喷嚏、头痛、恶寒、发热、全身不适等主要临床表现的一种外感疾病。感冒又有伤风、冒风、伤寒、冒寒、重伤风等名称。感冒不同证型的辨证依据及施治见表 2-1。

表 2-1　感冒不同证型的辨证依据及施治

证型	辨证依据		施治	
	要点	主症	治法	方药
风寒感冒	发热无汗	恶寒重，发热轻，无汗，头项强痛，鼻塞声重，流涕清稀，或有咽痒咳嗽、痰白稀、口不渴、肢节酸痛，舌苔薄白，脉浮紧	辛温解表，宣肺散寒	荆防败毒散加减（荆芥9g、防风9g、柴胡12g、前胡9g、川芎9g、枳壳9g、羌活9g、独活9g、茯苓9g、桔梗9g、甘草6g）
风热感冒	发热咽痛	发热重，微恶风寒，鼻塞流黄浊涕，身热无汗，头痛，咽痛，口渴欲饮，或咳嗽痰黄，舌苔薄黄，脉浮数	辛凉解表，疏泄风热	银翘散加减（金银花15g、连翘15g、桔梗9g、薄荷6g、竹叶9g、淡豆豉9g、牛蒡子9g、荆芥6g、甘草6g）

证型	辨证依据		施治	
	要点	主症	治法	方药
暑湿感冒	发热吐泻	恶寒发热,头重,胸腹闷胀,恶呕腹泻,肢倦神疲,或口中黏腻,渴不多饮,舌苔白腻,脉濡滑	解表化湿,理气和中	藿香正气散加减(广藿香12g、大腹皮12g、白芷9g、紫苏9g、茯苓9g、半夏曲9g、白术9g、陈皮6g、厚朴9g、桔梗9g、炙甘草6g、生姜6g、大枣6g)
体虚感冒	体虚发热	以气虚证多见,形寒,自汗,语声低怯,气短,倦怠,苔白,脉浮无力	益气解表,调和营卫	参苏饮加减(党参12g、紫苏叶12g、葛根12g、前胡9g、法半夏9g、茯苓9g、陈皮9g、炙甘草6g、桔梗9g、枳壳9g、木香9g)

1. 辨证要点

(1) 辨风寒感冒与风热感冒 感冒常以风夹寒、夹热而发病,因此临床上应首先分清风寒、风热两证。二者均有恶寒、发热、鼻塞、流涕、头身疼痛等症,但风寒证恶寒重发热轻、无汗、鼻流清涕、口不渴、舌苔薄白、脉浮或浮紧;风热证发热重恶寒轻,常伴有咽痛、有汗、鼻流浊涕、口渴、舌苔薄黄、脉浮数。

(2) 辨普通感冒与时行感冒(流行性感冒) 普通感冒呈散发性发病,肺卫症状明显,但病情较轻、全身症状不重、少有传变;时行感冒呈流行性发病,传染性强,肺系症状较轻而全身症状显著,症状较重,且可以发生传变,入里化热,合并他病。

(3) 辨常人感冒与虚人感冒 普通人感冒后,症状较明显,但易康复;平素体虚之人感冒之后,缠绵不已,经久不愈或反复感冒。气虚感冒者,兼有倦怠乏力、气短懒言、身痛无汗,或恶寒甚、咳嗽无力、脉浮弱等症。

2. 鉴别诊断

(1) 外感咳嗽 当感冒出现发热恶寒、咳嗽时，易与外感咳嗽相混，其鉴别应以主症为主。若发热恶寒症状突出者，按感冒论治；咳嗽吐痰，甚则喘息症状突出者，辨为外感咳嗽病证。

(2) 外感头痛 当感冒出现发热恶寒、头痛时，易与外感头痛相混，其鉴别应以主症为主。若发热恶寒症状突出者，按感冒论治；若头痛明显，以其为主要痛苦者，应辨为外感头痛病证。

(3) 风温肺病 感冒与早期风温肺病都有肺卫方面的症状。但感冒一般病情轻微，发热不高或不发热，病势少有传变，服解表药后多能汗出热退，病程较短；而风温肺病其病情较重、咳嗽较甚，或咳则胸痛，甚或咳铁锈色痰，必有发热，甚至高热寒战，服解表药后热虽暂减，但旋即又起，多有传变，由卫而气，入营入血，甚则神昏、谵妄、惊厥等。

(4) 鼻渊 感冒与鼻渊均可见鼻塞流涕，或伴头痛等症。但鼻渊多流浊涕、腥臭；感冒一般多流清涕，并无腥臭味。鼻渊眉额骨处胀痛、压痛明显，一般无恶寒发热；感冒寒热表证明显，头痛范围不限于前额或眉骨处。鼻渊病程漫长，反复发作，不易断根；感冒愈后不再遗留鼻塞、流腥臭浊涕等症状。

3. 其他治疗方法

(1) 单方验方

① 葱白生姜饮：以连须葱白 3 支、生姜 6g，加红糖 30g，水煎热服，1 天 1 剂。用于风寒感冒。

② 取野菊花 15g、大青叶 10g、鱼腥草 30g、淡竹叶 10g，水煎服，1 天 1 剂；或取葛根 30g、大青叶 15g、芦根 30g，共煎，1 天 1 剂，分 2～3 次温服。均可用于风热感冒。

(2) 针灸疗法 风寒证，取穴列缺、风门、风池、合谷；风热证，取穴大椎、曲池、合谷、鱼际、外关。实证针用泻法，体虚者用平补平泻法。

(3) 刮痧疗法 用边缘平滑的瓷汤匙蘸润滑油刮项背，自风池向下，再从背脊两旁由上向下，刮时用力要均匀，刮至出现紫色出血点为止。

（4）中成药疗法 正柴胡饮颗粒，冲服，1 次 6g，1 天 3 次，用于风寒感冒；银黄颗粒，冲服，1 次 4～8g，1 天 2 次，用于风热感冒；藿香正气水，口服，1 次 5～10ml，1 天 2 次，用于暑湿感冒。

二、咳嗽

咳嗽是指肺失宣降，肺气上逆作声，咳吐痰液而言，为肺系疾病的主要证候之一。分别言之，有声无痰为咳，有痰无声为嗽，一般多为痰声并见，难以截然分开，故以咳嗽并称。咳嗽的病因有外感、内伤两大类。外感咳嗽为六淫外邪侵袭肺系；内伤咳嗽为脏腑功能失调，内邪袭肺。不论邪从外入，或自内而发，均可引起肺失宣肃，肺气上逆作咳。现代医学中急、慢性支气管炎，部分支气管扩张症，慢性咽炎等可参考咳嗽论治。咳嗽不同证型的辨证依据及施治见表 2-2。

表 2-2　咳嗽不同证型的辨证依据及施治

证型	辨证依据		施治	
	要点	主症	治法	方药
外感咳嗽-风寒袭肺证	咽痒咳嗽	咽痒咳嗽、声重、气急、咳痰稀薄、色白，常伴鼻塞、流清涕、头痛、肢体酸楚、恶寒发热、无汗等表证，舌苔薄白，脉浮或浮紧	疏风散寒，宣肺止咳	三拗汤合止嗽散（麻黄 6g、荆芥 10g、杏仁 10g、紫菀 12g、白前 12g、百部 12g、陈皮 6g、桔梗 6g、甘草 6g）
外感咳嗽-风热犯肺证	喉燥咽痛	咳嗽频剧，气粗或咳声嘶哑，喉燥咽痛，咳痰不爽，痰浓稠或稠黄，咳时汗出，常伴鼻流黄涕、口渴、头痛、恶风、身热等表证，舌苔薄黄，脉浮数或浮滑	疏风清热，宣肺止咳	桑菊饮（桑叶 10g、菊花 12g、薄荷 6g、杏仁 10g、桔梗 6g、甘草 6g、连翘 10g、芦根 12g）

证型	辨证依据		施治	
	要点	主症	治法	方药
外感咳嗽-温燥伤肺证	干咳、咽喉干痛	喉痒,连声作呛,咽喉干痛,唇齿干燥,无痰或痰少而黏连成丝、不易咳出,或痰中带有血丝,口干,初起或伴鼻塞、头痛、微寒、身热等表证,舌质红而少津,苔薄白或薄黄,脉浮数或小数	疏风清肺,润燥止咳	桑杏汤(桑叶10g、豆豉10g、杏仁6g、象贝母10g、南沙参15g、梨皮12g、山栀子6g)
外感咳嗽-凉燥伤肺证	咽干鼻燥	干咳少痰或无痰,咽干鼻燥,兼有恶寒发热、头痛无汗、舌苔薄白而干等症	温而不燥,润而不凉	杏苏散(紫苏叶10g、杏仁6g、前胡12g、紫菀12g、款冬花10g、百部10g、甘草6g)
内伤咳嗽-痰湿蕴肺证	咳嗽反复发作,痰多黏腻	咳嗽反复发作,咳声重浊,胸闷气憋,尤以晨起咳甚,痰多、痰黏腻或稠厚成块、色或带灰色,痰出则憋减咳缓。常伴体倦、胃脘胀满、食少、腹胀、大便时溏,舌苔白腻,脉濡滑	燥湿化痰,理气止咳	二陈汤合三子养亲汤(陈皮、法半夏各10g,苍术10g,厚朴6g,紫苏10g,白芥子6g,莱菔子10g,薏苡仁20g)
内伤咳嗽-痰热郁肺证	痰多质稠、色黄、咳吐不爽	咳嗽气息粗促,或喉中有痰声,痰多质黏或稠黄、咳吐不爽,或有热腥味,或吐血痰,胸胁胀满,咳时引痛,面赤,或有身热、口干而渴、欲饮水,舌质红,舌苔薄黄腻,脉滑数	清热肃肺,豁痰止咳	清金化痰汤(桑白皮15g,黄芩10g,山栀子6g,贝母、知母、桔梗各10g,全瓜蒌15g,橘红6g,甘草6g)
内伤咳嗽-肝火犯肺证	咽干口苦,胸胁胀痛	上气咳逆阵作,咳时面赤,咽干口苦,常感痰滞咽喉而咳之难出,痰少质黏或如絮条,胸胁胀痛、咳时引痛,症状可随情绪波动而增减,舌质红或舌边红,舌苔薄黄少津,脉弦数	清肝泻肺,化痰止咳	黛蛤散合泻白散[桑白皮、地骨皮各15g,青黛(另包)6g,海蛤壳、黄芩、知母、天花粉各10g,甘草6g]

证型	辨证依据		施治	
	要点	主症	治法	方药
内伤咳嗽-肺阴亏耗证	干咳,低热盗汗	干咳,咳声短促,或痰中带血丝,低热,午后颧红,盗汗,口干,舌质红,少苔,脉细数	滋阴润肺,化痰止咳	沙参麦冬汤(沙参、麦冬、玉竹、百合、天花粉各 12g,贝母、杏仁、桑叶各 10g,甘草 6g)
内伤咳嗽-肺气亏虚证	病久声微,咳而伴喘	病久咳声低微,咳而伴喘,咳痰色白,食少气短,神疲乏力,自汗畏寒,舌质淡嫩,苔白,脉细弱	补益肺气,化痰止咳	补肺汤加减(黄芪 15g,党参 10g,紫菀 10g,桑白皮 10g,五味子 6g,法半夏 10g,茯苓 12g,白术 10g,陈皮、甘草各 6g)

1. 辨证要点

(1) 辨外感内伤 外感咳嗽,多为新病,起病急,病程短,常伴恶寒、发热、头痛等肺卫表证;内伤咳嗽,多为久病,常反复发作,病程长,可伴他脏见证。

(2) 辨证候虚实 外感咳嗽以风寒、风热、风燥为主,一般均属邪实;而内伤咳嗽多为虚实夹杂,本虚标实,其中痰湿、痰热、肝火多为邪实正虚;肺阴亏耗则属正虚,或虚中夹实。应分清标本主次缓急。

2. 鉴别诊断

(1) 咳嗽特点的鉴别 包括时间、节律、性质、声音以及加重的有关因素。咳嗽时作,白天多于夜间,咳而急剧、声重,或咽痒则咳作者,多为外感风寒、风热或风燥引起;若咳声嘶哑,病势急而病程短者,为外感风寒、风热或风燥,病势缓而病程长者为阴虚或气虚;咳声粗浊者多为风热或痰热伤津所致;早晨咳嗽,阵发加剧,咳嗽连声重浊,痰出咳减者,多为痰湿或痰热咳嗽;午后、黄昏咳嗽加重,或夜间有单声咳嗽,咳声轻微短促者,多属肺燥阴虚;夜卧咳嗽较剧,持续不已,少气或伴气喘者,为久咳致喘的虚寒证;咳而声低气怯者属虚,洪亮有力者属实;饮食肥甘、生冷加重者多属痰湿;情志郁怒加重者因于气火;劳累、受凉后加重者多为痰湿、虚寒。

(2) 咳痰特点的鉴别 包括痰的色、质、量、味等。咳而少痰的多属燥热、气火、阴虚;痰多的常属湿痰、痰热、虚寒;痰白而稀薄的属风、属寒;痰黄而稠者属热;痰白质黏者属阴虚、燥热;痰白清稀、透明呈泡沫样者属虚、属寒;咳吐血痰者多为肺热或阴虚;如脓血相兼者,为痰热瘀结成痈之候;咳嗽、咳吐粉红色泡沫痰,咳而气喘,呼吸困难者,多属心肺阳虚、气不生血;咳痰有热腥味或腥臭气的为痰热,味甜者属痰湿,味咸者属肾虚。

(3) 咳嗽与咳喘 咳嗽仅以咳嗽为主要临床表现,不伴喘病;咳喘则咳而伴喘,常因咳嗽反复发作,由咳致喘,临床以咳喘并作为特点。

3. 其他治疗方法

(1) 单方验方 取川贝母5g、新鲜梨1个、冰糖适量,加水煎服或蒸服。适用于咳嗽见咽干、口干为宜,尤其适宜于阴虚咳嗽。

(2) 艾灸疗法 取双侧列缺、尺泽、肺俞,点燃艾条靠近穴位3～5分钟,若皮肤感觉发疼可晃动艾条,增减艾条与皮肤的距离。

(3) 中成药疗法 风寒咳嗽者,咳嗽痰多,可选桂龙咳喘宁胶囊,口服,一次5粒,每天2～3次;风热外袭,咳喘气急者,可选蛇胆川贝枇杷膏,每次15ml,每天3次;肺热津伤,口干舌燥者,可选橘红止咳口服液。

三、哮病

哮病是一种发作性的痰鸣气喘疾病。发作时以喉中哮鸣有声,呼吸气促困难,甚则喘息不能平卧为主要表现。西医学的支气管哮喘、喘息性支气管炎,或其他急性肺部过敏性疾患所致的哮喘相当于本病的范畴。哮病不同证型的辨证依据及施治见表2-3。

表 2-3　哮病不同证型的辨证依据及施治

证型	辨证依据		施治	
	要点	主症	治法	方药
发作期-寒哮证	形寒怕冷	呼吸急促,喉中哮鸣有声,胸满闷,咳不甚,痰少、咳吐不爽,面色晦暗带青,口不渴或渴喜热饮,天冷或受寒易发,形寒怕冷,舌苔白滑,脉弦紧或浮紧	化痰平喘	射干麻黄汤(射干、麻黄各 6g,细辛 3g,半夏 6g,生姜 6g,紫菀 12g,款冬花 12g,甘草 6g,五味子 6g,大枣 3g)
发作期-热哮证	汗出面赤,口渴喜饮	气粗息涌,喉中哮鸣,胸高胁胀,咳呛阵作,咳痰色黄或白,黏浊稠厚、排吐不利,烦闷不安,汗出,面赤,口苦,口渴喜饮,舌质红,苔黄腻,脉弦滑或滑数	清热宣肺,化痰定喘	定喘汤(麻黄 6g、杏仁 6g、桑白皮 12g、黄芩 10g、紫苏子 10g、半夏 6g、款冬花 10g、白果 10g、甘草 6g)
缓解期-肺虚证	气短声低,自汗怕风	气短声低,咳痰清稀色白,面色白,平素自汗,怕风,常易感冒,每因气候变化而诱发,发前喷嚏频作、鼻塞流清涕,舌质淡苔白,脉细弱或虚大	补肺固卫	玉屏风散(黄芪 12g、白术 10g、防风 10g)
缓解期-脾虚证	乏力便溏	平素痰多,倦怠无力,食少便溏,或食油腻易腹泻,每因饮食不当而引发,面色萎黄不华,舌质淡,苔薄腻或白滑,脉细弱	健脾化痰	六君子汤(党参 12g、白术 12g、茯苓 12g、甘草 6g、陈皮 6g、半夏 10g)
缓解期-肾虚证	腰酸腿软,脑转耳鸣	平素短气息促、动则为甚,吸气不利,腰酸腿软,脑转耳鸣,劳累后喘哮易发,或畏寒肢冷、面色苍白,舌质淡胖嫩,苔白,脉沉细;或颧红、烦热、汗出黏手、舌质红苔少,脉细数	补肾摄纳	金匮肾气丸加减(熟附子 6g,肉桂 3g,熟地黄、山药各 12g,山茱萸、牡丹皮各 10g,泽泻、茯苓各 12g)

1. 辨证要点

哮病总属邪实正虚之证。发时以邪实为主，当分寒、热两大类，注意是否兼有表证；而未发时以正虚为主，应辨阴阳之偏虚，肺、脾、肾三脏之所属。若久发正虚、虚实错杂者，当按病程新久及全身症状辨别其主次。

2. 鉴别诊断

(1) 哮病和喘病 都有呼吸急促、困难的表现。哮必兼喘，但喘未必兼哮。哮指声响言，喉中哮鸣有声，是一种反复发作的独立性疾病；喘指气息言，为呼吸气促困难，是多种肺系急、慢性疾病的一个症状。如《医学正传·哮喘》指出："哮以声响言，喘以气息言，夫喘促喉间如水鸡声者谓之哮，气促而连续不能以息者谓之喘"。《临证指南医案·哮》认为喘病之因，若由外邪壅遏而致者，"邪散则喘亦止，后不复发；……若因根本有亏，肾虚气逆，浊阴上逆而喘者，此不过一二日之间，势必危笃……若夫哮证，……邪伏于里，留于肺俞，故频发频止，淹缠岁月"。分别从症状特点及有无复发说明两者的不同。

(2) 哮病与支饮 支饮亦可表现痰鸣气喘的症状，大多由于慢性咳嗽经久不愈，逐渐加重而成咳喘，病情时轻时重，发作与间歇的界限不清，以咳嗽和气喘为主述，喉中哮鸣有声，轻度咳嗽或不咳有明显的差别。

3. 其他治疗方法

(1) 单方验方 急性期用地龙煎：地龙 30g，钩藤 30g，葶苈子 15g。水煎取汁，1 天分 3 次服。适用于热哮发作期。

(2) 中成药疗法 百合固金丸，每次 1 丸，每天 2 次，用于肺肾阴虚喘咳者；补肾防喘片，每次 9g，每天 2 次，用于防止哮喘的季节性发作；河车大造丸，每次 10g，每天 2~3 次，用于哮喘肾阴阳两虚者；千金定吼丸，每服 1 丸，每天临睡前服，用于哮喘发作期，痰涎上壅者。

(3) 针灸疗法 取①定喘、孔最、肾俞；②肺俞、大椎、足三里。每天取穴 1 组，交替使用。10~15 天为 1 个疗程。

四、喘病

喘病是指由于外感或内伤，导致肺失宣降、肺气上逆或气无所主、肾失摄纳，导致以呼吸困难，甚则张口抬肩、鼻翼煽动、不能平卧等为主要临床特征的一种证候。喘病主要见于西医学的喘息性支气管炎、肺部感染、肺炎、肺气肿、心源性哮喘、肺结核、硅沉着病以及癔病性喘息等疾病。喘病不同证型的辨证依据及施治见表2-4。

表2-4 喘病不同证型的辨证依据及施治

证型	辨证依据		施治	
	要点	主症	治法	方药
实喘-风寒闭肺证	痰多、稀薄、色白	喘息，呼吸气促，胸部胀闷，咳嗽，痰多、稀薄、色白，兼有头痛、鼻塞、无汗、恶寒，或伴发热、口不渴，舌苔薄白而滑，脉浮紧	散寒宣肺	麻黄汤（麻黄、桂枝各9g，杏仁、甘草各6g）
实喘-痰热遏肺证	痰多、黏稠、色黄	喘咳气涌，胸部胀痛，痰多、黏稠、色黄，或夹血色，伴胸中烦热、面红身热、汗出口渴喜冷饮、咽干、尿赤，或大便秘结，苔黄或腻，脉滑数	清泄痰热	桑白皮汤（桑白皮、黄芩各12g，黄连、栀子各6g，杏仁6g，贝母12g，半夏10g，紫苏子10g）
实喘-痰浊阻肺证	咳嗽痰多、黏腻、色白、咳吐不利	喘而胸满闷窒，甚则胸盈仰息，咳嗽痰多、黏腻、色白、咳吐不利，兼有呕恶纳呆、口黏不渴，苔厚腻色白，脉滑	化痰降逆	二陈汤合三子养亲汤（半夏12g，茯苓12g，陈皮6g，甘草6g，紫苏子12g、白芥子12g，莱菔子12g）
实喘-饮凌心肺证	喘咳气逆，倚息难以平卧	喘咳气逆，倚息难以平卧，咳痰稀白，心悸，面目、肢体浮肿，小便量少，怯寒肢冷，面唇青紫，舌质胖暗，苔白滑，脉沉细	温阳利水，泻肺平喘	真武汤合葶苈大枣泻肺汤（附子6g，白术12g，茯苓12g，白芍12g、干姜6g，葶苈子10g、大枣3枚）

证型	辨证依据		施治	
	要点	主症	治法	方药
实喘-肝气乘肺证	每遇情志刺激而诱发	每遇情志刺激而诱发,发病突然,呼吸短促,息粗气憋,胸闷胸痛,咽中如窒,咳嗽痰鸣不著,喘后如常人,或失眠、心悸,平素常多忧思抑郁,苔薄,脉弦	开郁降气	五磨饮子(沉香10g、槟榔10g、乌药12g、木香12g、枳实12g)
虚喘-肺气虚证	喘促短气,气怯声低	喘促短气,气怯声低,喉有鼾声,咳声低弱,咳痰稀薄,自汗畏风,极易感冒,舌质淡红,脉软弱	补肺益气	补肺汤合玉屏风散(黄芪12g、白术12g、茯苓12g、甘草6g、防风10g、五味子6g、干姜6g、半夏10g、厚朴12g、陈皮6g)
虚喘-肾气虚证	喘促日久,呼多吸少	喘促日久,气息短促,呼多吸少,动则喘甚,气不得续,小便常因咳甚而失禁,或尿后余沥,形瘦神疲,面青肢冷,或有跗肿,舌质淡苔薄,脉微细或沉弱	补肾纳气	金匮肾气丸合参蛤散(制附子6g、肉桂6g、熟地黄12g、山药12g、山茱萸6g、泽泻12g、茯苓12g、牡丹皮12g、党参15g、蛤蚧15g)
虚喘-喘脱证	张口抬肩,鼻翼煽动,喘剧欲绝	喘逆甚剧,张口抬肩,鼻翼煽动,端坐不能平卧,稍动则喘剧欲绝,或有痰鸣,咳吐泡沫痰,心慌动悸,烦躁不安,面青唇紫,汗出如珠,肢冷,脉浮大无根,或见歇止,或模糊不清	扶阳固脱,镇摄肾气	参附汤合黑锡丹(人参15～30g、附子15g,急煎频服,并送服黑锡丹3～4.5g)

1. 辨证要点

喘病的辨证首当分清虚实。实喘者呼吸深长有余,呼出为快,气粗声高,伴有痰鸣咳嗽,脉数有力,病势多急;虚喘者呼吸短促难续,深吸为快,气怯声低,少有痰鸣咳嗽,脉微弱或浮大中空,病势徐缓，时轻时重，遇劳则甚。《景岳全书·喘促》云："实喘者，气长而有余；虚喘者，气短而不续。实喘者，胸胀气粗，声高息涌，膨膨然若不能容，惟呼出为快也；虚喘者，声低息短，惶惶然若气欲断，提之若不能升，吞之若不能及，劳动则甚，而惟急促似喘，但得引长一息为快也。"

实喘又当辨外感内伤。外感起病急，病程短，多有表证；内伤病程久，反复发作，无表证。虚喘应辨病变脏器。肺虚者劳作后气短不足以息，喘息较轻，常伴有面色㿠白、自汗、易感冒；肾虚者静息时亦有气喘，动则更甚，伴有面色苍白、颧红、怕冷、腰酸膝软；心气、心阳衰弱时，喘息持续不已，伴有发绀、心悸、浮肿、脉结代。

2. 鉴别诊断

喘病与哮病 喘以气息而言，为呼吸气促困难，甚则张口抬肩、摇身撷肚；哮以声响而言，必见喉中哮鸣有声，有时亦伴有呼吸困难。正如《医学正传·哮喘》曰："夫喘促喉间如水鸡声者谓之哮，气促而连续不能以息者谓之喘"。喘未必兼哮，而哮必兼喘。

3. 其他治疗方法

(1) 单方验方 麻杏苏味汤：炙麻黄 6g，杏仁 10g，紫苏 10g，苏叶 6g，桔梗 6g，干姜 3g，五味子 6g，炙甘草 3g。水煎服，每天 1剂。适用于支气管哮喘病程日久者。

(2) 针灸疗法 取①定喘、孔最、肾俞；②肺俞、大椎、足三里。每天取穴 1组，交替使用。10~15 天为 1 个疗程。

(3) 中成药疗法 千金定吼丸，每服 1 丸，每天临睡前服，用于哮喘发作期，痰涎上壅者；补肾防喘片，每次 9g，每天 2 次，主要用于防止哮喘的季节性发作；参蛤麻杏膏，每天早、晚各 1 匙，用于支气管哮喘缓解期。

(4) 中药雾化剂疗法 冷哮用麻黄、桂枝、杏仁、甘草各 10g，紫苏子、橘红各 5g；热哮用麻黄 5g，杏仁、黄芩各 10g，石膏 30g，金银花 20g。水煎 2 次，再浓煎并反复过滤，沉淀，取液 50ml，装瓶，超声雾化，口腔吸入。每次雾化时间为 40 分钟。

五、肺痈

肺痈是肺叶生疮，形成脓疡的一种病证，属内痈之一。临床以咳嗽、胸痛、发热、咳吐腥臭浊痰，甚则脓血相兼为主要特征。肺痈不同证型的辨证依据及施治见表 2-5。

表 2-5　肺痈不同证型的辨证依据及施治

证型	辨证依据		施治	
	要点	主症	治法	方药
初期	恶寒发热，咳嗽咳痰、色白	恶寒发热咳嗽，咳白色黏痰，痰量日渐增多，胸痛、咳则痛甚，呼吸不利，口干鼻燥，舌苔薄黄，脉浮数而滑	疏风散热，清肺化痰	银翘散加减（金银花 30g、连翘 30g、芦根 30g、竹叶 6g、桔梗 9g、贝母 20g、牛蒡子 10g、前胡 10g、甘草 6g）
成痈期	身热，汗出烦躁，咳嗽气急	身热转甚，时时振寒，继则壮热，汗出烦躁，咳嗽气急，胸满作痛，转侧不利，咳吐浊痰、呈黄绿色，自觉喉间有腥味，口干咽燥，舌苔黄腻，脉滑数	清肺解毒，化瘀消痈	千金苇茎汤合如金解毒散加减（芦根 30g、薏苡仁 30g、冬瓜仁 20g、桃仁 6g、桔梗 10g、黄芩 10g、金银花 20g、鱼腥草 30g、鸡血藤 15g、蒲公英 30g、紫花地丁 10g、甘草 6g）
溃脓期	咳吐大量脓痰，腥臭异常	咳吐大量脓痰，或如米粥，或痰血相兼，腥臭异常，有时咯血，胸中烦满而痛，甚则气喘不能卧，身热面赤，烦渴喜饮，舌质红苔黄腻，脉滑数或数实	排脓解毒	加味桔梗汤加减（桔梗 20g、薏苡仁 30g、冬瓜子 20g、鱼腥草 30g、金荞麦根 20g、败酱草 15g、黄芩 10g、芦根 30g）

证型	辨证依据		施治	
	要点	主症	治法	方药
恢复期	咳吐脓痰渐少,气短,午后潮热	身热渐退,咳嗽减轻,咳吐脓痰渐少,臭味亦淡,痰液转为清稀,精神渐振,食纳好转;或有胸胁隐痛,难以平卧,气短,自汗盗汗,低热,午后潮热,心烦,口燥咽干,面色无华,形体消瘦,精神萎靡,舌质红或淡红,苔薄,脉细或细数无力;或见咳嗽,咳吐脓血痰日久不净,或痰液一度清稀而复转臭浊,病情时轻时重,迁延不愈	清养补肺	沙参清肺汤或桔梗杏仁煎加减(沙参20g、麦冬20g、百合15g、玉竹10g、党参15g、太子参15g、黄芪15g、当归10g、贝母15g、冬瓜仁20g)

1. 辨证要点

根据肺痈的临床表现,辨证总属实热之证。初起及成痈阶段,为热毒瘀结在肺,邪盛证实;溃脓期,大量腥臭脓痰排出后,因痰热久蕴,肺之气阴耗伤,表现虚实夹杂之候;恢复期,则以阴伤气耗为主,兼有余毒不净。

2. 鉴别诊断

(1) **肺痈与痰热犯肺证** 肺系其他疾患表现痰热蕴肺、热伤血络证候时,亦可见发热、咳嗽、胸痛、咳痰带血等症状。但一般痰热证为气分邪热动血伤络,病情较轻;肺痈则为瘀热蕴结成痈酿脓溃破,病情较重。在病理表现上有血热与血瘀的区别,临床特征亦有不同,前者咳吐黄稠脓痰、量多,夹有血色;肺痈则咳吐大量腥臭脓血浊痰。若痰热蕴肺迁延失治,邪热进一步瘀阻肺络,也可发展形成肺痈。

(2) **肺痈与风温** 由于肺痈初期与风温极为类似,故应注意两者之间的区别。风温起病多急,以发热、咳嗽、烦渴或伴气急胸痛为特征，与肺痈初期颇难鉴别；但肺痈之振寒、咳吐浊痰明显，喉中有腥味是其特点。特别是风温经正确及时治疗后，多在气分而解；如经一周身热不退，或退而复升，咳吐浊痰，应进一步考虑肺痈之可能。

3. 其他治疗方法

(1) 单方验方

① 取金银花 25g、桔梗 20g、半夏 15g、麻黄 15g、杏仁 10g、黄芩 15g，一起放于水壶内煎沸，将壶嘴近口鼻，吸入药蒸汽。适用于风热袭肺、热壅肺络型肺痈。

② 取干野荞麦根茎 250g，切薄片，加水或黄酒 1250ml，置于瓦罐内，以竹箬密封，隔水用文火蒸煮 3 小时，最后得净汁约 1000ml，加防腐剂备用。每次服 30～40ml，每天 3 次。一般病例用水剂；如发热、臭痰排不出或排不尽，经久不愈，宜采用酒剂。适用于肺痈成痈期。

(2) 饮食疗法

① 马齿苋粥：取马齿苋 30g、粳米 50g，煮粥食用。适用于肺痈成痈期。

② 冬瓜籽饮：取冬瓜籽 50g、红糖适量，捣烂，用开水冲服。适用于肺痈溃脓期。

③ 薏苡仁百合猪肺汤：取薏苡仁 150g、百合 60g、猪肺 300g、盐适量。将猪肺洗净后加适量清水，与薏苡仁、百合共煲汤，加盐调味服食。适用于肺痈恢复期。

六、肺胀

肺胀是多种慢性肺系疾病反复发作、迁延不愈，导致肺气胀满，不能敛降的一种病证。临床表现为胸部膨满、憋闷如塞、喘息上气、咳嗽痰多、烦躁、心悸、面色晦暗，或唇甲发绀、脘腹胀满、肢体浮肿等。其病程缠绵，时轻时重，经久难愈，严重者可出现神昏、痉厥、出血、喘脱等危重证候。肺胀不同证型的辨证依据及施治见表 2-6。

表 2-6　肺胀不同证型的辨证依据及施治

证型	辨证依据		施治	
	要点	主症	治法	方药
痰浊壅肺证	胸膺满闷,咳嗽痰多	胸膺满闷,短气喘息,稍劳即著,咳嗽痰多、色白黏腻或呈泡沫状,畏风易汗,脘痞纳少,倦怠乏力,舌质暗,苔薄腻或浊腻,脉小滑	化痰降气,健脾益肺	苏子降气汤合三子养亲汤加减(紫苏子10g、前胡10g、白芥子10g、半夏10g、厚朴10g、陈皮10g、白术10g、茯苓10g、甘草6g)
痰热郁肺证	咳逆,喘息气粗,痰黏稠难咳	咳逆,喘息气粗,胸满,烦躁,目胀睛突,痰黄或白、黏稠难咳,或伴身热、微恶寒、有汗不多、口渴欲饮、溲赤、便干,舌边尖红,苔黄或黄腻,脉数或滑数	清肺化痰,降逆平喘	越婢加半夏汤或桑白皮汤加减(麻黄10g、黄芩10g、石膏30g、桑白皮10g、杏仁10g、半夏10g、紫苏子10g)
痰蒙神窍证	神志恍惚,烦躁不安	神志恍惚,表情淡漠,谵妄,烦躁不安,撮空理线,嗜睡,甚则昏迷,或伴肢体瞤动、抽搐、咳逆喘促、咳痰不爽,苔白腻或黄腻,舌质暗红或淡紫,脉细滑数	涤痰,开窍,息风	涤痰汤加减(半夏10g、茯苓10g、橘红10g、胆南星10g、竹茹10g、枳实10g、石菖蒲10g、远志10g、郁金10g,另可配服至宝丹或安宫牛黄丸以清心开窍)
阳虚水泛证	心悸,喘咳,面浮,下肢浮肿	心悸,喘咳,咳痰清稀,面浮,下肢浮肿,甚则一身悉肿,腹部胀满有水,脘痞,纳差,尿少,怕冷,面唇青紫,苔白滑,舌胖质暗,脉沉细	温肾健脾,化饮利水	真武汤合五苓散加减(附子10g、桂枝10g、茯苓15g、白术10g、猪苓10g、泽泻10g、生姜3片、赤芍10g)
肺肾气虚证	呼吸浅短难续,倚息不能平卧	呼吸浅短难续,声低气怯,甚则张口抬肩、倚息不能平卧,咳嗽,痰白如沫、咳吐不利,胸闷心慌,形寒汗出,或腰膝酸软、小便清长,或尿有余沥,舌质淡或暗紫,脉沉细数无力或结代	补肺纳肾,降气平喘	平喘固本汤合补肺汤加减(党参20g、黄芪20g、炙甘草10g、熟地黄10g、胡桃肉10g、五味子10g、灵磁石20g、沉香3g、紫菀10g、款冬花10g、紫苏子10g、法半夏10g、橘红10g)

1. 辨证要点

肺胀辨证总属标实本虚，但有偏实、偏虚的不同，因此应分清其标本虚实的主次。一般感邪时偏于邪实，平时偏于本虚。偏实者须分清痰浊、水饮、血瘀的偏盛，早期以痰浊为主，渐而痰瘀并重，并可兼见气滞、水饮错杂为患；后期痰瘀壅盛，正气虚衰，本虚与标实并重。偏虚者当区别气（阳）虚、阴虚的性质以及肺、心、肾、脾病变的主次，早期以气虚为主，或为气阴两虚，病在肺、脾、肾；后期气虚及阳，甚则可见阴阳两虚，病变以肺、肾、心为主。

2. 鉴别诊断

肺胀与哮病、喘病均以咳而上气、喘满为主症，有其类似之处。区别言之，肺胀是多种慢性肺系疾病日久积渐而成，除咳喘外，尚有心悸、唇甲发绀、胸腹胀满、肢体浮肿等症状；哮病是呈反复发作性的一个病种，以喉中哮鸣有声为特征；喘病是多种急、慢性疾病的一个症状，以呼吸气促困难为主要表现。从三者的相互关系来看，肺胀可以隶属于喘病的范畴，哮病与喘病病久不愈又可发展成为肺胀。此外，肺胀因外感诱发，病情加剧时，还可表现为痰饮病中的"支饮"证。凡此俱当联系互参，掌握其异同。

3. 其他治疗方法

(1) 单方验方

① 党参15g，五味子6g，冬虫夏草6g，胡桃肉12g，灵磁石18g，坎脐、紫苏子各15g，款冬花12g，法半夏12g，橘红6g。将上药用水煎服，每天1剂，分2次温服，7剂为1个疗程。适用于肺肾气虚型肺胀。

② 鱼腥草30g，青天葵12g，苇茎20g，浙贝母、葶苈子、瓜蒌仁各12g，黄芩10g，杏仁12g，甘草6g。将上药用水煎服，每天1剂，分2次温服，7剂为1个疗程。适用于痰热郁肺型肺胀。

③ 党参15g，麦冬12g，五味子5g，石菖蒲5g，麻黄5g，杏仁12g，炙甘草5g，瓜蒌皮15g，薤白15g，枳壳10g，厚朴10g，法半夏10g。将上药用水煎服，每天1剂，分2次温服，7剂为1个疗程。适用于痰浊壅肺型肺胀。

(2) 针灸疗法

① 痰多不易咳出者，针刺足三里、丰隆、天突；喘咳甚者，针刺肺俞、定喘、天突、膻中。

② 平时宜常艾灸大椎、肺俞、肾俞、命门、足三里、三阴交等穴。

(3) 饮食疗法

① 蛤蚧猪瘦肉汤：取蛤蚧半对、猪瘦肉 100g，共煲汤服用，每周 2 次。

② 党参北杏猪肺汤：取党参 30g、北杏仁 12g，猪肺 250g，共煲汤，调味服食。

③ 冬虫草炖胎盘：取冬虫草 12g、鲜胎盘（人、猪、牛均可）半个至 1 个，隔水炖熟，调味服食。

七、肺痨

肺痨是具有传染性的慢性虚弱疾患，以咳嗽、咯血、潮热、盗汗及身体逐渐消瘦为主要临床特征。病轻者，不一定诸症悉具，重者则每多兼见。肺痨的致病因素不外内外两端。外因系指痨虫传染，内因系指正气虚弱，两者往往互为因果。痨虫蚀肺，耗损肺阴，进而演变发展，可致阴虚火旺，或导致气阴两虚，甚则阴损及阳。肺痨不同证型的辨证依据及施治见表 2-7。

表 2-7　肺痨不同证型的辨证依据及施治

证型	辨证依据		施治	
	要点	主症	治法	方药
肺阴亏损证	干咳或咳少量黏痰，或痰中带有血丝	干咳，咳声短促，或咳少量黏痰，或痰中带有血丝、色鲜红，胸部隐隐闷痛，午后自觉手足心热，或见少量盗汗，皮肤干灼，口干咽燥，疲倦乏力，纳食不香，苔薄白，舌边尖红，脉细数	滋阴润肺	月华丸加减（北沙参 30g、麦冬 20g、天冬 15g、玉竹 10g、百合 10g、白及 10g、百部 20g）

证型	辨证依据		施治	
	要点	主症	治法	方药
虚火灼肺证	时时咯血,潮热,骨蒸,五心烦热,盗汗	呛咳气急,痰少质黏,或咳痰黄稠量多,时时咯血、色鲜红、混有泡沫痰涎,午后潮热,骨蒸,五心烦热,颧红,盗汗量多,口渴心烦,失眠,性情急躁易怒,或胸胁掣痛,男子可见遗精,女子月经不调,形体日益消瘦,舌干而红,苔薄黄而剥,脉细数	滋阴降火	百合固金汤合秦艽鳖甲散加减(南沙参20g、北沙参20g、麦冬15g、玉竹10g、百合10g、百部20g、白及10g、生地黄15g、五味子6g、玄参15g、阿胶10g、龟甲15g、冬虫夏草5g)
气阴耗伤证	咳嗽无力,午后潮热,自汗,盗汗	咳嗽无力,气短声低,咳痰清稀、色白、量较多,偶或夹血,或咯血、色淡红,午后潮热,伴有畏风、怕冷,自汗与盗汗可并见,纳少神疲,便溏,面色㿠白,颧红,舌质光淡、边有齿印,苔薄,脉细弱而数	益气养阴	保真汤或参苓白术散加减(党参15g、黄芪15g、白术10g、甘草6g、山药30g、北沙参20g、麦冬20g、地黄10g、阿胶10g、五味子6g、冬虫夏草5g、白及10g、百合10g、紫菀10g、款冬花10g、紫苏子10g)
阴阳虚损证	咳逆喘息,潮热,自汗,盗汗,肢肿,肢冷	咳逆喘息,少气,咳痰色白有沫或夹血丝,血色暗淡,潮热,自汗,盗汗,声嘶或失音,面浮肢肿,心慌,唇紫,肢冷,形寒,或见五更泄泻,口舌生糜,大肉尽脱,男子遗精阳痿,女子经闭,苔黄而剥,舌质光淡隐紫,少津,脉微细而数或虚大无力	滋阴补阳	补天大造丸加减(人参10g、黄芪15g、白术15g、山药15g、麦冬20g、生地黄15g、五味子6g、阿胶10g、当归10g、枸杞子10g、龟甲10g、鹿角胶10g、紫河车10g)

1. 辨证要点

对于本病的辨证，当辨病变脏器及病理性质。其病变脏器主要在肺，以肺阴虚为主。久则损及脾肾两脏，肺损及脾，以气阴两伤为主；肺肾两伤，元阴受损，则表现阴虚火旺之象；甚则由气虚而致阳虚，表现阴阳两虚之候。同时注意四大主证的主次轻重及其病理特点，结合其他兼症，辨其证候所属。

2. 鉴别诊断

(1) 肺痨与虚劳 《黄帝内经》《金匮要略》均将肺痨（痨瘵）归属于"虚劳""虚损"的范围，提示本病的发展每可导致患者身体日益消瘦、体虚不复、形成劳损。及至唐宋，因认识到本病具有传染性，乃进一步与虚劳明确区分开来。明清医籍有时将痨瘵附于虚劳之后论述，既认为两者有一定的联系，也说明又有不同之处。对比言之，肺痨（痨瘵）具有传染特点，是一个独立的慢性传染性疾病，有其发生发展及传变规律。虚劳病缘于内伤亏损，是多种慢性疾病虚损证候的总称。肺痨病位主要在肺，不同于虚劳的五脏并重，而是以肾为主。肺痨（痨瘵）的病理主在阴虚，不同于虚劳的阴阳并重。

(2) 肺痨与肺痿 肺痨与肺痿有一定的联系和区别。两者病位均在肺，但肺痿是肺部多种慢性疾患后期转归而成，如肺痈、肺痨、久嗽等导致肺叶痿弱不用，俱可成痿，但必须明确肺痨并不等于肺痿，两者有因果轻重的不同。若肺痨的晚期，出现干咳、咳吐涎沫等症者，即已转属肺痿之候。在临床上肺痿是以咳吐浊唾涎沫为主症，而肺痨是以咳嗽、咳血、潮热、盗汗为特征。

3. 其他治疗方法

(1) 单方验方 紫河车1具，研末口服。每次3g，每天1～2次。
(2) 饮食治疗
① 西洋参炖水鸭：取西洋参12g、水鸭半只，加适量水，隔水炖烂熟，加盐调味服食。适用于虚火灼肺型肺痨。
② 银耳炖冰糖：银耳15g，冰糖适量，加适量水，隔水炖熟服食。适用于虚火灼肺型肺痨。

③ 人参核桃炖瘦肉：人参 10g，核桃肉 6g，猪瘦肉适量，加适量水，隔水炖熟服食。适用于阴阳虚损型肺痨。

(3) 中成药治疗　蛤蚧定喘丸，每次 6g，每日 2 次，用于虚火灼肺型肺痨；蛇胆半夏片，每次 2～4 片，每日 3 次。用于阴阳虚损型肺痨。

八、心悸

心悸是指患者自觉心中悸动、惊惕不安，甚则不能自主的一种病证，临床一般多呈发作性，每因情志波动或劳累过度而发作，且常伴胸闷、气短、失眠、健忘、眩晕、耳鸣等症。病情较轻者为惊悸，病情较重者为怔忡，可呈持续性。心悸不同证型的辨证依据及施治见表 2-8。

表 2-8　心悸不同证型的辨证依据及施治

证型	辨证依据		施治	
	要点	主症	治法	方药
心虚胆怯证	善惊易恐	心悸不宁，善惊易恐，坐卧不安，不寐多梦而易惊醒，恶闻声响，食少纳呆，苔薄白，脉细略数或细弦	镇惊定志，养心安神	安神定志丸加减（龙齿 30g、琥珀 5g、酸枣仁 15g、远志 10g、茯神 20g、人参 10g、茯苓 10g、山药 10g、天冬 10g、生地黄 10g、熟地黄 10g、肉桂 5g、五味子 5g）
心血不足证	头晕目眩，失眠健忘	心悸气短，头晕目眩，失眠健忘，面色无华，倦怠乏力，纳呆食少，舌质淡红，脉细弱	补血养心，益气安神	归脾汤加减（黄芪 15g、人参 10g、白术 10g、炙甘草 5g、熟地黄 15g、当归 10g、龙眼肉 10g、茯神 15g、远志 10g、酸枣仁 15g、木香 6g）

続表

证型	辨证依据		施治	
	要点	主症	治法	方药
阴虚火旺证	心烦失眠，五心烦热	心悸易惊，心烦失眠，五心烦热，口干，盗汗，思虑劳心则症状加重，伴耳鸣腰酸，头晕目眩，急躁易怒，舌质红少津，苔少或无，脉细数	滋阴清火，养心安神	天王补心丹合朱砂安神丸加减（生地黄10g、玄参10g、麦冬15g、天冬10g、当归10g、丹参10g、人参10g、炙甘草5g、黄连5g、朱砂6g、茯苓10g、远志10g、酸枣仁15g、柏子仁10g、五味子6g、桔梗10g）
心阳不振证	动则尤甚，形寒肢冷	心悸不安，胸闷气短，动则尤甚，面色苍白，形寒肢冷，舌质淡苔白，脉虚弱或沉细无力	温补心阳，安神定悸	桂枝甘草龙骨牡蛎汤合参附汤加减（桂枝10g、附片10g、人参10g、黄芪15g、麦冬10g、枸杞子10g、炙甘草6g、龙骨30g、牡蛎30g）
水饮凌心证	胸闷痞满，浮肿	心悸眩晕，胸闷痞满，渴不欲饮，小便短少，或下肢浮肿，形寒肢冷，伴恶心、欲吐、流涎，舌质淡胖，苔白滑，脉弦滑或沉细而滑	振奋心阳，化气行水，宁心安神	苓桂术甘汤加减（泽泻10g、猪苓10g、车前子10g、茯苓15g、桂枝10g、炙甘草5g、人参10g、白术10g、黄芪15g、远志10g、茯神15g、酸枣仁15g）
瘀阻心脉证	痛如针刺，唇甲青紫	心悸不安，胸闷不舒，心痛时作，痛如针刺，唇甲青紫，舌质紫暗或有瘀斑，脉涩或结代	活血化瘀，理气通络	桃仁红花煎合桂枝甘草龙骨牡蛎汤（桃仁10g、红花10g、丹参20g、赤芍10g、川芎10g、延胡索15g、香附10g、青皮10g、生地黄10g、当归10g、桂枝10g、甘草5g、龙骨30g、牡蛎30g）

证型	辨证依据		施治	
	要点	主症	治法	方药
痰火扰心证	受惊易作,失眠多梦	心悸时发时止,受惊易作,胸闷烦躁,失眠多梦,口干苦,大便秘结,小便短赤,舌质红,苔黄腻,脉弦滑	清热化痰,宁心安神	黄连温胆汤加减(黄连 6g、山栀子 10g、竹茹 15g、半夏 9g、胆南星 6g、全瓜蒌 20g、陈皮 10g、生姜 3 片、枳实 10g、远志 10g、石菖蒲 10g、酸枣仁 15g、生龙骨 30g、生牡蛎 30g)

1. 辨证要点

心悸的辨证应分虚实,虚者系指脏腑气血阴阳亏虚,实者多指痰饮、瘀血、火邪上扰。心悸的病位在心,心脏病变可以导致其他脏腑功能失调或亏损,"心动则五脏六腑皆摇";同样,其他脏腑病变亦可以直接或间接影响及心。故临床应分清心脏与他脏的病变情况,有利于决定治疗的先后缓急。

2. 鉴别诊断

(1) 惊悸与怔忡 心悸可分为惊悸与怔忡。大凡惊悸发病,多与情绪因素有关,可由骤遇惊恐、忧思恼怒、悲哀过极或过度紧张而诱发,多为阵发性,病来虽速,病情较轻,实证居多,可自行缓解,不发时如常人;怔忡多由久病体虚、心脏受损所致,无精神等因素亦可发生,常持续心悸、心中惕惕,不能自控,活动后加重,多属虚证,或虚中夹实,病来虽渐,病情较重,不发时亦可兼见脏腑虚损症状。惊悸日久不愈,亦可形成怔忡。

(2) 心悸与奔豚 奔豚发作之时,亦觉心胸躁动不安。《难经·五十六难》云:"发于小腹,上至心下,若豚状,或上或下无时",称之为肾积。故本病与心悸的鉴别要点为:心悸为心中剧烈跳动,发自于心;奔豚乃上下冲逆,发自少腹。

3. 其他治疗方法

(1) 单方验方

① 养神酒：熟地黄 90g，甘枸杞 60g，白茯苓 60g，山药 60g，当归身 60g，薏苡仁 30g，木香 15g，酸枣仁 30g，续断 30g，麦冬 30g，丁香 6g，建莲子肉 60g，大茴香 15g，桂圆肉 250g。将上述茯苓、山药、薏苡仁、建莲子肉制为细末，其余的药物制成饮片，一起装入细绢袋内，以白酒 10L 浸于适宜的容器内，封固，隔水加热至药材浸透，取出静置数日后即成。适量饮用。适用于心脾两虚、精血不足所致的神志不安、心悸失眠等症；平素气血虚弱者，亦可服用。

② 九味煎：茯苓、白术、当归、赤芍、党参各 10g，桂枝、远志肉各 6g，川芎 5g，甘草 3g。水煎服，每天 1 剂。

(2) 针灸疗法 心悸脉促者，针刺内关、厥阴俞、心俞、三阴交；期前收缩者，配郄门；心动过缓者，配通里、素髎、列缺；心动过速者，配手三里、侠白；心绞痛者，配神门、内关、膻中。以上均采用补法。

(3) 刮痧疗法

① 心虚胆怯证：选穴心俞、膻中至巨阙、间使、神门、胆俞、大椎。先刮颈部大椎，再刮背部心俞、胆俞，然后刮前胸的膻中至巨阙，最后刮上臂的间使、神门。

② 心血不足证：选穴心俞、巨阙、膈俞、脾俞、足三里。先刮背部心俞、膈俞、脾俞，再刮前胸巨阙，最后刮下肢足三里。

(4) 饮食疗法

① 取猪心 1 个、朱砂 10g。将猪心腔的血液洗净，放入朱砂，加水用小火炖熟，食肉喝汤。

② 取大枣 30g、茴心草 15g、冰糖适量，一起放入锅中，加水适量煎汤，每天 1 次。

③ 取龙眼肉 30g，每天 1 次，嚼服。

九、胸痹

胸痹是指以胸部闷痛，甚则胸痛彻背、喘息不得卧为主症的一种疾病。轻者仅感胸闷如窒、呼吸欠畅，重者则有胸痛，严重者心痛彻背、背痛彻心。本病病机有虚实两方面，实为寒凝、血瘀、气滞、痰浊痹阻胸阳、阻滞心脉；虚为气虚、阴伤、阳衰，肺、脾、肝、肾亏虚，导致心脉失养。在本病证的形成和发展过程中，大多先实而后致虚，亦有先虚而后致实者。胸痹不同证型的辨证依据及施治见表2-9。

表2-9　胸痹不同证型的辨证依据及施治

证型	辨证依据		施治	
	要点	主症	治法	方药
心血瘀阻证	疼痛如刺如绞，痛有定处	心胸疼痛，如刺如绞，痛有定处，入夜为甚，甚则心痛彻背、背痛彻心，或痛引肩背，伴有胸闷、日久不愈，可因暴怒、劳累而加重，舌质紫暗，有瘀斑，苔薄，脉弦涩	活血化瘀，通脉止痛	血府逐瘀汤加减（川芎10g、桃仁6g、红花10g、赤芍10g、柴胡10g、桔梗10g、枳壳10g、牛膝15g、当归10g、生地黄10g、降香10g、郁金10g）
气滞心胸证	痛有定处，喜太息	心胸满闷，隐痛阵发，痛有定处，时欲太息，遇情志不遂时容易诱发或加重，或兼有脘腹胀闷、得嗳气或矢气则舒，苔薄或薄腻，脉细弦	疏肝理气，活血通络	柴胡疏肝散加减（柴胡15g、枳壳10g、香附10g、陈皮10g、川芎10g、赤芍10g、丹参20g）
痰浊闭阻证	痰多气短，肢体沉重，倦怠，纳呆	胸闷重而心痛微，痰多气短，肢体沉重，形体肥胖，遇阴雨天而易发作或加重，伴有倦怠乏力、纳呆便溏，咳吐痰涎，舌体胖大且边有齿痕，苔浊腻或白滑，脉滑	通阳泄浊，豁痰宣痹	栝蒌薤白半夏汤合涤痰汤加减（全瓜蒌20g、薤白10g、半夏9g、胆南星6g、竹茹10g、人参10g、茯苓12g、甘草6g、石菖蒲10g、陈皮10g、枳实10g）

证型	辨证依据		施治	
	要点	主症	治法	方药
寒凝心脉证	手足不温，冷汗自出，面色苍白	卒然心痛如绞，心痛彻背，喘不得卧，多因气候骤冷或骤感风寒而发病或加重，伴形寒，甚则手足不温、冷汗自出、胸闷气短、心悸、面色苍白，苔薄白，脉沉紧或沉细	辛温散寒，宣通心阳	枳实薤白桂枝汤合当归四逆汤加减（桂枝 10g、细辛 3g、薤白 10g、全瓜蒌 15g、当归 10g、赤芍 10g、甘草 5g、枳实 10g、大枣 10g）
气阴两虚证	心悸气短，动则益甚，声低汗出	心胸隐痛、时作时休，心悸气短、动则益甚，伴倦怠乏力、声息低微、面色㿠白、易汗出，舌质淡红，舌体胖且边有齿痕，苔薄白，脉虚细缓或结代	益气养阴，活血通脉	生脉散合人参养荣汤加减（人参 10g、黄芪 15g、炙甘草 10g、肉桂 6g、麦冬 12g、玉竹 10g、五味子 6g、丹参 15g、当归 10g）
心肾阴虚证	虚烦不寐，腰酸膝软，头晕耳鸣	心痛憋闷，心悸盗汗，虚烦不寐，腰酸膝软，头晕耳鸣，口干便秘，舌质红少津，苔薄或剥，脉细数或促代	滋阴清火，养心和络	天王补心丹合炙甘草汤加减（生地黄 10g、玄参 10g、天冬 10g、麦冬 10g、人参 10g、炙甘草 10g、茯苓 10g、柏子仁 10g、酸枣仁 15g、五味子 6g、远志 10g、丹参 15g、当归身 10g、赤芍 10g、阿胶 10g）
心肾阳虚证	动则更甚，自汗，神倦怯寒，四肢肿胀	心悸而痛，胸闷气短，动则更甚，自汗，面色㿠白，神倦怯寒，四肢欠温或肿胀，舌质淡胖、边有齿痕，苔白或腻，脉沉细迟	温补阳气，振奋心阳	参附汤合右归饮加减（人参 15g、附子 15g、肉桂 10g、炙甘草 10g、熟地黄 15g、山茱萸 20g、淫羊藿 10g、补骨脂 10g）

1. 辨证要点

(1) 辨标本虚实 胸痹总属本虚标实之证，辨证首先辨别虚实，分清标本。标实应区别气滞、痰浊、血瘀、寒凝的不同，本虚又应区别阴阳气血亏虚的不同。标实者，闷重而痛轻，兼见胸胁胀满、善太息、憋气、苔薄白、脉弦者，多属气滞；胸部窒闷而痛，伴唾吐痰涎、苔腻、脉弦滑或弦数者，多属痰浊；胸痛如绞、遇寒则发，或得冷加剧，伴畏寒肢冷、舌质淡苔白、脉细，为寒凝心脉所致。本虚者，心胸隐痛而闷，因劳累而发，伴心慌，气短，乏力，舌质淡胖嫩、边有齿痕、脉沉细或结代者，多属心气不足；若绞痛兼见胸闷气短、四肢厥冷、神倦自汗、脉沉细者，则为心阳不振；隐痛时作时止、缠绵不休、动则多发，伴口干、舌质淡红而少苔、脉沉细而数者，则属气阴两虚表现。

(2) 辨病情轻重 疼痛持续时间短暂，瞬息即逝者多轻；持续时间长，反复发作者多重；若持续数小时甚至数日不休者常为重症或危候。疼痛遇劳发作，休息或服药后能缓解者为顺证；服药后难以缓解者常为危候。一般疼痛发作次数多少与病情轻重程度呈正比，但亦有发作次数不多而病情较重的情况，尤其在安静或睡眠时发作疼痛者病情较重，必须结合临床表现，具体分析判断。

2. 鉴别诊断

(1) 胸痹与悬饮 悬饮、胸痹均有胸痛。但胸痹为当胸闷痛，并可向左肩或左臂内侧等部位放射，常因受寒、饱餐、情绪激动、劳累而突然发作，历时短暂，休息或用药后得以缓解；悬饮为胸胁胀痛，持续不解，多伴有咳唾、转侧、呼吸时疼痛加重，肋间饱满，并有咳嗽、咳痰等肺系证候。

(2) 胸痹与胃脘痛 心在脘上，脘在心下，故有胃脘当心而痛之称，因其部位相近。胸痹之不典型者，其疼痛可在胃脘部，极易混淆。但胸痹以闷痛为主，为时极短，虽与饮食有关，但休息、服药常可缓解；胃脘痛与饮食相关，以胀痛为主，局部有压痛，持续时间较长，常伴有泛酸、嘈杂、嗳气、呃逆等胃部症状。

(3) 胸痹与真心痛 真心痛乃胸痹的进一步发展，症见心痛剧烈，甚则持续不解，伴有汗出、肢冷、面白、唇紫、手足青至节、脉微或结代等危重急症。

3. 其他治疗方法

(1) 饮食疗法

① 人参三七炖鸡：取人参 10g、三七 5g、鸡肉 100g，一起放入炖盅内隔水炖 1 小时服食。阳气虚衰者可常服；气阴两虚者，可将人参改为西洋参。

② 薤白陈皮粥：取薤白头 15 个、陈皮 10g、粳米 100g，共煮粥，加盐调味服食。适用于胸痹痰浊壅塞者。

③ 丹参三七炖猪瘦肉：取丹参 20g、三七 5g、猪瘦肉 100g，一起放炖盅内隔水炖熟，饮汤食肉。适用于胸痹心血瘀阻者。

(2) 针灸疗法

① 体针主穴分两组：膻中和内关；巨阙和间使。操作时主穴交替轮换，每天针刺 1 次，获得针感，留针 15 分钟，10 次为 1 个疗程，间隔 5～7 天。

② 耳针穴位：取心、交感、皮质下、神门。每次 2～3 穴，留针。

(3) 推拿疗法 按摩腹部的上脘、中脘、下脘、神阙、关元、心俞、厥阴俞或华佗夹脊压痛点等，对治疗心痛有效。

(4) 膏药穴位贴敷疗法

① 心绞痛宁膏（锦州中药厂生产，含丹参、红花等）：贴敷心前区，具有活血化瘀、芳香开窍的功效。

② 通心膏（徐长卿、当归、丹参、王不留行、鸡血藤、葛根、延胡索、红花、川芎、桃仁、姜黄、郁金、三七、血竭、椿皮、穿山甲、乳香、没药、樟脑、冰片、木香、人工麝香、硫酸镁、透骨草）：贴敷心俞、厥阴俞或膻中。

十、不寐

人之寤寐，由心神控制，而营卫阴阳的正常运作是保证心神调节寤寐的基础。不寐是以经常不能获得正常睡眠为特征的一类病证，主要表现为睡眠时间、深度的不足，轻者入睡困难，或寐而不酣、时寐时醒，或醒后不能再寐；重则彻夜不寐，常影响人们的正常工作、生活、学习和健康。不寐不同证型的辨证依据及施治见表 2-10。

表 2-10　不寐不同证型的辨证依据及施治

| 证型 | 辨证依据 | | 施治 | |
	要点	主症	治法	方药
肝火扰心证	不寐多梦，急躁易怒	不寐多梦，甚则彻夜不眠，急躁易怒，伴头晕头胀、目赤耳鸣、口干而苦、不思饮食、便秘溲赤，舌质红苔黄，脉弦而数	疏肝泄火，镇心安神	龙胆泻肝汤加减（龙胆草 6g、黄芩 10g、栀子 10g、泽泻 15g、车前子 10g、当归 10g、生地黄 10g、柴胡 12g、甘草 5g、生龙骨 30g、生牡蛎 30g、灵磁石 20g）
痰热扰心证	泛恶嗳气，口苦目眩	心烦不寐，胸闷脘痞，泛恶嗳气，伴口苦、头重、目眩，舌质偏红，苔黄腻，脉滑数	清化痰热，和中安神	黄连温胆汤加减（半夏 9g、陈皮 10g、茯苓 10g、枳实 10g、黄连 6g、竹茹 15g、龙齿 30g、珍珠母 30g、磁石 30g）
心脾两虚证	多梦易醒，心悸健忘	不易入睡，多梦易醒，心悸健忘，神疲食少，伴头晕目眩、四肢倦怠、腹胀便溏、面色少华，舌质淡苔薄，脉细无力	补益心脾，养血安神	归脾汤加减（人参 10g、白术 10g、甘草 6g、当归 10g、黄芪 15g、远志 10g、酸枣仁 20g、茯神 15g、龙眼肉 10g、木香 6g）
心肾不交证	心悸多梦，腰膝酸软	心烦不寐，入睡困难，心悸多梦，伴头晕耳鸣、腰膝酸软、潮热盗汗、五心烦热、咽干少津、男子遗精、女子月经不调，舌质红少苔，脉细数	滋阴降火，交通心肾	六味地黄丸合交泰丸加减（熟地黄 15g、山茱萸 10g、山药 20g、泽泻 15g、茯苓 20g、牡丹皮 12g、黄连 9g、肉桂 3g）
心胆气虚证	虚烦不寐，触事易惊	虚烦不寐，触事易惊，终日惕惕，胆怯心悸，伴气短自汗、倦怠乏力，舌质淡，脉弦细	益气镇惊，安神定志	安神定志丸合酸枣仁汤加减（人参 10g、茯苓 10g、甘草 5g、茯神 15g、远志 10g、龙齿 20g、石菖蒲 10g、川芎 10g、酸枣仁 15g、知母 10g）

1. 辨证要点

本病辨证首分虚实：虚证，多属阴血不足、心失所养，临床特点为体质瘦弱、面色无华、神疲懒言、心悸健忘；实证为邪热扰心，临床特点为心烦易怒、口苦咽干、便秘溲赤。

次辨病位：病位主要在心，由于心神的失养或不安，神不守舍而不寐，且与肝、胆、脾、胃、肾相关。如急躁易怒而不寐，多为肝火内扰；脘闷苔腻而不寐，多为胃腑宿食、痰热内盛；心烦心悸、头晕健忘而不寐，多为阴虚火旺、心肾不交；面色少华、肢倦神疲而不寐，多属脾虚不运、心神失养；心烦不寐、触事易惊，多属心胆气虚等。

2. 鉴别诊断

不寐应与一时性失眠、生理性少寐、他病痛苦引起的失眠相区别。不寐是指单纯以失眠为主症，表现为持续的、严重的睡眠困难；若因一时性情志影响或生活环境改变引起的暂时性失眠不属病态；至于老年人少寐早醒，亦多属生理状态；若因其他疾病痛苦引起失眠者，则应以祛除有关病因为主。

3. 其他治疗方法

(1) 饮食疗法

① 党参龙眼肉炖猪心：取党参 15g、龙眼肉 12g、猪心 1 个（洗净），一起放入炖盅内，加水适量，隔水炖熟，加盐调味服食。适用于不寐心脾两虚者。

② 百合鸡蛋糖水：取百合 30～50g、鸡蛋 1 个、白糖适量。先将百合煲至烂熟，打入鸡蛋煮熟，再加白糖调味服食。适用于不寐阴虚火旺者。

③ 双花枯草茶：取菊花 18g、素馨花 12g、夏枯草 15g，用水煎，加冰糖调味，作茶饮。适用于不寐肝郁化火者。

(2) 针灸疗法

① 体针针刺神门、三阴交。心脾亏虚者可选加心俞、厥阴俞、脾俞；肾亏者选加心俞、肾俞、太溪；肝火上扰者选加肝俞、间使、太冲；脾胃不和者选加胃俞、足三里。针刺用平补平泻，或针灸并用。

② 耳针穴位为皮质下、交感、心、脾、肾、内分泌、神门。每次

选 2～3 穴，中强刺激，留针 20 分钟。

(3) 穴位贴敷疗法 吴茱萸 9g，米醋适量。将药捣烂后用米醋调成糊状，贴敷于两足心的涌泉穴，24 小时后取下。

(4) 中成药疗法 归脾丸，每次 9g，每天 3 次，适用于心脾两虚型不寐；天王补心丹，每次 1 丸，每天 2 次，适用于心肾不交型不寐；复方灵芝片，每次 2 片，每天 3 次，适用于肝火扰心型不寐。

十一、痴呆

痴呆是由髓减脑消、神机失用所导致的一种神志异常的疾病，以呆傻愚笨、智能低下、善忘等为主要临床表现。其轻者可见神情淡漠、寡言少语、反应迟钝、善忘；重则表现为终日不语，或闭门独居，或口中喃喃、言辞颠倒、行为失常、忽笑忽哭，或不欲食、数日不知饥饿等。痴呆不同证型的辨证依据及施治见表 2-11。

表 2-11　痴呆不同证型的辨证依据及施治

| 证型 | 辨证依据 | | 施治 | |
	要点	主症	治法	方药
髓海不足证	智能减退，头晕耳鸣	智能减退，记忆力、计算力、定向力、判断力明显减退，神情呆钝，词不达意，头晕耳鸣，懒惰思卧，齿枯发焦，腰酸骨软，步履艰难，舌瘦色淡，苔薄白，脉沉细弱	补肾益髓，填精养神	七福饮加减(熟地黄 15g、鹿角胶 15g、龟甲胶 15g、阿胶 10g、紫河车 10g、猪骨髓 30g、当归 10g、人参 10g、白术 10g、炙甘草 5g、石菖蒲 10g、远志 10g、杏仁 10g)
脾肾两虚证	腰膝酸软，气短懒言	表情呆滞，沉默寡言，记忆减退，失认失算，口齿含糊，词不达意，伴腰膝酸软、肌肉萎缩、食少纳呆、气短懒言、口涎外溢，或四肢不温、腹痛喜按、肠鸣泄泻，舌质淡白体胖大苔白，或舌红苔少或无苔，脉沉细弱、双尺尤甚	补肾健脾，益气生精	还少丹加减(熟地黄 15g、枸杞子 15g、山茱萸 10g、肉苁蓉 20g、巴戟天 10g、小茴香 6g、杜仲 10g、怀牛膝 10g、褚实子 10g、党参 10g、白术 10g、茯苓 12g、山药 30g、大枣 10g、石菖蒲 10g、五味子 6g、远志 10g)

证型	辨证依据		施治	
	要点	主症	治法	方药
痰浊蒙窍证	脘腹痞满,头重如裹	表情呆钝,智力衰退,或哭笑无常,喃喃自语,或终日无语、呆若木鸡,伴不思饮食、脘腹胀痛、痞满不适、口多涎沫、头重如裹,舌质淡,苔白腻,脉滑	豁痰开窍,健脾化浊	涤痰汤加减(半夏9g、陈皮10g、茯苓15g、枳实10g、竹茹10g、制南星6g、石菖蒲10g、远志10g、郁金10g、甘草6g、生姜3片)
瘀血内阻证	肌肤甲错,双目晦暗	表情迟钝,言语不利,善忘,易惊恐,或思维异常、行为古怪,伴肌肤甲错、口干不欲饮、双目晦暗,舌质暗或有瘀点瘀斑,脉细涩	活血化瘀,开窍醒脑	通窍活血汤加减(麝香0.1g、当归10g、桃仁10g、红花10g、赤芍10g、川芎10g、丹参20g、葱白10g、生姜3片、石菖蒲10g、郁金10g)

1. 辨证要点

本病乃本虚标实之证,临床上以虚实夹杂者多见。无论为虚为实,都能导致髓减脑消、脏腑功能失调,因此辨证时需分清虚实。

痴呆属虚者,临床主要以神气不足、面色失荣、形体消瘦、言行迟弱为特征,可分为髓海不足、肝肾亏虚、脾肾两虚等证;痴呆属实者,除见智能减退、表情反应呆钝外,临床还可见因浊实之邪蒙神扰窍而引起情志、性格方面或亢奋或抑制的明显改变,以及痰浊、瘀血、风火等诸实邪引起的相应证候。老年痴呆虚实夹杂者多见,或以正虚为主,兼有实邪;或以邪实为主,兼有正虚。

2. 鉴别诊断

(1) 痴呆与郁证 痴呆的神志异常需与郁证中的脏躁相鉴别。脏躁多发于青中年女性,多在精神因素的刺激下呈间歇性发作,不发作时可如常人,且无智能、人格、情感方面的变化;而痴呆多见于中老年人,男女发病无明显差别,且病程迁延,其心神失常症状不能自行缓解，并伴有明显的记忆力、计算力减退，甚至人格情感的变化。

(2) 痴呆与癫证　癫证属于精神失常的疾病，以沉默寡言、情感淡漠、语无伦次、静而多喜为特征，以成年人多见；而痴呆则属智能活动障碍，是以神情呆滞、愚笨迟钝为主要临床表现的神志异常疾病，以老年人多见。此外，痴呆的部分症状可自制，治疗后有不同程度的恢复。但须指出：重症痴呆患者与癫证在临床症状上有许多相似之处，临床难以区分。

(3) 痴呆与健忘　健忘是以记忆力减退、遇事善忘为主症的一种病证；而痴呆则以神情呆滞，或神志恍惚、告知不晓为主要表现。痴呆的不知前事或问事不知等表现，与健忘之"善忘前事"有根本区别：痴呆根本不晓前事，而健忘则晓其事却易忘，且健忘不伴有智能减退、神情呆钝。健忘可以是痴呆的早期临床表现，这时可不予鉴别。由于外伤、药物所致健忘，一般经治疗后可以恢复。

3. 其他治疗方法

(1) 单方验方

① 温肾健脾汤：党参、炙黄芪、熟附块、益智仁、越鞠丸（包）、山药各 12g，淡干姜 3g，生白术、石菖蒲各 9g，陈皮、姜半夏各 6g。水煎服。适用于脾肾两虚型痴呆。

② 桃仁复苏汤：桃仁、生大黄、玄明粉（分冲）、桂枝、远志、石菖蒲各 10g，茯神 15g，蜈蚣 2 条，龙骨（先煎）、牡蛎（先煎）各 30g，甘草 6g。水煎服。适用于瘀血内阻型痴呆。

(2) 针灸疗法

① 体针第一组穴位取大椎、安眠、足三里；第二组穴位取哑门、安眠、内关；备用穴取肾俞、副哑门（第 3、第 4 颈椎棘旁开 0.5 寸）。每天 1 次，两组交替，强刺激，10 天为 1 个疗程，休息 3～4 天后重复治疗。

② 耳针取神门、皮质下、肾、脑、枕等耳穴（双耳取穴）。每天 1 次，每次 2～3 穴，20 次为 1 个疗程。

③ 刺血主穴取中冲、天枢，配穴取涌泉、劳宫。用三棱针直刺皮下 0.1 寸深，放出 4～5 滴血，主配穴隔天 1 次。本法对部分智能发育不全有一定疗效。

(3) 中成药疗法　还少丹，口服，1 次 9g，每天 2 次。用于脾肾两虚型痴呆。

（4）饮食疗法

① 猪脑炖淮杞：取猪脑 1 个，山药、枸杞子各 15g，加适量水炖熟服食。

② 鳖鱼骨髓汤：取鳖 1 只（宰杀、洗净、切块）、猪脊髓 150g、调料适量，加清水煲至烂熟，吃肉饮汤。

③ 核桃芝麻莲子粥：取核桃仁、黑芝麻各 30g，莲子 15g，粳米适量，加水煮粥服食。

以上三方适用于禀赋不足和脾肾两虚型痴呆。

十二、厥证

厥证是以突然昏倒、不省人事、四肢逆冷为主要临床表现的一种病证。病情轻者，一般在短时间内苏醒；但病情重者，则昏厥时间较长；严重者甚至一厥不复而导致死亡。厥证不同证型的辨证依据及施治见表 2-12。

表 2-12　厥证不同证型的辨证依据及施治

证型	辨证依据		施治	
	要点	主症	治法	方药
气厥-实证	因情志刺激而发，口噤握拳	因情志异常、精神刺激而发作，突然昏倒，不知人事，或四肢厥冷、呼吸气粗、口噤握拳，舌苔薄白，脉伏或沉弦	开窍，顺气，解郁	通关散合五磨饮子加减（皂角 10g、细辛 3g、沉香 3g、乌药 10g、槟榔 10g、枳实 10g、木香 10g、檀香 6g、丁香 6g、藿香 10g）
气厥-虚证	因情志刺激而发，体弱者多见	发病前有明显的情绪紧张、恐惧、疼痛或站立过久等诱发因素，发作时眩晕昏仆，面色苍白，呼吸微弱，汗出肢冷，舌质淡，脉沉细微。本证临床较为多见，尤其体弱的年轻女性易于发生	补气，回阳，醒神	首先急用生脉注射液或参附注射液静脉推注或滴注，补气摄津醒神；苏醒后可用四味回阳饮加味（人参 20g、附子 15g、炮姜 10g、甘草 5g）补气温阳

证型	辨证依据		施治	
	要点	主症	治法	方药
血厥-实证	多因急躁恼怒而发,牙关紧闭	多因急躁恼怒而发,突然昏倒,不知人事,牙关紧闭,面赤唇紫,舌质暗红,脉弦有力	平肝潜阳,理气通瘀	羚角钩藤汤或通瘀煎加减(羚羊角粉3g、钩藤20g、桑叶10g、菊花10g、泽泻10g、生石决明20g、乌药10g、青皮10g、香附10g、当归10g)
血厥-虚证	失血过多,突然昏厥	常因失血过多,突然昏厥,面色苍白,口唇无华,四肢震颤,自汗肢冷,目陷口张,呼吸微弱,舌质淡,脉空或细数无力	补养气血	急用独参汤灌服,继服人参养荣汤。前方益气固脱,后方补益气血(人参15g、黄芪15g、当归10g、熟地黄10g、白芍10g、五味子5g、白术10g、茯苓12g、远志10g、甘草5g、肉桂6g、生姜3片、大枣10g、陈皮10g)
痰厥	多湿多痰,喉有痰声	素有咳喘宿痰,多湿多痰,恼怒或剧烈咳嗽后突然昏厥,喉有痰声,或呕吐涎沫,呼吸气粗,舌苔白腻,脉沉滑	行气豁痰	导痰汤加减(陈皮10g、枳实10g、半夏10g、胆南星6g、茯苓15g、紫苏子10g、白芥子6g)

1. 辨证要点

(1) 辨虚实　厥证见证虽多,但概括而言,不外虚实二证,这是厥证辨证之关键所在。实证者表现为突然昏仆、面红气粗、声高息促、口噤握拳,或夹痰涎壅盛,舌质红苔黄腻,脉洪大有力;虚证者表现眩晕昏厥、面色苍白、声低息微、口开手撒,或汗出肢冷,舌质胖或淡,脉细弱无力。

(2) 分气血　厥证以气厥、血厥为多见,应注意分辨。其中尤以气厥实证及血厥实证两者易于混淆，应注意区别。气厥实证者，乃肝气升发太过所致，体质壮实之人，肝气上逆，由惊恐而发，表现为突然昏仆、呼吸气粗、口噤握拳、头晕头痛、舌质红苔黄、脉沉而弦；血厥实证者，乃肝阳上亢，阳气暴张，血随气升，气血并走于上，表现为突然昏仆、牙关紧闭、四肢厥冷、面赤唇紫，或鼻衄，舌质暗红，脉弦有力。

2. 鉴别诊断

(1) 厥证与眩晕　眩晕有头晕目眩，视物旋转不定，甚则不能站立，耳鸣，但无神志异常的表现。与厥证突然昏倒、不省人事，迥然有别。

(2) 厥证与昏迷　昏迷为多种疾病发展到一定阶段所出现的危重证候。一般来说发生较为缓慢，有一个昏迷前的临床过程，先轻后重，由烦躁、嗜睡、谵语渐次发展；一旦昏迷后，持续时间一般较长，恢复较难，苏醒后原发病仍然存在。厥证常为突然发生，昏倒时间较短，常因情志刺激、饮食不节、劳倦过度、亡血失津等导致发病。

(3) 厥证与中风　中风以中老年人为多见，常有素体肝阳亢盛；其中脏腑者，突然昏仆，并伴有口眼㖞斜、偏瘫等症，神昏时间较长，苏醒后有偏瘫、口眼㖞斜及失语等后遗症。厥证可发生于任何年龄，昏倒时间较短，醒后无后遗症；但血厥之实证重者可发展为中风。

(4) 厥证与痫病　痫病常有先天因素，以青少年为多见，病情重者，虽亦为突然昏仆、不省人事，但发作时间短暂，且发作时常伴有吼叫、抽搐、口吐涎沫、两目上视、小便失禁等；常反复发作，每次症状均相类似，苏醒缓解后可如常人。厥证之昏倒，仅表现为四肢厥冷，无叫吼、吐沫、抽搐等症。可做脑电图检查，以资鉴别。

3. 其他治疗方法

(1) 单方验方　痰厥汤：川乌头、生附子各 3g，干南星 4.5g，广木香 3g，石菖蒲 6g，灯心草 3 扎，朱砂 0.3g（冲服）。水煎，分 2 次服。适用于痰厥。

(2) 外治法 凡属气厥、血厥、痰厥之实证者，均可用生半夏末或皂荚末，取少许吹入鼻中，使之喷嚏不已；或以石菖蒲末吹入鼻中，以桂末纳舌下。均有通窍醒神之效。

(3) 针灸疗法

① 针刺：针水沟、内关、百会、素髎、十宣、十井等。实证者，可取十宣少量放血。

② 灸法：灸百会、神阙、关元、气海、足三里等。用于虚证。

③ 耳针：针皮质下、肾上腺、内分泌、交感、心肺、升压点、呼吸点。

十三、胃痛

胃痛，又称胃脘痛，是以上腹胃脘部近心窝处疼痛为主症的病证。现代西医学中急性胃炎、慢性胃炎、胃溃疡、十二指肠溃疡、功能性消化不良、胃黏膜脱垂等病以上腹部疼痛为主要症状者，属于中医学胃痛范畴，均可参考本节进行辨证论治。必要时结合辨病处理。胃痛不同证型的辨证依据及施治见表 2-13。

表 2-13　胃痛不同证型的辨证依据及施治

证型	辨证依据		施治	
	要点	主症	治法	方药
寒邪客胃证	胃痛暴作，恶寒喜暖	胃痛暴作，恶寒喜暖，得温痛减，遇寒加重，口淡不渴，或喜热饮，舌质淡苔薄白，脉弦紧	温胃散寒，行气止痛	香苏散合良附丸加减（高良姜 10g、吴茱萸 3g、香附 10g、乌药 10g、陈皮 10g、木香 10g）
饮食伤胃证	嗳腐吞酸，便后稍舒	胃脘疼痛、胀满拒按，嗳腐吞酸，或呕吐不消化食物，其味腐臭，吐后痛减，不思饮食，大便不爽，得矢气及便后稍舒，舌苔厚腻，脉滑	消食导滞，和胃止痛	保和丸加减（神曲 10g、山楂 20g、莱菔子 10g、茯苓 10g、半夏 9g、陈皮 10g、连翘 10g）

证型	辨证依据		施治	
	要点	主症	治法	方药
肝气犯胃证	胸闷嗳气，喜长叹息	胃脘胀痛、痛连两胁，遇烦恼则痛作或痛甚，嗳气、矢气则痛舒，胸闷嗳气，喜长叹息，大便不畅，舌苔多薄白，脉弦	疏肝解郁，理气止痛	柴胡疏肝散加减（柴胡 12g、白芍 10g、川芎 10g、郁金 10g、香附 10g、陈皮 10g、枳壳 10g、佛手 10g、甘草 5g）
湿热中阻证	口干口苦，渴不欲饮	胃脘疼痛、痛势急迫，脘闷灼热，口干口苦，口渴而不欲饮，纳呆恶心，小便色黄，大便不畅，舌质红，苔黄腻，脉滑数	清化湿热，理气和胃	清中汤加减（黄连 6g、栀子 10g、制半夏 9g、茯苓 12g、草豆蔻 6g、陈皮 10g、甘草 5g）
瘀血停胃证	痛有定处、如针刺	胃脘疼痛、如针刺、似刀割，痛有定处，按之痛甚，痛时持久，食后加剧、入夜尤甚，或见吐血黑便，舌质紫暗或有瘀斑，脉涩	化瘀通络，理气和胃	失笑散合丹参饮加减（蒲黄 10g、五灵脂 10g、丹参 20g、檀香 6g、砂仁 5g）
胃阴亏耗证	饥而不欲食，五心烦热	胃脘隐隐灼痛，似饥而不欲食，口燥咽干，五心烦热，消瘦乏力，口渴思饮，大便干结，舌质红少津，脉细数	养阴益胃，和中止痛	一贯煎合芍药甘草汤加减（沙参 15g、麦冬 10g、生地黄 10g、枸杞子 15g、当归 10g、川楝子 10g、白芍 10g、甘草 5g）
脾胃虚寒证	腹痛绵绵、喜温喜按	胃痛隐隐、绵绵不休、喜温喜按，空腹痛甚、得食则缓，劳累或受凉后发作或加重，泛吐清水，神疲纳呆，四肢倦怠，手足不温，大便溏薄，舌质淡苔白，脉虚弱或迟缓	温中健脾，和胃止痛	黄芪建中汤加减（黄芪 15g、桂枝 10g、生姜 3 片、白芍 10g、炙甘草 5g、饴糖 30g、大枣 10g）

1. 辨证要点

应辨虚实寒热、在气在血，还应辨兼夹证。实者多痛剧，痛处固定不移，拒按，脉盛；虚者多痛势徐缓，痛处不定，喜按，脉虚。胃痛遇寒则痛甚，得温则痛减，为寒证；胃脘灼痛，痛势急迫，遇热则痛甚，得寒则痛减，为热证。一般初病在气，久病在血。在气者，有气滞、气虚之分。其中，气滞者，多见胀痛，或涉及两胁，或兼见恶心呕吐，嗳气频频，疼痛与情志因素显著相关；气虚者，指脾胃气虚，除见胃脘隐痛或空腹痛显外，兼见饮食减少、食后腹胀、大便溏薄、面色少华、舌质淡脉弱等。在血者，疼痛部位固定不移，痛如针刺，舌质紫暗或有瘀斑，脉涩，或兼见呕血、便血。各证往往不是单独出现或一成不变的，而是互相转化和兼杂，如寒热错杂、虚中夹实、气血同病等。

2. 鉴别诊断

(1) 胃痛与真心痛 真心痛是心经病变所引起的心痛证。多见于老年人，为当胸而痛，其多刺痛、动辄加重，痛引肩背，常伴心悸气短、汗出肢冷，病情危急，正如《灵枢·厥论》曰："真心痛，手足青至节，心痛甚，旦发夕死，夕发旦死。"其病变部位、疼痛程度与特征、伴有症状及预后等方面，与胃痛有明显区别。

(2) 胃痛与胁痛 胁痛是以胁部疼痛为主症，可伴发热恶寒，或目黄肤黄，或胸闷太息，极少伴嘈杂泛酸、嗳气吐腐；肝气犯胃的胃痛有时亦可攻痛连胁，但仍以胃脘部疼痛为主症。两者具有明显的区别。

(3) 胃痛与腹痛 腹痛是以胃脘部以下，耻骨毛际以上整个位置疼痛为主症；胃痛是以上腹胃脘部近心窝处疼痛为主症。两者仅就疼痛部位来说，是有区别的。但胃处腹中，与肠相连，因而胃痛可以影响及腹，而腹痛亦可牵连于胃，这就要从其疼痛的主要部位和如何起病来加以辨别。

3. 其他治疗方法

(1) 单方验方 鸡香散（鸡内金、香橼各 10g，共研细末），每次服 1～2g。用于饮食伤胃型胃痛。

（2）针灸疗法

① 针刺内关、中脘、足三里。适用于各种胃痛。实证用泻法，虚证用补法。

② 艾灸中脘、足三里、神阙。适用于虚寒性胃痛。

（3）饮食疗法

① 砂仁煲猪肚：取猪肚250g、砂仁10g，一起煲至猪肚烂熟，加盐调味服食。适用于肝气犯胃型胃痛。

② 百合糯米粥：取百合30g、糯米60g，加水煲粥，粥将成时加入适量冰糖，待冰糖溶化后服食。适用于胃阴亏耗型胃痛。

③ 三七炖鸡蛋：取三七末5g、鸡蛋2个、冰糖适量。将鸡蛋打入碗中，加入三七末和冰糖拌匀，隔水炖熟服食。适用于瘀血停胃型胃痛。

（4）外治法

① 取连须葱头50g、生姜20g，一起捣烂炒热后用布包成饼，乘热敷胃部，每天2次。用于寒邪客胃型胃痛。

② 取老生姜60g、葱30g，捣烂炒热，趁热敷痛处。

③ 取食盐250g，炒热后用布包好，乘热熨腹部，冷后再炒再熨，每次敷半小时。

十四、痞满

痞满是指以自觉心下痞塞，胸膈胀满，触之无形，按之柔软，压之无痛为主要症状的病证。痞满按部位可分为胸痞、心下痞等。心下即胃脘部。本节主要讨论胃脘部出现上述症状的痞满，又可称胃痞。痞满不同证型的辨证依据及施治见表2-14。

表2-14 痞满不同证型的辨证依据及施治

证型	辨证依据		施治	
	要点	主症	治法	方药
实痞-饮食内停证	脘腹痞闷而胀、拒按、嗳腐吞酸，矢气频作，臭如败卵	脘腹痞闷而胀、进食尤甚、拒按、嗳腐吞酸、恶食呕吐，或大便不调，矢气频作、味臭如败卵，舌苔厚腻，脉滑	消食和胃，行气消痞	保和丸加减（山楂20g、神曲10g、莱菔子10g、半夏9g、陈皮10g、茯苓15g、连翘10g）

证型	辨证依据		施治	
	要点	主症	治法	方药
实痞-痰湿中阻证	胸膈满闷,身重困倦	脘腹痞塞不舒,胸膈满闷,头晕目眩,身重困倦,呕恶纳呆,口淡不渴,小便不利,舌苔白厚腻,脉沉滑	除湿化痰,理气和中	二陈平胃汤加减(制半夏9g、苍术10g、藿香10g、陈皮10g、厚朴10g、茯苓12g、甘草5g)
实痞-湿热阻胃证	嘈杂不舒,口苦,纳少	脘腹痞闷,或嘈杂不舒,恶心呕吐,口干不欲饮,口苦,纳少,舌质红苔黄腻,脉滑数	清热化湿,和胃消痞	泻心汤合连朴饮加减(大黄10g、黄连9g、黄芩10g、厚朴10g、石菖蒲10g、半夏9g、芦根20g、栀子10g、豆豉10g)
实痞-肝胃不和证	胸胁胀满,心烦,善太息	脘腹痞闷,胸胁胀满,心烦易怒,善太息,呕恶嗳气,或吐苦水,大便不爽,舌质淡红,苔薄白,脉弦	疏肝解郁,和胃消痞	越鞠丸合枳术丸加减(香附10g、川芎10g、苍术10g、神曲10g、栀子10g、枳实10g、白术10g、荷叶10g)
虚痞-脾胃虚弱证	脘腹满闷、喜温喜按,纳呆便溏	脘腹满闷,时轻时重,喜温喜按,纳呆便溏,神疲乏力,少气懒言,语声低微,舌质淡,苔薄白,脉细弱	补气健脾,升清降浊	补中益气汤加减(黄芪15g、党参15g、白术10g、炙甘草5g、升麻10g、柴胡10g、当归10g、陈皮10g)
虚痞-胃阴不足证	嘈杂,饥不欲食	脘腹痞闷,嘈杂,饥不欲食,恶心嗳气,口燥咽干,大便秘结,舌质红少苔,脉细数	养阴益胃,调中消痞	益胃汤加减(生地黄15g、麦冬10g、沙参15g、玉竹10g、香橼10g)

1. 辨证要点

应首辨虚实。外邪所犯、食滞内停、痰湿中阻、湿热内蕴、气机失调等所成之痞皆为有邪,有邪即为实痞;脾胃气虚、无力运化、或胃阴不足、失于濡养所致之痞，则属虚痞。痞满能食，食后尤甚，饥时可缓，伴便秘，舌苔厚腻，脉实有力者，为实痞；饥饱均满，食少纳呆，大便清利，脉虚无力者，属虚痞。

次辨寒热。痞满绵绵、得热则减，口淡不渴，或渴不欲饮，舌质淡苔白，脉沉迟或沉涩者，属寒；而痞满势急，口渴喜冷，舌质红苔黄，脉数者，为热。临证还要辨虚实寒热的兼夹。

2. 鉴别诊断

(1) 痞满与胃痛 两者病位同在胃脘部，且常相兼出现。然胃痛以疼痛为主；胃痞以满闷不适为患，可累及胸膈。胃痛病势多急，压之可痛；而胃痞起病较缓，压之无痛感，两者差别显著。

(2) 痞满与臌胀 两者均为自觉腹部胀满的病证，但臌胀以腹部胀大如鼓、皮色苍黄、脉络暴露为主症，胃痞则以自觉满闷不舒、外无胀形为特征；臌胀发于大腹，胃痞则在胃脘；臌胀按之腹皮绷急，胃痞却按之柔软。如《证治汇补·痞满》曰："痞与胀满不同，胀满则内胀而外亦有形，痞满则内觉满塞而外无形迹。"

(3) 痞满与胸痹 胸痹是胸中痞塞不通，而致胸膺内外疼痛之证，以胸闷、胸痛、短气为主症，偶兼脘腹不舒。如《金匮要略·胸痹心痛短气病脉证治》云："胸痹气急胀满，胸背痛，短气"。而胃痞则以脘腹满闷不舒为主症，多兼饮食纳运无力之症，偶有胸膈不适，并无胸痛等表现。

(4) 痞满与结胸 两者病位皆在胃脘部。然结胸以心下至小腹硬满而痛、拒按为特征；痞满则在心下胃脘部，以满而不痛、手可按压、触之无形为特点。

3. 其他治疗方法

(1) 单方验方 人参半夏酒：半夏、黄芩各 30g，人参、干姜、炙甘草各 20g，黄连 6g，大枣 10g，白酒 750ml。将前 7 味共捣碎，装入布袋，置容器中，加入白酒，密封，浸泡 5 天后，再加冷白开水500ml 和匀，过滤去渣即得。用以和胃降逆、开痞散结。

(2) 针灸疗法 脾胃虚寒者取穴脾俞、胃俞、章门、中脘、足三里，用补法，并可加灸。胃热阴虚者取穴胃俞、中脘、内关、三阴交、太溪、内庭；便秘者加承山；胃俞、中脘用平补平泻法，内关、内庭用泻法，三阴交、太溪用补法。肝胃不和者取穴中脘、肝俞、期门、内关、足三里、阳陵泉、太冲；呕血、黑便者加膈俞、血海；肝俞、期门、内关、太冲、阳陵泉皆用泻法，中脘、足三里平补平泻，血海、膈俞用泻法。

(3) 中成药疗法　保和丸，每次 6～9g，1 天 2 次，用温开水送服，用于食积停滞所致的消化不良、脘腹胀满、嗳腐吞酸、不思饮食，亦用于因饮食停滞所致痞满；沉香化气丸，每次 3～6g，1 天 2 次，用温开水送服，用于肝胃气滞所致的脘腹胀痛、胸胁痞满、不思饮食、嗳气泛酸；香砂六君子丸，每次 6～9g，每天 2～3 次，饭前用温开水送服，用于脾虚气滞所致的消化不良、嗳气食少、脘腹胀满、大便溏泻。

(4) 饮食疗法　高良姜炖鸡块：取高良姜、草果各 6g，陈皮、胡椒各 3g，公鸡 1 只，葱、食盐各适量。将公鸡去毛及内脏、洗净、切块，与高良姜、草果、陈皮、胡椒、葱、食盐一起放入，煮熟食用。有散寒补中之功效。适用于慢性萎缩性胃炎、脾胃虚寒者。

十五、呕吐

呕吐是指胃失和降，气逆于上，迫使胃中之物从口中吐出的一种病证。一般以有物有声谓之呕，有物无声谓之吐，无物有声谓之干呕，临床呕与吐常同时发生，故合称为呕吐。呕吐不同证型的辨证依据及施治见表 2-15。

表 2-15　呕吐不同证型的辨证依据及施治

证型	辨证依据		施治	
	要点	主症	治法	方药
外邪犯胃证	突然呕吐，发热恶寒	突然呕吐,胸脘满闷,发热恶寒,头身疼痛,舌苔白腻,脉濡缓	疏邪解表，化浊和中	藿香正气散加减（藿香 10g、紫苏 10g、白芷 10g、大腹皮 10g、厚朴 10g、半夏 9g、陈皮 10g、白术 10g、茯苓 15g、生姜 3 片）

证型	辨证依据		施治	
	要点	主症	治法	方药
食滞内停证	呕吐酸腐，嗳气厌食	呕吐酸腐，脘腹胀满，嗳气厌食，大便或溏或结，舌苔厚腻，脉滑实	消食化滞，和胃降逆	保和丸加减（山楂20g、神曲10g、莱菔子10g、陈皮10g、半夏9g、茯苓15g、连翘10g）
痰饮内阻证	呕吐清水痰涎	呕吐清水痰涎，脘闷不食，头眩心悸，舌苔白腻，脉滑	温中化饮，和胃降逆	小半夏汤合苓桂术甘汤加减（桂枝10g、半夏9g、生姜3片、茯苓12g、白术10g、甘草5g）
肝气犯胃证	嗳气频繁，胸胁胀痛	呕吐吞酸，嗳气频繁，胸胁胀痛，舌质红，苔薄腻，脉弦	疏肝理气，和胃降逆	四七汤加减（紫苏叶10g、厚朴10g、半夏9g、生姜3片、茯苓15g、大枣10g）
脾胃气虚证	食欲不振，食入难化	食欲不振，食入难化，恶心呕吐，脘部痞闷，大便不畅，舌苔白滑，脉虚弦	健脾益气，和胃降逆	香砂六君子汤加减（党参15g、茯苓10g、白术10g、甘草5g、半夏9g、陈皮10g、木香6g、砂仁5g）
脾胃阳虚证	倦怠乏力，喜暖恶寒	饮食稍多即吐、时作时止，面色㿠白，倦怠乏力，喜暖恶寒，四肢不温，口干而不欲饮，大便溏薄，舌质淡，脉濡弱	温中健脾，和胃降逆	理中汤加减（人参15g、白术10g、干姜6g、甘草5g）
胃阴不足证	似饥不欲食，口燥咽干	呕吐反复发作，或时作干呕，似饥而不欲食，口燥咽干，舌质红少津，脉细数	滋养胃阴，降逆止呕	麦门冬汤加减（人参15g、麦冬10g、粳米30g、甘草5g、半夏9g、大枣10g）

1. 辨证要点

应首辨虚实。如《景岳全书·呕吐》指出："呕吐一证，最当详辨虚实。"实证多由感受外邪、饮食停滞所致，发病较急，病程较短，呕吐量多，呕吐物多有酸臭味；虚证多属内伤，有气虚、阴虚之别，呕吐物不多，常伴有精神萎靡、倦怠乏力、脉弱无力等症。

2. 鉴别诊断

(1) 呕吐与反胃　呕吐与反胃，同属胃部的病变，其病机都是胃失和降，气逆于上，而且都有呕吐的临床表现。但反胃系脾胃虚寒，胃中无火，难以腐熟食入之谷物，以朝食暮吐、暮食朝吐，终至完谷尽吐出而始感舒畅；呕吐是以有声有物为特征，因胃气上逆所致，有感受外邪、饮食不节、情志失调和胃虚失和的不同。临诊之时，是不难分辨的。

(2) 呕吐与噎膈　呕吐与噎膈，皆有呕吐的症状。然呕吐之病，进食顺畅，吐无定时；噎膈之病，进食梗噎不顺或食不得入，或食入即吐，甚则因噎废食。呕吐大多病情较轻，病程较短，预后尚好；而噎膈多因内伤所致，病情深重，病程较长，预后欠佳。

(3) 呕吐物的鉴别　呕吐病证有寒、热、虚、实之别，根据呕吐物的性状及气味，也可以帮助鉴别。若呕吐物酸腐量多、气味难闻者，多属饮食停滞、食积内腐；若呕吐出苦水、黄水者，多属胆热犯胃、胃失和降；若呕吐物为酸水、绿水者，多属肝热犯胃、胃气上逆；若呕吐物为浊痰涎沫者，多属痰饮中阻、气逆犯胃；若呕吐清水、量少，多属胃气亏虚、运化失职。

3. 其他治疗方法

(1) 单方验方

① 山楂内金汤（刘国普验方）：山楂 15g，藿香 12g，布渣叶 15g，鸡内金 10g。水煎服。用于食滞内停型呕吐。

② 党参陈皮生姜粥（李振琼验方）：党参 30g，白术 10g，陈皮 10g，法半夏 10g，粳米 50g。将上药先煎取汁 100ml，再放入粳米煮粥，粥成加入姜汁，一沸后即可食。每天 2 剂。用于脾胃气虚型呕吐。

③ 乌梅蜂蜜膏（漆浩《良方大全》）：乌梅 120g，蜂蜜 120g。将上药熬膏，每次 20ml，每天 3 次。用于胃阴不足型呕吐。

（2）针灸疗法　取穴：足三里、公孙、丰隆、阳陵泉、肝俞、脾俞、隐白。先针主穴，中等强度刺激手法，宜留针。如食滞呕吐加针公孙、足三里；痰多加丰隆；肝逆犯胃加肝俞、脾俞、阳陵泉；脾胃虚寒宜灸隐白、脾俞。

（3）饮食疗法

① 绿豆饮：取绿豆适量，煎水频饮。适用于热性呕吐。

② 葱白饮：取葱白带根 1 段、生姜 1 片、紫苏叶 1.5g，水煎半杯饮用；或用姜汁半茶匙、蜂蜜适量，用开水调服。适用于寒性呕吐。

③ 陈皮梅：取陈皮梅 3～5 个（市售），煮烂食之。适用于阴虚呕吐。

④ 麦芽山楂饮：取炒麦芽 20g、山楂 15g、红糖适量，水煎饮用。适用于伤食呕吐。

十六、呃逆

呃逆是指胃气上逆动膈，以气逆上冲、喉间呃呃连声、声短而频、难以自制为主要表现的病证。呃逆不同证型的辨证依据及施治见表 2-16。

表 2-16　呃逆不同证型的辨证依据及施治

证型	辨证依据		施治	
	要点	主症	治法	方药
胃中寒冷证	呃声沉缓有力、胸膈及胃脘不舒、得热则减	呃声沉缓有力，胸膈及胃脘不舒、得热则减、遇寒更甚，进食减少，喜食热饮，口淡不渴，舌苔白润，脉迟缓	温中散寒，降逆止呃	丁香散加减（丁香6g、柿蒂 9g、高良姜10g、干姜 6g、荜茇10g、香附 10g、陈皮10g）
胃火上逆证	口臭烦渴、大便秘结	呃声洪亮有力，冲逆而出，口臭烦渴，多喜冷饮，脘腹满闷，大便秘结，小便短赤，苔黄燥，脉滑数	清胃泄热，降逆止呃	竹叶石膏汤加减（竹叶 6g、生石膏30g、沙参 12g、麦冬10g、半夏 9g、粳米30g、甘草 5g、竹茹10g、柿蒂 9g）

证型	辨证依据		施治	
	要点	主症	治法	方药
气机郁滞证	常因情志不畅而诱发或加重	呃逆连声,常因情志不畅而诱发或加重,胸胁满闷,脘腹胀满,嗳气纳减,肠鸣矢气,苔薄白,脉弦	顺气解郁,和胃降逆	五磨饮子加减(木香10g、乌药10g、枳壳10g、沉香3g、槟榔10g、丁香6g、代赭石30g)
脾胃阳虚证	泛吐清水,手足不温	呃声低长无力,气不得续,泛吐清水,脘腹不舒,喜温喜按,面色㿠白,手足不温,食少乏力,大便溏薄,舌质淡,苔薄白,脉细弱	温补脾胃,止呃	理中汤加减(人参15g、白术10g、甘草5g、干姜6g、吴茱萸3g、丁香6g、柿蒂9g)
胃阴不足证	口干咽燥,大便干结	呃声短促而不得续,口干咽燥,烦躁不安,不思饮食,或食后饱胀,大便干结,舌质红,苔少而干,脉细数	养胃生津,降逆止呃	益胃汤合橘皮竹茹汤加减(北沙参15g、麦冬15g、玉竹10g、生地黄10g、橘皮10g、竹茹10g、枇杷叶10g、柿蒂6g)

1. 辨证要点

呃逆一证在辨证时首先应分清是生理现象,还是病理反应。若一时性气逆而作呃逆,且无明显兼证者,属暂时生理现象,可不药而愈;若呃逆持续或反复发作,兼证明显,或出现在其他急、慢性病证过程中,可视为呃逆病证,需服药治疗才能止呃。

其次,辨证当分清虚、实、寒、热。如呃逆声高,气涌有力,连续发作,多属实证;呃声洪亮,冲逆而出,多属热证;呃声沉缓有力,得寒则甚,得热则减,多属寒证;呃逆时断时续,气怯声低乏力,多属虚证。

2. 鉴别诊断

(1) 呃逆与干呕 两者同属胃气上逆的表现。干呕属于有声无物的呕吐,乃胃气上逆,冲咽而出,发出呕吐之声;呃逆则气从膈间上逆，气冲喉间，呃呃连声，声短而频，不能自制。

(2) 呃逆与嗳气 两者均为胃气上逆。嗳气乃胃气阻郁，气逆于上，冲咽而出，发出沉缓的嗳气声，常伴酸腐气味，食后多发，故张景岳称之为"饱食之息"，与喉间气逆而发出的呃逆之声不难区分。

在预后方面，干呕与嗳气只是胃肠疾病的症状，与疾病预后无明显关系；而呃逆若出现于危重患者，往往为临终先兆，应予警惕。

3. 其他治疗方法

(1) 单方验方

① 橘皮治呃逆：取橘皮 120g、生姜 30g、开口川椒 10 粒，放入锅内，兑 2 大碗水，煎至 1 碗时即可，日徐徐呷之即止。

② 干姜附片治寒气犯胃所致的呃逆：取干姜、附片、丁香、木香、羌活、茴香各 12g，食盐适量。将药混合共碾成细末，贮瓶密封备用；用时取药末适量，以温开水调成糊状，敷于患者的脐孔上，盖以纱布，用胶布固定；再将食盐炒热，用布包裹，趁热熨于肚脐处，冷则再炒再烫，持续 40 分钟。每天 2～3 次。

③ 猪胆治顽固性呃逆：取猪胆 1 只、赤小豆 20 粒。把赤小豆放入猪胆内，挂房檐下阴干后共研细粉备用。每天服 2g，分 2 次用白开水冲服。

(2) 推拿疗法

① 用拇指指腹推按横膈膜反射区或用手多次搓手背的横膈膜反射区。推按时，掌根或拇指要紧贴皮肤，用力要稳，速度宜缓慢而均匀。

② 打嗝时，用拇指指腹重力按压内关 5～10 分钟；如果依旧打嗝不止，可用牙签刺激或艾灸内关 6～15 次，打嗝自会停止。

(3) 针灸疗法 取内关、膈俞、太冲、胃俞、中脘、足三里等，用平补平泻手法；或用指压内关 10 分钟以上。

(4) 取嚏疗法 以纸捻、棉签等刺激鼻黏膜，使打喷嚏。

(5) 拔罐疗法 取膻中拔罐治疗，约 20～30 分钟。

十七、腹痛

腹痛是指以胃脘以下、耻骨毛际以上部位发生疼痛为主症的病证。腹痛是临床上极为常见的一个症状，内科腹痛常见于西医学的肠易激综合征、消化不良、胃肠痉挛、不完全性肠梗阻、肠粘连、肠系膜和腹膜病变、泌尿系结石、急慢性胰腺炎、肠道寄生虫等。以腹痛为主要表现者，均可参照本节内容辨证施治。腹痛不同证型的辨证依据及施治见表 2-17。

表 2-17　腹痛不同证型的辨证依据及施治

证型	辨证依据		施治	
	要点	主症	治法	方药
寒邪内阻证	腹痛拘急，遇寒痛甚	腹痛拘急，遇寒痛甚、得温痛减，口淡不渴，形寒肢冷，小便清长，大便清稀或秘结，舌质淡，苔白腻，脉沉紧	散寒温里，理气止痛	良附丸合正气天香散加减（高良姜10g、干姜 6g、紫苏10g、乌药 10g、香附10g、陈皮 10g）
湿热壅滞证	烦渴引饮，大便秘结	腹痛拒按，烦渴引饮，大便秘结，或溏滞不爽，潮热汗出，小便短黄，舌质红，苔黄燥或黄腻，脉滑数	泄热通腑，行气导滞	大承气汤加减（大黄10g、芒硝10g、厚朴20g、枳实15g）
饮食积滞证	嗳腐吞酸，恶食呕恶	脘腹胀满，疼痛拒按，嗳腐吞酸，恶食呕恶，痛而欲泻，泻后痛减，或大便秘结，舌苔厚腻，脉滑	消食导滞，理气止痛	枳实导滞丸加减（大黄 10g、枳实10g、神曲 10g、黄芩10g、黄连 6g、泽泻10g、白术 10g、茯苓15g）
肝郁气滞证	腹痛胀闷，痛引少腹	腹痛胀闷，痛无定处，痛引少腹，或兼痛窜两胁，时作时止，得嗳气或矢气则舒，遇忧思恼怒则剧，舌质红，苔薄白，脉弦	疏肝解郁，理气止痛	柴胡疏肝散加减（柴胡 15g、枳壳10g、香附 10g、陈皮10g、白芍 10g、甘草5g、川芎10g）
瘀血内停证	痛如针刺，痛处固定	腹痛较剧，痛如针刺，痛处固定，经久不愈，舌质紫暗，脉细涩	活血化瘀，和络止痛	少腹逐瘀汤加减（桃仁 6g、红花 10g、川牛膝 15g、当归10g、川芎 10g、赤芍10g、甘草 5g、延胡索15g、蒲黄 10g、五灵脂10g、香附 10g、乌药10g、青皮10g）

证型	辨证依据		施治	
	要点	主症	治法	方药
中虚脏寒证	腹痛绵绵、喜温喜按,形寒肢冷	腹痛绵绵、时作时止、喜温喜按,形寒肢冷,神疲乏力,气短懒言,胃纳不佳,面色无华,大便溏薄,舌质淡,苔薄白,脉沉细	温中补虚、缓急止痛	小建中汤加减(桂枝10g、干姜6g、附子10g、白芍10g、炙甘草5g、党参15g、白术10g、饴糖30g、大枣10g)

1. 辨证要点

(1) 辨腹痛性质 腹痛拘急,疼痛暴作,痛无间断,坚满急痛,遇冷痛剧、得热则减者,为寒痛;痛在脐腹,痛处有热感,时轻时重,或伴有便秘,得凉痛减者,为热痛;腹痛时轻时重,痛处不定,攻冲作痛,伴胸胁不舒、腹胀、嗳气或矢气则胀痛减轻者,属气滞痛;少腹刺痛,痛无休止,痛处不移,痛处拒按,经常夜间加剧,伴面色晦暗者,为血瘀痛;因饮食不慎,脘腹胀痛,嗳气频作,嗳后稍舒,痛甚欲便,便后痛减者,为伤食痛;暴痛多实,伴腹胀、呕逆、拒按等;久痛多虚,痛势绵绵,喜揉喜按。

(2) 辨腹痛部位 胁腹、少腹痛多属肝经病证;脐以上大腹疼痛,多为脾胃病证;脐以下小腹痛多属膀胱及大小肠病证。

2. 鉴别诊断

(1) 腹痛与胃痛 胃处腹中,与肠相连,腹痛常伴有胃痛的症状,胃痛亦时有腹痛的表现,常需鉴别。胃痛部位在心下胃脘之处,常伴有恶心、嗳气等胃病见症;腹痛部位在胃脘以下,上述症状在腹痛中较少见。

(2) 内科腹痛与外科、妇科腹痛 内科腹痛常先发热后腹痛,疼痛一般不剧,痛无定处,压痛不显;外科腹痛多后发热,疼痛剧烈,痛有定处,压痛明显,见腹痛拒按、腹肌紧张等;妇科腹痛多在小腹,与经、带、胎、产有关,如痛经、先兆流产、宫外孕、输卵管破裂等,应及时进行妇科检查,以明确诊断。

3. 其他治疗方法

(1) 单方验方

① 蜀椒散寒汤：蜀椒、橘皮、生姜各 10g。水煎服，每天 1 剂，分 2 次温服，7 剂为 1 个疗程。用于寒邪内阻型腹痛。

② 消胰饮：柴胡、黄芩、黄连、木香、枳壳各 6g，川楝子、神曲各 9g，厚朴 5g。水煎服。便秘者加大黄 9g（后下）、玄明粉 12g。共煎，1 天 1 剂，分 2～3 次温服。用于湿热壅滞型腹痛。

③ 九香白术汤：九香虫（研末冲服）、白术、党参、高良姜、藿香、厚朴各 10g，山楂、茯苓各 15g，砂仁 6g，檀香 3g。水煎服。每天 1 剂，分 2 次温服，7 剂为 1 个疗程。用于中虚脏寒型腹痛。

④ 芍草元胡汤：炒白芍 10g，炙甘草 20g，延胡索 15g，川楝子 20g，柴胡 15g，木香 10g。水煎服。每天 1 剂，分 2 次温服，7 剂为 1 个疗程。用于肝郁气滞型腹痛。

(2) 针灸疗法

① 针刺：腹痛取内关、支沟、中脘、关元、天枢、公孙、三阴交、阴谷；腹中切痛取公孙；积痛取气海、中脘、隐白。

② 灸法：脐中痛、大便溏，灸神阙。

(3) 外治法

① 取艾叶适量，用醋炒热，布包敷于神阙及痛处。适用于寒痛、虚实痛。

② 取野菊花茎叶适量、冷饭适量，共捣烂成饼状，外敷于肚脐神阙。适用于热性腹痛。

(4) 中成药疗法　良附丸，每次 6g，每天 3 次；十香丸，每次 1 粒，每天 2 次，用于寒邪内阻型腹痛。枳实导滞丸，每次 9g，每天 3 次，用于湿热壅滞型腹痛。丁蔻附桂理中丸，每次 1 丸，每天 3 次；附桂理中丸，每次 6g，每天 3 次，用于中虚脏寒型腹痛。保济丸，每次 1 瓶，每天 3 次，用于饮食积滞型腹痛。延胡索止痛片，每次 4～6 片，每天 3 次，用于肝郁气滞型腹痛。

(5) 饮食疗法

① 生姜粥：取生姜 15g（打碎），放碗内，加入沸热粥，加盖焖片刻，加盐调味服食。适用于寒邪内阻型腹痛。

② 大黄蜜糖水：取大黄 15g，加沸水 200ml 泡 15 分钟，加蜂蜜适

量，代茶饮用。适用于湿热壅滞型腹痛。

③ 黄芪良姜糯米粥：取黄芪20g、高良姜6g（研末）、糯米100g、红糖适量。将黄芪与糯米煮成熟，再加入高良姜末及红糖煮片刻，趁热服食。适用于中虚脏寒型腹痛。

④ 干姜粥：取干姜3g、高良姜3g、粳米60g。先煎干姜、高良姜，取汁，去渣，再加入粳米，同煮为粥。早、晚各1料。适用于中虚脏寒型腹痛。

十八、泄泻

泄泻是以排便次数增多，粪质稀溏或完谷不化，甚至泻出如水样为主症的病证。古有将大便溏薄而势缓者称为泄，大便清稀如水而势急者称为泻，现临床一般统称泄泻。泄泻不同证型的辨证依据及施治见表2-18。

表 2-18　泄泻不同证型的辨证依据及施治

证型	辨证依据		施治	
	要点	主症	治法	方药
暴泻-寒湿内盛证	泻下清稀，甚如水样	泻下清稀，甚则如水样，脘闷食少，腹痛肠鸣，或兼外感风寒，则恶寒、发热、头痛、肢体酸痛，舌苔白或白腻，脉濡缓	散寒化湿	藿香正气散加减（藿香15g、苍术10g、茯苓10g、半夏9g、陈皮10g、木香10g、厚朴10g、大腹皮10g、紫苏10g、白芷10g、桔梗10g）
暴泻-湿热伤中证	泻下急迫，肛门灼热	腹痛，泻下急迫，或泻而不爽，粪色黄褐、气味臭秽，肛门灼热，烦热口渴，小便短黄，舌质红，苔黄腻，脉滑数或濡数	清热利湿	葛根芩连汤加减（葛根30g、黄芩10g、黄连10g、木香10g、甘草5g、车前草15g、苦参10g）
暴泻-食滞肠胃证	粪便臭如败卵，泻后痛减	腹痛肠鸣，泻下粪便如败卵，泻后痛减，脘腹胀满，嗳腐酸臭，不思饮食致舌苔垢浊或厚腻，脉滑	消食导滞	保和丸加减（神曲10g、山楂20g、莱菔子10g、半夏9g、陈皮10g、茯苓15g、连翘10g、谷芽20g、麦芽20g）

证型	辨证依据		施治	
	要点	主症	治法	方药
久泻-脾胃虚弱证	大便时溏时泻,迁延反复,神疲倦怠	大便时溏时泻,迁延反复,食少,食后脘闷不舒,稍进油腻食物,则大便次数明显增加,面色萎黄,神疲倦怠,舌质淡,苔白,脉细弱	健脾益气,化湿止泻	参苓白术散加减(人参 10g、白术 10g、茯苓 15g、甘草 5g、砂仁 5g、陈皮 10g、桔梗 10g、扁豆 10g、山药 15g、莲子肉 10g、薏苡仁 15g)
久泻-肾阳虚衰证	肠鸣即泻,完谷不化	黎明之前脐腹作痛,肠鸣即泻,完谷不化,腹部喜暖,泻后则安,形寒肢冷,腰膝酸软,舌质淡,苔白,脉沉细	温肾健脾,固涩止泻	四神丸加减(补骨脂 10g、肉豆蔻 10g、吴茱萸 5g、五味子 6g、附子 10g、炮姜 10g)
久泻-肝气乘脾证	嗳气食少,矢气频作	素有胸胁胀闷,嗳气食少,每因抑郁恼怒或情绪紧张之时发生腹痛泄泻,腹中雷鸣,攻窜作痛,矢气频作,舌质淡红,脉弦	抑肝扶脾	痛泻要方加减(白芍 15g、白术 10g、陈皮 10g、防风 10g)

1. 辨证要点

当辨清虚、实、寒、热和证候特点:凡病势急骤,脘腹胀满,腹痛拒按,泻后痛减,小便不利者,多属实证;凡病程较长,腹痛不甚且喜按,小便利,口不渴,多属虚证;粪质清稀如水,腹痛喜温,完谷不化,多属寒湿之证;粪便黄褐、味臭较重,泻下急迫,肛门灼热,多属湿热证;久泻迁延不愈,倦怠乏力,稍有饮食不当,或劳倦过度即复发,多以脾虚为主;泄泻反复不愈,每因情志不遂而复发,多为肝郁克脾之证;五更泄泻,完谷不化,腰酸肢冷,多为肾阳不足之证;泄泻而饮食如常,说明脾胃未败,多为轻证,预后良好;泻而不能食、形体消瘦,或暑湿化火、暴泄无度,或久泄滑脱不禁,均属重证。

2. 鉴别诊断

(1) 泄泻与痢疾 两者均为大便次数增多、粪质稀薄的病证。泄泻以大便次数增加，粪质稀溏，甚则如水样，或完谷不化为主症，大便不带脓血，也无里急后重，或无腹痛；而痢疾以腹痛、里急后重、便下赤白脓血为特征。

(2) 泄泻与霍乱　霍乱是一种上吐下泻并作的病证，发病特点是来势急骤、变化迅速、病情凶险，起病时先突然腹痛，继则吐泻交作，所吐之物均为未消化之食物、气味酸腐热臭，所泻之物多为黄色粪水或泻下如米泔水，常伴恶寒、发热；部分患者在吐泻之后，津液耗伤，迅速消瘦，或发生转筋、腹中绞痛；若吐泻剧烈，可致面色苍白、目眶凹陷、汗出肢冷等津竭阳衰之危候。而泄泻以大便稀溏、次数增多为特征，一般预后良好。

3. 其他治疗方法

(1) 单方验方

① 水泻速效茶：取粳米、绿茶、干姜、食盐各 14g，用开水 250ml 冲煽，待温后取上清液服。每天 3 次。用于寒湿内盛型泄泻。

② 黄柏止泻汤：取黄柏 30g、滑石 30g、甘草 30g、黄连 30g，共研细末。每次服 9g，每天 3 次。用于湿热伤中型泄泻。

③ 消食止泻汤：取鸡内金 10g、焦三仙 10g、薏苡仁 10g、白术 10g、山药 10g、桔梗 9g、茯苓 10g、苍术 10g、厚朴 9g、枳壳 10g、甘草 6g，水煎 2 次，分 2 次服，每天 1 剂。用于食滞肠胃型泄泻。

④ 温中健脾汤：取党参 30g、白术 15g、茯苓 10g、干姜 9g、肉桂 3g（冲服）、泽泻 10g、炙甘草 6g，水煎 2 次，分 2 次服，每天 1 剂。用于脾胃虚弱型泄泻。

⑤ 温肾止泻汤：取党参 30g、白术 10g、茯苓 10g、陈皮 9g、砂仁 3g（后下）、补骨脂 12g、秦艽 12g、萆薢 12g，水煎 2 次，分 2 次服，每天 1 剂。用于肾阳虚衰型泄泻。

(2) 针灸疗法

① 针刺上巨虚、天枢、足三里。适用于急性泄泻。

② 艾灸上脘、天枢、关元、足三里。适用于慢性泄泻。

(3) 中成药疗法　藿香正气丸，每次 1 瓶，每天 3 次，用于寒湿内盛型泄泻。黄连素片，每次 2 片，每天 3 次；穿心莲片，每次 4 片，每天 3 次，用于湿热伤中型泄泻。保济丸，每次 1 瓶，每天 3 次，用于食滞肠胃型泄泻。香砂六君丸，每次 6g，每天 3 次，用于脾胃虚弱型泄泻。

(4) 饮食疗法

① 姜茶饮：取干姜 9g、绿茶 3g，用开水冲泡 15 分钟，代茶频饮。适用于寒湿内盛型泄泻。

② 马齿苋绿豆汤：取马齿苋 60g、绿豆 30g，水煎服。适用于湿热伤中型泄泻。

③ 莱菔陈皮粥：取炒莱菔子（研末）10g、陈皮 6g、粳米 100g，同煮粥服食。适用于食滞肠胃型泄泻。

④ 炒扁豆山药粥：取炒扁豆、淮山药各 30g，粳米 100g，共煮粥服。适用于脾胃虚弱型泄泻。

⑤ 金樱子粥：取金樱子 30g、粳米 60g，共煮粥服食。适用于肾阳虚衰型泄泻。

十九、便秘

便秘是指粪便在肠内滞留过久，秘结不通，排便周期延长；或周期不长，但粪质干结、排出艰难；或粪质不硬，虽有便意，但便而不畅的病证。便秘不同证型的辨证依据及施治见表 2-19。

表 2-19　便秘不同证型的辨证依据及施治

证型	辨证依据		施治	
	要点	主症	治法	方药
实秘-热秘	口干口臭，面红心烦	大便干结，腹胀腹痛，口干口臭，面红心烦，或有身热、小便短赤，舌质红，苔黄燥，脉滑数	泄热导滞，润肠通便	麻子仁丸加减（大黄 12g、枳实 10g、厚朴 15g、麻子仁 20g、杏仁 10g、白蜜 30g、白芍 20g）
实秘-气秘	欲便不得出，肠鸣矢气	大便干结，或不甚干结，欲便不得出，或便而不爽，肠鸣矢气，腹中胀痛，嗳气频作，纳食减少，胸胁痞满，舌苔薄腻，脉弦	顺气导滞	六磨汤加减（木香 10g、乌药 10g、沉香 5g、大黄 10g、槟榔 15g、枳实 15g）

证型	辨证依据		施治	
	要点	主症	治法	方药
实秘-冷秘	腹痛拘急，手足不温	大便艰涩，腹痛拘急，胀满拒按，胁下偏痛，手足不温，呃逆呕吐，舌苔白腻，脉弦紧	温里散寒，通便止痛	温脾汤合半硫丸加减（附子10g、大黄10g、党参15g、干姜5g、甘草5g、当归10g、肉苁蓉20g、乌药10g）
虚秘-气虚秘	排便困难，努挣汗出	大便并不干硬，虽有便意，但排便困难，用力努挣则汗出短气，便后乏力，面白神疲，肢倦懒言，舌质淡苔白，脉弱	益气润肠	黄芪汤加减（黄芪15g、麻子仁20g、白蜜30g、陈皮10g）
虚秘-血虚秘	面色无华，心悸气短	大便干结，面色无华，头晕目眩，心悸气短，健忘，口唇色淡，舌质淡苔白，脉细	养血润燥	润肠丸加减（当归20g、生地黄15g、麻子仁20g、桃仁10g、枳壳15g）
虚秘-阴虚秘	大便干结，状如羊屎，心烦潮热	大便干结、如羊屎状，形体消瘦，头晕耳鸣，两颧红赤，心烦少眠，潮热盗汗，腰膝酸软，舌质红少苔，脉细数	滋阴通便	增液汤加减（玄参12g、麦冬15g、生地黄15g、油当归10g、石斛10g、沙参15g）
虚秘-阳虚秘	小便清长，四肢不温	大便干或不干、排出困难，小便清长，面色㿠白，四肢不温，腹中冷痛，或腰膝酸冷，舌质淡苔白，脉沉迟	温阳通便	济川煎加减（肉苁蓉20g、牛膝20g、附子10g、火麻仁20g、当归15g、升麻10g、泽泻10g、枳壳15g）

1. 辨证要点

便秘的辨证当分清虚实，实者包括热秘、气秘和冷秘，虚者当辨气虚、血虚、阴虚和阳虚的不同。

2. 鉴别诊断

便秘与肠结 两者皆为大便秘结不通。但肠结多为急病，由大肠通降受阻所致，表现为腹部疼痛拒按、大便完全不通，且无矢气和肠鸣音，严重者可吐出粪便；便秘多为慢性久病，由大肠传导失常所致，表现为腹部胀满、大便干结艰行，可有矢气和肠鸣音，或有恶心欲吐，食纳减少。

3. 其他治疗方法

(1) 单方验方

① 大黄6g，麻油20ml。先将大黄研末，与麻油和匀，以温开水冲服。每天1剂。用于热秘。

② 大腹皮12g，青皮、陈皮各6g，生枳壳、乌药、青橘叶、玉竹各9g，生何首乌15g。水煎服。每天1剂，分2次温服，7剂为1个疗程。用于气秘。

③ 双术汤（白术、苍术各30g，枳壳10g，肉苁蓉20g），水煎服。用于气虚秘。

④ 首乌润便散（何首乌、胡桃仁、黑芝麻各60g，共为细末），每次服10g，每天3次。用于血虚秘。

(2) 针灸疗法 针刺大肠俞、天枢、支沟等穴。实秘用泻法；虚秘用补法；冷秘可加艾灸。热秘可加针刺合谷、曲池；气秘加针刺中脘、行间；气血虚弱加针刺脾俞、胃俞；冷秘可加灸神阙、气海。

(3) 中成药疗法 牛黄解毒片，每次4片，每天3次；清泻丸，每次1瓶，每天1~2次，均可用于热秘。麻仁丸，每次1丸，每天2次，用于气秘。补中益气丸，每次9g，每天3次，用于气虚秘。桑椹子膏，每次15g，每天2次；五子润肠丸，每次1丸，每天1次，均可用于血虚秘。

(4) 饮食疗法

① 蜂蜜甘蔗汁：取蜂蜜、甘蔗汁各1杯，拌匀，每天早、晚空腹饮。适用于热秘。

② 黄芪玉竹煲兔肉：取黄芪、玉竹各30g，兔肉适量，加水煮熟，加盐调味服食。适用于气虚秘。

③ 首乌大枣粥：取何首乌 30g、大枣 10 枚、冰糖适量、粳米 60g。先将何首乌水煎取药汁，再与大枣、粳米共煮煮粥，粥成加入冰糖，待冰糖溶化后服食。适用于血虚秘。

④ 芝麻核桃粉：取黑芝麻、核桃仁各等份，炒熟，研成细末，装于瓶内。每天 1 次，每次 30g，加蜂蜜适量，用温水调服。适用于阳虚冷秘。

二十、痢疾

痢疾以大便次数增多、腹痛、里急后重、痢下赤白黏冻为主症，是夏、秋季常见的肠道传染病。本节讨论的内容以西医学中的细菌性痢疾、阿米巴痢疾为主，而临床上溃疡性结肠炎、放射性结肠炎、细菌性食物中毒等出现类似本节所述痢疾的症状者，均可参照辨证处理。痢疾不同证型的辨证依据及施治见表 2-20。

表 2-20　痢疾不同证型的辨证依据及施治

证型	辨证依据		施治	
	要点	主症	治法	方药
湿热痢	里急后重，痢下赤白脓血	腹部疼痛，里急后重，痢下赤白脓血、黏稠如胶冻、腥臭，肛门灼热，小便短赤，舌苔黄腻，脉滑数	清肠化湿，调气和血	芍药汤加减（黄芩 10g、黄连 10g、白芍 12g、当归 10g、甘草 5g、木香 10g、槟榔 10g、大黄 10g、金银花 20g、肉桂 5g）
疫毒痢	大便频频，痢下鲜紫脓血	起病急骤，壮热口渴，头痛烦躁，恶心呕吐，大便频频，痢下鲜紫脓血，腹痛剧烈，后重感特著，甚者神昏惊厥，舌质红绛，舌苔黄燥，脉滑数或微欲绝	清热解毒，凉血除积	白头翁汤合芍药汤加减（白头翁 20g、黄连 10g、黄柏 10g、秦皮 6g、金银花 15g、地榆 15g、牡丹皮 10g、白芍 12g、甘草 5g、木香 10g、槟榔 10g）

证型	辨证依据		施治	
	要点	主症	治法	方药
寒湿痢	痢下赤白黏冻,头身困重	腹痛拘急,痢下赤白黏冻、白多赤少,或为纯白冻,里急后重,口淡乏味,脘胀腹满,头身困重,舌质或淡,舌苔白腻,脉濡缓	温中燥湿,调气和血	不换金正气散加减(藿香15g、苍术10g、半夏9g、厚朴10g、炮姜5g、桂枝10g、陈皮10g、大枣10g、甘草5g、木香10g、枳实10g)
阴虚痢	脓血黏稠,虚坐努责	痢下赤白、日久不愈,脓血黏稠,或下鲜血,脐下灼痛,虚坐努责,食少,心烦口干,至夜转剧,舌质红绛少津,苔腻或花剥,脉细数	养阴和营,清肠化湿	黄连阿胶汤合驻车丸加减(黄连10g、黄芩10g、阿胶10g、白芍12g、甘草5g、当归10g、干姜5g、生地榆15g)
虚寒痢	腹部隐痛、喜按喜温,滑脱不禁,形寒畏冷	腹部隐痛、缠绵不已、喜按喜温,痢下赤白清稀、无腥臭,或为白冻,甚则滑脱不禁,肛门坠胀,便后更甚,形寒畏冷,四肢不温,食少神疲,腰膝酸软,舌质淡苔薄白,脉沉细而弱	温补脾肾,收涩固脱	桃花汤合真人养脏汤(人参15g、白术10g、干姜10g、肉桂6g、粳米30g、炙甘草5g、诃子10g、罂粟壳10g、肉豆蔻6g、赤石脂15g、当归10g、白芍10g、木香10g)
休息痢	下痢时发时止,迁延不愈,倦怠嗜卧	下痢时发时止,迁延不愈,常因饮食不当、受凉、劳累而发,发时大便次数增多,夹有赤白黏冻,腹胀食少,倦怠嗜卧,舌质淡苔腻,脉濡软或虚数	温中清肠,调气化滞	连理汤加减(人参10g、白术10g、干姜10g、茯苓15g、甘草5g、黄连9g、枳实10g、木香10g、槟榔10g)

1. 辨证要点

(1) 辨久暴,察虚实主次 暴痢发病急,病程短,腹痛胀满,痛而拒按,痛时窘迫欲便,便后里急后重暂时减轻者为实;久痢发病慢、时轻时重，病程长，腹痛绵绵，痛而喜按，便后里急后重不减、坠胀甚者，常为虚中夹实。

（2）识寒热偏重　大便排出脓血、色鲜红甚至紫黑、浓厚黏稠腥臭，腹痛，里急后重感明显，口渴喜冷，口臭，小便黄或短赤，舌质红苔黄腻，脉滑数者属热；大便排出赤白清稀、白多赤少、清淡无臭，腹痛喜按，里急后重感不明显，面白肢冷形寒，舌质淡苔白，脉沉细者属寒。

（3）辨伤气、伤血　下痢白多赤少，湿邪伤及气分；赤多白少，或以血为主者，热邪伤及血分。

2. 鉴别诊断

痢疾与泄泻　两者均多发于夏、秋季节，病变部位在胃肠，病因亦有相同之处，症状都有腹痛、大便次数增多。但痢疾大便次数虽多而量少，排赤白脓血便，腹痛伴里急后重感明显；而泄泻大便溏薄，粪便清稀，或如水，或完谷不化，而无赤白脓血便，腹痛多伴肠鸣，少有里急后重感。正如《景岳全书》所说："泻浅而痢深，泻轻而痢重，泻由水谷不分，出于中焦，痢以脂血伤败，病在下焦"。当然，泻、痢两病在一定条件下，又可以相互转化，或先泻后痢，或先痢而后转泻。一般认为，先泻后痢为病情加重，先痢后泻为病情减轻。

3. 其他治疗方法

（1）单方验方

① 止痢汤：穿心莲、鱼腥草各 12g，黄柏 6g。水煎服，每天 1 剂，分 2 次温服，7 剂为 1 个疗程。用于湿热痢。

② 痢疾合剂：白头翁 20g，黄柏 15g，马齿苋 30g，竹茹 15g，地榆 12g，木香 12g（后下），白芍 12g，生石膏 15g，炙甘草 6g。水煎 2 次，分 2 次服，每天 1 剂。用于疫毒痢。

（2）针灸疗法

① 体针：急性痢疾针刺足三里、天枢，强刺激。发热者，加曲池，减天枢；有里急后重者，加阴陵泉或关元。每天针刺 1～3 次。

② 耳针：主穴取大肠、交感、皮质下，备穴取直肠下段、小肠。每次选用 2～4 穴，可针刺单侧或双侧，每天针刺 1 次，也可埋针。

(3) 中成药疗法 黄连素片，每次 3 片，每天 3 次；穿心莲片，每次 4 片，每天 3 次，均可用于湿热痢。清开灵注射液 40ml，加入 5％葡萄糖盐水 500ml，静脉滴注，用于疫毒痢。驻车丸，每次 9g，每天 2 次，用于虚寒痢。乌梅安胃丸，每次 9g，每天 3 次，用于休息痢。

(4) 饮食疗法

① 取蒜适量，与饭食伴吃。

② 取凤尾草 50g，水煎后加入红糖适量，代茶饮。适用于湿热痢。

二十一、胁痛

胁痛是指以一侧或两侧胁肋部疼痛为主要表现的病证，是临床上比较多见的一种自觉症状。胁，指侧胸部，为腋以下至第十二肋骨部的总称。如《医宗金鉴·卷八十九》所言："其两侧自腋而下，至肋骨之尽处，统名曰胁。"胁痛不同证型的辨证依据及施治见表 2-21。

表 2-21　胁痛不同证型的辨证依据及施治

证型	辨证依据		施治	
	要点	主症	治法	方药
肝郁气滞证	胁肋胀痛、走窜不定、嗳气则舒	胁肋胀痛、走窜不定，甚则引及胸背肩臂,疼痛每因情志变化而增减,胸闷腹胀,嗳气频作,得嗳气而胀痛稍舒,纳少口苦,舌苔薄白,脉弦	疏肝理气	柴胡疏肝散加减（柴胡 15g、枳壳 10g、香附 10g、川楝子 10g、白芍 20g、甘草 10g、川芎 10g、郁金 10g）
肝胆湿热证	口苦口黏、身目发黄	胁肋胀痛或灼热疼痛,口苦口黏,胸闷纳呆,恶心呕吐,小便黄赤,大便不爽,或兼有身热恶寒、身目发黄,舌质红苔黄腻,脉弦滑数	清热利湿	龙胆泻肝汤加减（龙胆草 6g、山栀子 10g、黄芩 10g、川楝子 10g、枳壳 10g、延胡索 15g、泽泻 15g、车前子 20g）

证型	辨证依据		施治	
	要点	主症	治法	方药
瘀血阻络证	痛有定处,刺痛拒按	胁肋刺痛,痛有定处,痛处拒按,入夜痛甚,胁肋下或见有癥块,舌质紫暗,脉象沉涩	祛瘀通络	血府逐瘀汤或复元活血汤加减(当归10g、川芎10g、桃仁6g、红花10g、柴胡12g、枳壳10g、制香附10g、川楝子10g、广郁金10g、五灵脂10g、延胡索15g、三七粉5g)
肝络失养证	胁肋隐痛悠悠,烦热,头晕	胁肋隐痛、悠悠不休、遇劳加重,口干咽燥,心中烦热,头晕目眩,舌质红少苔,脉细弦而数	养阴柔肝	一贯煎加减(生地黄15g、枸杞子10g、黄精10g、沙参10g、麦冬10g、当归10g、白芍15g、炙甘草5g、川楝子10g、延胡索15g)

1. 辨证要点

(1) 辨在气在血 大抵胀痛多属气郁,且疼痛游走不定、时轻时重,症状轻重与情绪变化有关;刺痛多属血瘀,且痛处固定不移,疼痛持续不已,局部拒按,入夜尤甚。

(2) 辨属虚属实 实证之中以气滞、血瘀、湿热为主,多病程短、来势急,症见疼痛较重而拒按,脉实有力;虚证多为阴血不足、脉络失养,症见其痛隐隐、绵绵不休,且病程长、来势缓,并伴见全身阴血亏耗之证。

2. 鉴别诊断

胁痛与悬饮 悬饮亦可见胁肋疼痛,但其表现为饮留胁下,胸胁胀痛,持续不已,伴见咳嗽、咳痰,咳嗽、呼吸时疼痛加重,常喜向病侧睡卧,患侧肋间饱满,叩呈浊音,或兼见发热,一般不难鉴别。

3. 其他治疗方法

(1) 单方验方

① 橘叶饮：橘叶、柴胡、延胡索、川楝子、白芍、鸡内金各15g，川芎10g，郁金30g。水煎服，每天1剂，分2次温服，7剂为1个疗程。用于肝郁气滞型胁痛。

② 加味失笑散：五灵脂、蒲黄、郁金、三棱、当归尾各10g，枳壳12g，鸡内金9g，金钱草、绵茵陈各15g。水煎服，每天1剂，分2次温服，7剂为1个疗程。用于瘀血阻络型胁痛。

③ 虎忍雪合剂：虎杖、忍冬藤、六月雪、绵茵陈、生地黄各15g，半枝莲30g，白茅根、板蓝根各30g。水煎服，每天1剂，分2次温服，7剂为1个疗程。用于肝胆湿热型胁痛。

④ 养肝汤：生地黄、枸杞子、当归、沙参各12g，白芍15g，山茱萸、川楝子、炒谷芽、炒麦芽、麦冬各10g。水煎服，每天1剂，分2次温服，7剂为1个疗程。用于肝络失养型胁痛。

(2) 针灸疗法

① 体针：实证取期门、支沟、阳陵泉、足三里、太冲，用泻法；虚证取肝俞、肾俞、期门、行间、足三里、三阴交，用平补平泻手法。

② 皮肤针：用皮肤针叩打胸胁痛处，加拔火罐。

③ 耳针：取患侧肝、胆、神门、胸等穴，实证用强刺激，虚证用轻刺激。留针30分钟，或埋皮内针。

(3) 外治法

① 取葱白20g、莱菔子15g，共捣烂后加热，外敷贴于痛处。

② 取香附30g、盐适量，混合后捣烂，外敷贴于痛处。

(4) 中成药疗法　金佛止痛丸，每次1瓶，每天2~3次；舒肝丸，每次1粒，每天2次，均可用于肝郁气滞型胁痛。云南白药，每次1g，每天3次；三七片，每次4片，每天3次，均可用于瘀血阻络型胁痛。龙胆泻肝丸，每次9g，每天3次，用于肝胆湿热型胁痛。

(5) 饮食疗法

① 郁金三七花煲猪瘦肉：取三七花15g，郁金10g，猪瘦肉100g，共煲汤，加盐调味，吃肉饮汤。适用于瘀血阻络型胁痛。

② 沙参玉竹煲老鸭：取北沙参、玉竹各30g，老鸭半只，加水煲

至烂熟,加盐调味服食。适用于肝络失养型胁痛。

③馨花茶:取素馨花10g、冰糖适量,用开水泡服。适用于肝郁气滞型胁痛。

二十二、黄疸

黄疸是以目黄、身黄、小便黄为主症的一种病证,其中目睛黄染尤为本病的重要特征。黄疸常与胁痛、臌胀等证相见,应与之互参。黄疸不同证型的辨证依据及施治见表2-22。

表2-22 黄疸不同证型的辨证依据及施治

证型	辨证依据		施治	
	要点	主症	治法	方药
阳黄-热重于湿证	黄色鲜明,发热口渴	身目俱黄,黄色鲜明,发热口渴,或见心中懊侬,腹部胀闷,口干而苦,恶心呕吐,小便短少黄赤,大便秘结,舌苔黄腻,脉弦数	清热通腑,利湿退黄	茵陈蒿汤加减(茵陈30g、栀子10g、大黄10g、黄柏10g、连翘15g、垂盆草10g、蒲公英30g、茯苓15g、滑石20g、车前草15g)
阳黄-湿重于热证	头重身困,胸脘痞满,便溏	身目俱黄,黄色不及前者鲜明,头重身困,胸脘痞满,食欲减退,恶心呕吐,腹胀或大便溏垢,舌苔厚腻微黄,脉濡数或濡缓	利湿化浊运脾,佐以清热	茵陈五苓散合甘露消毒丹加减(藿香10g、白蔻仁6g、陈皮10g、茵陈30g、车前子15g、茯苓15g、薏苡仁30g、黄芩10g、连翘10g)
阳黄-胆腑郁热证	寒热往来,胁部胀闷疼痛	身目发黄,黄色鲜明,上腹、右胁胀闷疼痛,牵引肩背,身热不退,或寒热往来,口苦咽干,呕吐呃逆,尿黄赤,大便秘,舌质红苔黄,脉弦滑数	疏肝泄热,利胆退黄	大柴胡汤加减(柴胡15g、黄芩10g、半夏9g、大黄10g、枳实10g、郁金10g、佛手10g、茵陈20g、山栀子10g、白芍15g、甘草5g)

证型	辨证依据		施治	
	要点	主症	治法	方药
阳黄-疫毒炽盛证（急黄）	发病急骤，黄色如金，高热口渴	发病急骤，黄疸迅速加深，其色如金，皮肤瘙痒，高热口渴，胁痛腹满，神昏谵语，烦躁抽搐，或见衄血、便血，或肌肤瘀斑，舌质红绛，苔黄而燥，脉弦滑或数	清热解毒，凉血开窍	千金犀角散加味[犀角（可用水牛角代）30g、黄连 10g、栀子 10g、大黄 10g、板蓝根 15g、生地黄 10g、玄参 10g、牡丹皮 15g、茵陈 30g、土茯苓 30g]
阴黄-寒湿阻遏证	黄色晦暗，神疲畏寒	身目俱黄，黄色晦暗或如烟熏，脘腹痞胀，纳谷减少，大便不实，神疲畏寒，口淡不渴，舌质淡苔腻，脉濡缓或沉迟	温中化湿，健脾和胃	茵陈术附汤加减（附子 10g、白术 10g、干姜 6g、茵陈 20g、茯苓 10g、泽泻 10g、猪苓 15g）
阴黄-脾虚湿滞证	淡黄，肢软乏力，便溏	面目及肌肤淡黄，甚则晦暗不泽，肢软乏力，心悸气短，大便溏薄，舌质淡苔薄，脉濡细	健脾养血，利湿退黄	黄芪建中汤加减（黄芪 20g、桂枝 10g、生姜 3 片、白术 10g、当归 10g、白芍 10g、甘草 5g、大枣 10g、茵陈 20g、茯苓 15g）
黄疸消退后的调治-湿热留恋证	脘痞腹胀，胁肋隐痛	脘痞腹胀，胁肋隐痛，饮食减少，口中干苦，小便黄赤，苔腻，脉濡数	清热利湿	茵陈四苓散加减（茵陈 20g、黄芩 10g、黄柏 10g、茯苓 15g、泽泻 10g、车前草 15g、苍术 10g、紫苏梗 10g、陈皮 10g）
黄疸消退后的调治-肝脾不调证	肢倦乏力，胁肋隐痛	脘腹痞闷，肢倦乏力，胁肋隐痛不适，饮食欠香，大便不调，舌苔薄白，脉来细弦	调和肝脾，理气助运	柴胡疏肝散或归芍六君子汤加减（当归 10g、白芍 10g、柴胡 15g、枳壳 10g、香附 10g、郁金 10g、党参 15g、白术 10g、茯苓 15g、山药 20g、陈皮 10g、山楂 20g、麦芽 20g）

证型	辨证依据		施治	
	要点	主症	治法	方药
黄疸消退后的调治-气滞血瘀证	胁下结块,疼痛不适	胁下结块,隐痛、刺痛不适,胸胁胀闷,面颈部见有赤丝红纹,舌有紫斑或紫点,脉涩	疏肝理气,活血化瘀	逍遥散合鳖甲煎丸(柴胡 15g、枳壳 10g、香附 10g、当归 10g、赤芍 10g、丹参 15g、桃仁 6g、莪术 6g)

1. 辨证要点

黄疸的辨证,应以阴阳为纲,阳黄以湿热疫毒为主,其中有热重于湿、湿重于热、胆腑郁热与疫毒炽盛的不同;阴黄以脾虚寒湿为主,注意有无血瘀。临证应根据黄疸的色泽,结合病史、症状,区别阳黄与阴黄。

2. 鉴别诊断

(1) 黄疸与萎黄 黄疸发病与感受外邪、饮食劳倦或病后有关,其病机为湿滞脾胃、肝胆失疏、胆汁外溢,其主症为身黄、目黄、小便黄;萎黄之病因与饥饱劳倦、食滞虫积或病后失血有关,其病机为脾胃虚弱、气血不足、肌肤失养,其主症为肌肤萎黄不泽,目睛及小便不黄,常伴头昏倦怠、心悸少寐、纳少便溏等症状。

(2) 阳黄与阴黄 临证应根据黄疸的色泽,并结合症状、病史予以鉴别。阳黄黄色鲜明,发病急,病程短,常伴身热、口干苦、舌苔黄腻、脉弦数;急黄为阳黄之重症,病情急骤,疸色如金,兼见神昏、发斑、出血等危象;阴黄黄色晦暗,病程长,病势缓,常伴纳少、乏力、舌质淡、脉沉迟或细缓。

3. 其他治疗方法

(1) 单方验方

① 肝四方:茯苓 15g,白术 12g,泽泻 15g,郁金 12g,山楂 18g,丹参 15g,白茅根、绵茵陈、鸡骨草、虎杖各 30g。水煎服,1 天 1

剂。用于湿重于热型阳黄。

②退黄方：赤芍 30～60g，大黄 10～30g，绵茵陈、板蓝根各 30g，泽兰、车前子各 15g，郁金 12g。水煎服，1 天 1 剂。用于热重于湿型阳黄。

③退黄下急汤：茵陈 60g，栀子 10g，大黄 30g，郁金 15g，连翘 15g，枳壳 15g，金银花 30g，蒲公英 30g，金钱草 30g，薏苡仁 30g，黄芩 10g，黄柏 10g，牡丹皮 10g，青黛 3g（冲服）。水煎 2 次，分 2 次服，每天 2 剂。用于急黄。

④阴黄方：绵茵陈、党参、黄芪各 30g，冬瓜皮、木通各 15g，茯苓、当归各 12g，熟附子、鸡内金、枸杞子、干姜、白术、泽泻各 10g，石菖蒲 6g。水煎服，每天 1 剂，分 2 次温服，7 剂为 1 个疗程。用于阴黄。

(2) 针灸疗法　针刺章门、太冲、脾俞、肝俞、劳宫、脊中等穴。若嗜卧、四肢倦怠者，可灸手三里。

(3) 外治法

①取甜瓜蒂 10g，研末搐鼻，每天数次，黄水流尽则愈。

②取茵陈 1 把、生姜 1 块，捣烂，擦于胸前、四肢。

(4) 中成药疗法　清开灵注射液 40ml，加入 10％葡萄糖液 500ml 中，静脉滴注，每天 1 次；大黄蟅虫丸，每次 2 丸，每天 2 次，用于急黄。鳖甲煎丸，每次 6g，每日 3 次，用于阴黄。

(5) 饮食疗法

①鸡骨草煲大枣：取鸡骨草 60g，大枣 8 枚，水煎代茶饮。适用于阳黄、急黄。

②溪黄草煲猪肝：取溪黄草 60g、猪肝 50g，水煎服。适用于阳黄、急黄。

③丹参灵芝煲田鸡：取丹参 30g、灵芝 15g、田鸡（青蛙）250g。将田鸡去皮、洗净，与丹参、灵芝同煲汤，加盐调味，饮汤食肉。适用于阴黄。

二十三、积聚

积聚是腹内结块，或痛或胀的病证。分别言之，积属有形，结块固定不移，痛有定处，病在血分，是为脏病；聚属无形，包块聚散无常，痛无定处，病在气分，是为腑病。因积与聚关系密切，故两者往往一并论述。积聚不同证型的辨证依据及施治见表 2-23。

表 2-23　积聚不同证型的辨证依据及施治

证型	辨证依据		施治	
	要点	主症	治法	方药
聚证-肝气郁结证	结块柔软、时聚时散，窜痛	腹中结块柔软、时聚时散，攻窜胀痛，脘胁胀闷不适，苔薄，脉弦，等	疏肝解郁，行气散结	逍遥散、木香顺气散加减（柴胡 12g、当归 10g、白芍 12g、甘草 5g、生姜 3 片、薄荷 10g、香附 10g、青皮 10g、枳壳 10g、郁金 10g、乌药 10g）
聚证-食滞痰阻证	有条索状物，便秘	腹胀或痛，腹部时有条索状物聚起，按之胀痛更甚，便秘，纳呆，舌苔腻，脉弦滑，等	理气化痰，导滞散结	六磨汤为主方（大黄 10g、槟榔 15g、枳实 10g、沉香 5g、木香 10g、乌药 10g）
积证-气滞血阻证	积块质软、固定不移	腹部积块质软不坚、固定不移，胀痛不适，舌苔薄，脉弦	理气消积，活血散瘀	柴胡疏肝散合失笑散加减（柴胡 15g、青皮 10g、川楝子 10g、丹参 20g、延胡索 15g、蒲黄 10g、五灵脂 10g）
积证-瘀血内结证	积块质地较硬、固定不移，面色黧黑	腹部积块明显、质地较硬、固定不移，隐痛或刺痛，形体消瘦，纳谷减少，面色晦暗黧黑，面颈胸臂或有血痣赤缕，女子可见月事不下，舌质紫或有瘀斑瘀点，脉细涩，等	祛瘀软坚，佐以扶正健脾	膈下逐瘀汤合六君子汤加减（当归 15g、川芎 10g、桃仁 6g、三棱 6g、莪术 6g、石见穿 15g、香附 10g、乌药 10g、陈皮 10g、人参 10g、白术 10g、黄精 10g、甘草 5g）

证型	辨证依据		施治	
	要点	主症	治法	方药
积证-正虚瘀结证	久病体弱,积块坚硬	久病体弱,积块坚硬,隐痛或剧痛,饮食大减,肌肉瘦削,神倦乏力,面色萎黄或黧黑,甚则面肢浮肿,舌质淡紫,或光剥无苔,脉细数或弦细	补益气血,活血化瘀	八珍汤合化积丸加减(人参 15g、白术 10g、茯苓 15g、甘草 5g、当归 10g、白芍 10g、地黄 10g、川芎 10g、三棱 6g、莪术 6g、瓦楞子 15g、五灵脂 10g、香附 10g、槟榔 10g)

1. 辨证要点

积聚的辨证必须根据病史长短、邪正盛衰以及伴随症状,辨其虚实之主次。聚证多实证。积证初起,正气未虚,以邪实为主;中期,积块较硬,正气渐伤,邪实正虚;后期日久,瘀结不去,则以正虚为主。

2. 鉴别诊断

(1) 积聚与痞满 痞满是指脘腹部痞塞胀满,是自觉症状,而无块状物可扪及;积聚则是腹内结块,或痛或胀,不仅有自觉症状,而且有结块可扪及。

(2) 癥积与瘕聚 癥就是积,癥积指腹内结块有形可征、固定不移,痛有定处,病属血分,多为脏病,形成的时间较长,病情一般较重;瘕即是聚,瘕聚是指腹内结块聚散无常,痛无定处,病在气分,多为腑病,病史较短,病情一般较轻。

3. 其他治疗方法

(1) 单方验方

① 醋炒三棱、莪术、黑丑、白丑、槟榔、茵陈各 15g,研细末,醋糊为丸。每次服 5g,每天 2 次。用于腹中积块。

② 藤梨根、生薏苡仁、连苗荸荠各 30g;或龙葵、黄毛耳草各

15g，白花蛇舌草、蜀羊泉各 30g；或藤梨根、水杨梅根、虎杖根各 30g。均水煎服，每天 1 剂，分 2 次温服，7 剂为 1 个疗程。用于脘腹积块（胃癌）。

③ 三棱、莪术各 15g；或三白草 60g，大蓟、地骨皮各 30g；或半边莲、半枝莲、黄毛耳草、薏苡仁各 30g，天胡荽 60g。均水煎服，每天 1 剂，分 2 次温服，7 剂为 1 个疗程。可用于右上腹积块（肝癌）。

④ 苦参 9g，生、熟薏苡仁各 74g，煅牡蛎、土茯苓各 24g，紫参、生地黄、地榆各 12g；或白花蛇舌草、菝葜各 60g，垂盆草、土茯苓各 30g；或蒲公英、半枝莲各 24g，白花蛇舌草、忍冬藤、野菊花根各 30g，露蜂房 9g，蜈蚣 2 条。均水煎服，每天 1 剂，分 2 次温服，7 剂为 1 个疗程。可用于下腹之积块（肠癌）。

(2) 外治法

① 水红花膏：用水红花或子，每一碗以水三碗，用桑柴文武火熬成膏，量痞之大小，用纸摊贴，以无方为度。

② 贴痞琥珀膏：取大黄、朴硝各 50g，研为末，以大蒜同捣膏贴之。

二十四、臌胀

臌胀是指腹部胀大如鼓的一类病证，临床以腹大胀满、绷急如鼓、皮色苍黄、脉络显露为特征，故名臌胀。根据本病的临床表现，类似西医学所指的肝硬化腹水，符合臌胀特点者，亦可参照本节内容辨证论治。臌胀不同证型的辨证依据及施治见表 2-24。

表 2-24　臌胀不同证型的辨证依据及施治

证型	辨证依据		施治	
	要点	主症	治法	方药
气滞湿阻证	胁腹胀满，得嗳气、矢气稍减	腹胀、按之不坚，胁下胀满或疼痛，饮食减少，食后胀甚，得嗳气、矢气稍减，小便短少，舌苔薄白腻，脉弦	疏肝理气，运脾利湿	柴胡疏肝散合胃苓汤加减（柴胡 12g，香附 10g，郁金 10g、青皮 10g、川芎 10g、白芍 15g、苍术 10g、厚朴 15g、陈皮 10g、茯苓 15g、猪苓 10g）

证型	辨证依据		施治	
	要点	主症	治法	方药
水湿困脾证	颜面微浮,下肢浮肿,痞胀	腹大胀满、按之如囊裹水,甚则颜面微浮、下肢浮肿,脘腹痞胀、得热则舒,精神困倦,怯寒懒动,小便少,大便溏,舌苔白腻,脉缓	温中健脾,行气利水	实脾饮加减(白术10g、苍术10g、附子10g、干姜6g、厚朴10g、木香10g、草果6g、陈皮10g、连皮茯苓15g、泽泻10g)
水热蕴结证	脘腹胀急,烦热口苦	腹大坚满,脘腹胀急,烦热口苦,渴不欲饮,或有面、目、皮肤发黄,小便赤涩,大便秘结或溏垢,舌边尖红,苔黄腻或兼灰黑,脉象弦数	清热利湿,攻下逐水	中满分消丸合茵陈蒿汤加减(茵陈20g、金钱草15g、山栀子10g、黄柏10g、苍术10g、厚朴10g、砂仁5g、大黄10g、猪苓15g、泽泻10g、车前子15g、滑石20g)
瘀结水留证	脘腹青筋显露,面色晦暗黧黑	脘腹坚满,青筋显露,胁下癥结痛如针刺,面色晦暗黧黑,或见赤丝血缕、面、颈、胸、臂出现血痣或蟹爪纹,口干不欲饮水,或见大便色黑,舌质紫暗或有紫斑,脉细涩	活血化瘀,行气利水	调营饮加减(当归10g、赤芍10g、桃仁6g、三棱6g、莪术6g、鳖甲30g、大腹皮15g、马鞭草15g、益母草15g、泽兰10g、泽泻10g、赤茯苓15g)
阳虚水盛证	脘闷纳呆,神倦怯寒,肤冷浮肿	腹大胀满,形似蛙腹,朝宽暮急,面色苍黄或㿠白,脘闷纳呆,神倦怯寒,肤冷浮肿,小便短少不利,舌体胖、质紫,苔淡白,脉沉细无力	温补脾肾,化气利水	附子理苓汤或济生肾丸加减(附子10g、干姜6g、人参10g、白术10g、鹿角片10g、胡芦巴10g、茯苓15g、泽泻10g、车前子15g)
阴虚水停证	腹部青筋暴露,面色晦滞,口燥	腹大胀满,或见青筋暴露,面色晦滞,唇紫,口干而燥,心烦失眠,时或鼻衄、牙龈出血,小便短少,舌质红绛少津,苔少或光剥,脉弦细数	滋肾柔肝,养阴利水	六味地黄丸合一贯煎加减(北沙参15g、麦冬10g、生地黄10g、山萸肉10g、枸杞子10g、褚实子10g、猪苓10g、茯苓15g、泽泻10g、玉米须30g)

1. 辨证要点

本病多属本虚标实之证。临床首先应辨其虚实标本的主次，标实者当辨气滞、血瘀、水湿的偏盛，本虚者当辨阴虚与阳虚的不同。

2. 鉴别诊断

(1) 臌胀与水肿 臌胀主要为肝、脾、肾受损，气、血、水互结于腹中，以腹部胀大为主，四肢肿不甚明显，晚期方伴肢体浮肿，每兼见面色青晦、面颈部有血痣赤缕、胁下癥积坚硬、腹皮青筋显露等；水肿主要为肺、脾、肾功能失调，水湿泛溢肌肤，其浮肿多从眼睑开始，继则延及头面及肢体，或下肢先肿，后及全身，每见面色㿠白、腰酸倦怠等，水肿较甚者亦可伴见腹水。

(2) 气臌、水臌与血臌 腹部膨隆，嗳气或矢气则舒，腹部按之空空然、叩之如鼓，是为"气鼓"，多属肝郁气滞；腹部胀满膨大，或状如蛙腹，按之如囊裹水，常伴下肢浮肿，是为"水鼓"，多属阳气不振、水湿内停；脘腹坚满，青筋显露，腹内积块痛如针刺，面颈部赤丝血缕，是为"血鼓"，多属肝脾血瘀水停。临床上气、血、水三者常相兼为患，但各有侧重，掌握上述特点，有助于辨证。

3. 其他治疗方法

(1) 单方验方

① 消臌散：西洋参、三七各 30g，鸡内金 60g，共研为细末。每次 30g，每天 1 次，开水送服。用于气滞湿阻型臌胀。

② 臌胀方：防己 20g，椒目 5g，葶苈子 10g，大黄 6g，茯苓 12g，猪苓 10g，泽泻 15g，厚朴 12g，蟋蟀 7 只（焙，研细末冲服），甘遂末 0.5g（冲服）。水煎服，每天 2 剂。用于水湿困脾型臌胀。

③ 消水汤：玉米须 60g，赤小豆 30g，冬瓜子 15g。水煎服，每天 1 剂，分 2 次温服，7 剂为 1 个疗程。用于水热蕴结型臌胀。

④ 化瘀合剂：当归 30g，鳖甲 20g，吴茱萸 15g，炒大黄 10g，桃仁 10g，赤芍 10g，槟榔 30g，郁金 10g，青皮 10g，大戟 15g，莪术 20g，三棱 20g，广木香 8g，商陆 15g，党参 30g，甘遂 10g，芫花 10g，丹参 30g，大腹皮 30g，麦芽 50g。将上药共研成细末，每次吞服 2g，每天 2 次，3 天后增加药量。用于瘀结水留型臌胀。

（2）饮食疗法

① 赤小豆茅根煲猪瘦肉：取赤小豆 250g、白茅根 30g、猪瘦肉适量，共煲至豆熟，饮汤食肉。具有利水消胀的作用。

② 玉米须煲龟：取玉米须 60g、龟 1 只（去内脏洗净），加适量清水煲至烂，调味饮汤食肉。适用于阴虚水停型臌胀。

③ 丹参煲田鸡：取丹参 30g、田鸡（青蛙）250g。将田鸡去内脏、洗净，与丹参加适量水共煲熟，用白糖调味，饮汤食田鸡。适用于各类型臌胀。

（3）中成药疗法 鳖甲煎丸，口服，每次 1 丸，每天 2 次，用于气滞湿阻型臌胀；大黄䗪虫丸，每次 6g，每天 3 次，用于瘀结水留型臌胀；化癥回生丹，口服，每次 1 丸，每天 2 次，用于阴虚水停型臌胀；济生肾气丸，口服，每次 9g，每天 3 次，用于阳虚水盛型臌胀。

二十五、头痛

头痛是临床常见的自觉症状，可单独出现，亦见于多种疾病的过程中。本节所讨论的头痛，是指因外感六淫、内伤杂病而引起的、以头痛为主要表现的一类病证。若头痛属某一疾病过程中所出现的兼症，不属本节讨论范围。头痛不同证型的辨证依据及施治见表 2-25。

表 2-25　头痛不同证型的辨证依据及施治

证型	辨证依据		施治	
	要点	主症	治法	方药
外感头痛-风寒头痛	头痛连及项背，伴恶风	头痛连及项背，常有拘急收紧感，或伴恶风畏寒，遇风尤剧，口不渴，苔薄白，脉浮紧	疏散风寒止痛	川芎茶调散加减（川芎 10g、白芷 10g、藁本 10g、羌活 10g、细辛 3g、荆芥 15g、防风 10g）
外感头痛-风热头痛	头胀如裂，发热，目赤	头痛而胀，甚则头胀如裂，发热或恶风，面红目赤，口渴喜饮，大便不畅，或便秘、溲赤，舌尖红，苔薄黄，脉浮数	疏风清热和络	芎芷石膏汤加减（菊花 10g、桑叶 10g、薄荷 10g、蔓荆子 10g、川芎 15g、白芷 10g、羌活 10g、生石膏 30g）

证型	辨证依据		施治	
	要点	主症	治法	方药
外感头痛-风湿头痛	头痛如裹，肢体困重	头痛如裹，肢体困重，胸闷纳呆，大便或溏，苔白腻，脉濡	祛风胜湿通窍	羌活胜湿汤加减（羌活10g、独活10g、藁本10g、白芷10g、防风10g、细辛3g、蔓荆子10g、川芎15g）
内伤头痛-肝阳头痛	头昏胀痛、两侧为重，易怒，口苦面红	头昏胀痛、两侧为重，心烦易怒，夜寐不宁，口苦面红，或兼胁痛，舌质红苔黄，脉弦数	平肝潜阳息风	天麻钩藤饮加减（天麻10g、钩藤10g、石决明20g、山栀子10g、黄芩10g、牡丹皮10g、桑寄生10g、杜仲10g、牛膝10g、益母草15g、白芍10g、夜交藤15g）
内伤头痛-血虚头痛	头痛隐隐，心悸，神疲	头痛隐隐，时时昏晕，心悸失眠，面色少华，神疲乏力，遇劳加重，舌质淡，苔薄白，脉细弱	养血滋阴，和络止痛	加味四物汤加减（当归10g、生地黄10g、白芍10g、何首乌15g、川芎15g、菊花10g、蔓荆子10g、五味子6g、远志10g、酸枣仁15g）
内伤头痛-痰浊头痛	头痛昏蒙，痞满纳呆	头痛昏蒙，胸脘满闷，纳呆呕恶，舌苔白腻，脉滑或弦滑	健脾燥湿，化痰降逆	半夏白术天麻汤加减（半夏9g、陈皮10g、白术10g、茯苓15g、天麻10g、白蒺藜15g、蔓荆子10g）
内伤头痛-肾虚头痛	头部空痛，腰膝酸软，眩晕	头痛且空，眩晕耳鸣，腰膝酸软，神疲乏力，滑精带下，舌质红少苔，脉细无力	养阴补肾，填精生髓	大补元煎加减（熟地黄15g、枸杞子10g、女贞子10g、杜仲10g、川续断10g、龟甲30g、山茱萸10g、山药15g、人参10g、当归10g、白芍10g）

证型	辨证依据		施治	
	要点	主症	治法	方药
内伤头痛-瘀血头痛	痛处固定，痛如锥刺	头痛经久不愈，痛处固定不移，痛如锥刺，或有头部外伤史，舌质紫暗或有瘀斑、瘀点，苔薄白，脉细或细涩	活血化瘀，通窍止痛	通窍活血汤加减（川芎 10g、赤芍10g、桃仁 6g、益母草 15g、当归 10g、白芷 10g、细辛 3g）

1. 辨证要点

应详问病史，注意辨察头痛之久暂，疼痛的特点、部位、影响因素等，以利于准确辨证。

(1) 辨外感头痛与内伤头痛 外感头痛因外邪致病，属实证，起病较急，一般疼痛较剧，多表现为掣痛、跳痛、灼痛、胀痛、重痛，痛无休止；内伤头痛以虚证或虚实夹杂证为多见，如起病缓慢，疼痛较轻，表现为隐痛、空痛、昏痛，痛势悠悠，遇劳加重，时作时止，多属虚证；如因肝阳、痰浊、瘀血所致者属实，表现为头昏胀痛，或昏蒙重痛，或刺痛钝痛，痛点固定，常伴有肝阳、痰浊、瘀血的相应证候。

(2) 辨头痛之相关经络脏腑 头为诸阳之会，手足三阳经均循头面，厥阴经亦会于巅顶，由于受邪之脏腑经络不同，头痛之部位亦不同：大抵太阳头痛，在头后部，下连于项；阳明头痛，在前额部及眉棱骨等处；少阳头痛，在头之两侧，并连及于耳；厥阴头痛则在巅顶部位，或连目系。

2. 鉴别诊断

(1) 头痛与眩晕 头痛与眩晕可单独出现，也可同时出现。二者对比，头痛之病因有外感与内伤两方面；眩晕则以内伤为主。临床表现，头痛以疼痛为主，实证较多；而眩晕则以昏眩为主，虚证较多。

(2) 真头痛与一般头痛 真头痛为头痛的一种特殊重症，其特点为起病急骤，多表现为突发的剧烈头痛，持续不解，阵发加重，手足逆冷至肘膝，甚至呕吐如喷、肢厥、抽搐，本病凶险，应与一般头痛区别。

3. 其他治疗方法

(1) 单方验方

① 白芷止痛汤：羌活 9g，白芷 10g，川芎 10g，法半夏 10g，黄芩 10g，柴胡 6g，吴茱萸 6g，珍珠母 24g，葛根 24g，白芍 15g，细辛 3g，甘草 3g。水煎 2 次，分 2 次服，每天 1 剂。用于风寒头痛。

② 平肝清脑汤：生白芍 20g，生龙骨、牡蛎各 30g（先煎），珍珠母 30g（先煎），白蒺藜 12g，钩藤 12g（后下），川芎 10g，白菊花 10g，生地黄 15g，川楝子 12g，枸杞子 15g，麦芽 20g。水煎 2 次，分 2 次服，每天 1 剂。用于肝阳头痛。

③ 补血活血汤：当归 12g，白芍 12g，赤芍 18g，黄芪 18g，川芎 10g，熟地黄 20g，红花 10g，细辛 5g，丹参 20g，三七末 3g（冲服）。水煎 2 次，分 2 次服，每天 1 剂。用于血虚头痛。

④ 头痛神效丹：川芎 15～20g，白芍 10～20g，当归、生地黄、桃仁、红花、防风、羌活、白芷各 10g，独活 6g，鸡血藤 30g。水煎 2 次，分 2 次服，每天 1 剂。用于瘀血头痛。

(2) 针灸疗法

外感头痛，可按头痛部位取穴。①前额痛，近取印堂、攒竹，远取合谷、内庭；②侧头痛，近取太阳、悬颅，远取外关、足临泣；③后头痛，近取天柱，远取后溪、申脉；④头顶痛，近取百会，远取太冲、内关、涌泉。

内伤头痛，也应分别不同情况取穴。①肝阳头痛，取风池、百会、太阳、太冲；②气血不足头痛，取百会、气海、肝俞、脾俞、肾俞、合谷、足三里。

一般外感头痛、肝阳头痛针刺用泻法；气血不足头痛用补法，并可加灸。

(3) 饮食疗法

① 夏枯草煲猪瘦肉：取夏枯草 20g、猪瘦肉适量，一起煲汤，去渣饮汤食肉。主治肝阳头痛。

② 川芎白芷炖鱼头：取川芎 6g、白芷 9g、鳙鱼头 1 个，放炖盅内，加水适量，隔水炖熟，饮汤食鱼头。主治血虚、瘀血之头痛。

③ 当归生姜炖羊肉：取当归 30g、生姜 15g、羊肉 250g，放炖盅

内，加水适量，隔水炖熟服食。主治血虚头痛。

（4）中成药疗法 川芎茶调散，冲服，每次 6g，每天 3 次，用于风寒头痛。清眩丸，口服，每次 2 粒，每天 2 次，用于风热头痛。天麻片，口服，每次 4 片，每天 3 次，用于肝阳头痛。杞菊地黄丸，每次 9g，每天 3 次；巴戟补肾丸，每次 1 丸，每天 2 次。均可用于肾虚头痛。当归养血丸，口服，每次 9g，每天 3 次，用于血虚头痛。复方天麻片，每次 4 片，每天 3 次，用于痰浊头痛。

二十六、眩晕

眩是指眼花或眼前发黑，晕是指头晕甚或感觉自身或外界景物旋转，二者常同时并见故统称为"眩晕"。轻者闭目即止；重者如坐车船，旋转不定，不能站立，或伴有恶心、呕吐、汗出，甚则昏倒等症状。眩晕不同证型的辨证依据及施治见表 2-26。

表 2-26　眩晕不同证型的辨证依据及施治

证型	辨证依据		施治	
	要点	主症	治法	方药
肝阳上亢证	头目胀痛，口苦，急躁易怒	眩晕，耳鸣，头目胀痛，口苦，失眠多梦，遇烦劳郁怒而加重，甚则昏仆，颜面潮红，急躁易怒，肢麻震颤，舌质红苔黄，脉弦或数	平肝潜阳，清火息风	天麻钩藤饮加减（天麻 10g、石决明 15g、钩藤 15g、牛膝 10g、杜仲 10g、桑寄生 10g、黄芩 10g、山栀子 10g、菊花 10g、白芍 10g）
气血亏虚证	神疲乏力，倦怠懒言	眩晕动则加剧，劳累即发，面色㿠白，神疲乏力，倦怠懒言，唇甲不华，发色不泽，心悸少寐，纳少腹胀，舌质淡苔薄白，脉细弱	补益气血，调养心脾	归脾汤加减（党参 15g、白术 10g、黄芪 15g、当归 10g、熟地黄 10g、龙眼肉 10g、大枣 10g、茯苓 15g、炒扁豆 10g、远志 10g、酸枣仁 15g）

证型	辨证依据		施治	
	要点	主症	治法	方药
肾精不足证	腰酸膝软,多梦健忘,形寒肢冷	眩晕日久不愈,精神萎靡,腰酸膝软,少寐多梦,健忘,两目干涩,视力减退;或遗精滑泄,耳鸣齿摇;或颧红咽干,五心烦热,舌质红少苔,脉细数;或面色㿠白,形寒肢冷,舌质淡嫩,苔白,脉弱尺甚	滋养肝肾,益精填髓	左归丸加减(熟地黄15g、山茱萸10g、山药15g、龟甲20g、鹿角胶10g、紫河车10g、杜仲10g、枸杞子15g、菟丝子10g、牛膝10g)
痰湿中阻证	头重昏蒙,呕吐痰涎	眩晕,头重昏蒙,或伴视物旋转,胸闷恶心,呕吐痰涎,食少多寐,舌苔白腻,脉濡滑	化痰祛湿,健脾和胃	半夏白术天麻汤加减(半夏9g、陈皮10g、白术10g、薏苡仁15g、茯苓15g、天麻10g)
瘀血阻窍证	耳鸣耳聋,面唇紫暗	眩晕,头痛,兼见健忘,失眠,心悸,精神不振,耳鸣耳聋,面唇紫暗,舌质暗有瘀斑,脉涩或细涩	祛瘀生新,活血通窍	通窍活血汤加减(川芎10g、赤芍10g、桃仁6g、红花10g、白芷10g、石菖蒲10g、老葱3根、当归10g、地龙10g、全蝎3g)

1. 辨证要点

(1) 辨相关脏腑 眩晕病在清窍,但与肝、脾、肾三脏功能失调密切相关。肝阳上亢之眩晕兼见头胀痛、面色潮红、急躁易怒、口苦脉弦等症状;脾胃虚弱、气血不足之眩晕,兼有纳呆、乏力、面色㿠白等症状;脾失健运、痰湿中阻之眩晕,兼见纳呆呕恶、头痛、苔腻诸症;肾精不足之眩晕,多兼有腰酸腿软、耳鸣如蝉等症。

(2) 辨标本虚实 凡病程较长,反复发作,遇劳即发,伴两目干涩、腰膝酸软,或面色㿠白、神疲乏力、脉细或弱者,多属虚证,由精血不足或气血亏虚所致;凡病程短,或突然发作,眩晕重,视物旋转,伴呕恶痰涎、头痛、面赤、形体壮实者,多属实证。其中,痰湿所致者，症见头重昏蒙、胸闷呕恶、苔腻脉滑；瘀血所致者，症见头昏头痛、痛点固定、唇舌紫暗、舌有瘀斑；肝阳风火所致者，症见眩晕、面赤、烦躁、口苦、肢麻震颤，甚则昏仆，脉弦有力。

2. 鉴别诊断

(1) 眩晕与中风　中风以卒然昏仆、不省人事、口舌㖞斜、半身不遂、失语，或不经昏仆，仅以㖞僻不遂为特征；中风昏仆与眩晕之甚者相似，眩晕之甚者亦可昏仆，但无半身不遂及不省人事、口舌㖞斜诸症。也有部分中风患者，以眩晕、头痛为其先兆表现，故临证当注意中风与眩晕的区别与联系。

(2) 眩晕与厥证　厥证以突然昏仆、不省人事、四肢厥冷为特征，发作后可在短时间内苏醒，严重者可一厥不复而死亡；眩晕严重者也有欲仆或晕旋仆倒的表现，但眩晕患者无昏迷、不省人事的表现。

3. 其他治疗方法

(1) 单方验方

① 清肝汤：葛根、钩藤、白薇、黄芩、茺蔚子、白蒺藜、桑寄生、牛膝、泽泻、川芎、野菊花各 12g，磁石 30g。水煎服，每天 1 剂，分 2 次温服，7 剂为 1 个疗程。用于肝阳上亢之眩晕。

② 眩晕汤：当归、山药各 20g，五味子 10g，酸枣仁 12g，龙眼肉 15g。水煎服，每天 1 剂，分 2 次温服，7 剂为 1 个疗程。用于气血亏虚之眩晕。

③ 滋肾治眩汤：山茱萸、山药各 15g，茯苓、泽泻、牡丹皮、五味子各 10g，熟地黄、磁石各 20g。水煎服，每天 1 剂，分 2 次温服，7 剂为 1 个疗程。用于肾精不足之眩晕。

(2) 针灸疗法

① 体针：肝阳眩晕急性发作可针刺太冲，用泻法。气血虚眩晕，可选脾俞、肾俞、关元、足三里等穴，用补法或灸之。肝阳上亢眩晕，可选用风池、行间、侠溪等穴，用泻法。兼肝肾阴亏者，加刺肝俞、肾俞，用补法。痰浊中阻者，可选内关、丰隆、解溪等穴，用泻法。各种虚证眩晕急性发作均可艾灸百会。

② 耳针：选用肾、神门、枕、内耳、皮质下。每次取 2~3 穴，中、

强刺激，留针 30 分钟，间歇捻针。每天 1 次，5～7 天为 1 个疗程。

③ 头针：选双侧晕听区，每天 1 次，5～10 天为 1 个疗程。

(3) 饮食疗法

① 天麻炖猪脑：取天麻 10g、猪脑 1 个，洗净，同放炖盅内，加水适量，隔水炖熟服食。用于肝阳上亢之眩晕。

② 五月艾煮鸡蛋：取五月艾（生用）45g、黑豆 30g、鸡蛋 2 个，加水共煲熟服食。用于气血亏虚之眩晕。

③ 羊头黄芪汤：取羊头 1 个（包括羊脑）、黄芪 20g，水煎服食。用于肾精不足之眩晕。

(4) 中成药疗法 血平片，口服，每次 3 片，每天 3 次，用于肝阳上亢之眩晕；人参养荣丸，口服，每次 1 丸，每天 2 次，用于气血亏虚之眩晕；滋阴补肾丸，口服，每次 1 丸，每天 2 次，用于肾精不足之眩晕；陈夏六君子丸，口服，每次 9g，每天 3 次，用于痰湿中阻之眩晕；正天丸，口服，每次 1 包，每天 2 次，用于瘀血阻窍之眩晕。

二十七、中风

中风是以卒然昏仆、不省人事、半身不遂、口眼㖞斜、语言不利为主症的病证。病轻者可无昏仆而仅见半身不遂及口眼㖞斜等症状。根据中风的临床表现特征，西医学中的急性脑血管疾病与之相近，包括缺血性卒中和出血性卒中，如短暂性脑缺血发作、局限性脑梗死、原发性脑出血和蛛网膜下腔出血等，均可参照本节进行辨证论治。中风不同证型的辨证依据及施治见表 2-27。

表 2-27　中风不同证型的辨证依据及施治

证型	辨证依据		施治	
	要点	主症	治法	方药
中经络-风痰入络证	手足麻木，语言不利，口眼㖞斜	肌肤不仁，手足麻木，突然发生口眼㖞斜、语言不利、口角流涎、舌强语謇，甚则半身不遂，或兼见手足拘挛、关节酸痛等症，舌苔薄白，脉浮数	祛风化痰通络	真方白丸子加减（半夏 9g、南星 6g、白附子 6g、天麻 10g、全蝎 3g、当归 10g、白芍 10g、鸡血藤 30g、豨莶草 30g）

证型	辨证依据		施治	
	要点	主症	治法	方药
中经络-风阳上扰证	耳鸣目眩,口眼㖞斜,语謇	平素头晕头痛、耳鸣目眩,突然发生口眼㖞斜、舌强语謇,或手足重滞,甚则半身不遂等症,舌质红苔黄,脉弦	平肝潜阳,活血通络	天麻钩藤饮加减（天麻10g、钩藤15g、珍珠母30g、石决明20g、桑叶10g、菊花10g、黄芩10g、山栀子10g、牛膝20g）
中经络-阴虚风动证	平素耳鸣,腰酸手指䐃动	平素头晕耳鸣、腰酸,突然发生口眼㖞斜、言语不利,手指䐃动,甚或半身不遂,舌质红,苔腻,脉弦细数	滋阴潜阳,息风通络	镇肝熄风汤加减（白芍15g、天冬15g、玄参10g、枸杞子10g、龙骨30g、牡蛎30g、龟甲20g、代赭石15g、牛膝15g、当归10g、天麻10g、钩藤15g）
中脏腑-闭证-痰热腑实证	神识欠清或昏糊,腹胀,便秘	素有头痛眩晕、心烦易怒,突然发病,半身不遂,口舌㖞斜,舌强语謇或不语,神识欠清或昏糊,肢体强急,痰多面黏,伴腹胀、便秘,舌质暗红或有瘀点瘀斑,苔黄腻,脉弦滑或弦涩	通腑泄热,息风化痰	桃仁承气汤加减（桃仁6g、大黄10g、芒硝10g、枳实10g、陈胆南星6g、黄芩10g、全瓜蒌15g、桃仁6g、赤芍10g、牡丹皮10g、牛膝10g）
中脏腑-闭证-痰火瘀闭证	面赤身热,躁扰不宁	除上述闭证的症状外,还有面赤身热、气粗口臭、躁扰不宁,苔黄腻,脉弦滑而数	息风清火,豁痰开窍	羚羊钩藤汤加减（羚羊角3g、钩藤15g、珍珠母30g、石决明20g、胆南星6g、竹沥30ml、半夏9g、天竺黄10g、黄连9g、石菖蒲10g、郁金10g）

证型	辨证依据		施治	
	要点	主症	治法	方药
中脏腑-闭证-痰浊瘀闭证	四肢不温,痰涎壅盛	除上述闭证的症状外,还有面白唇暗、静卧不烦、四肢不温、痰涎壅盛,苔白腻,脉沉滑缓	化痰息风,宣郁开窍	涤痰汤加减(半夏9g、茯苓15g、橘红10g、竹茹15g、郁金10g、石菖蒲10g、胆南星6g、天麻10g、钩藤15g、僵蚕10g)
中脏腑-脱证阴竭阳亡证	目合口张,手撒肢冷	突然昏仆,不省人事,目合口张,鼻鼾息微,手撒肢冷,汗多,二便自遗,肢体软瘫,舌痿,脉细弱或脉微欲绝	回阳救阴,益气固脱	参附汤合生脉散加味(人参10g、附子10g、麦冬15g、五味子6g、山茱萸10g)
恢复期-风痰瘀阻证	半身不遂,肢体麻木	口眼㖞斜,舌强语謇或失语,半身不遂,肢体麻木,苔滑腻,舌质暗紫,脉弦滑	搜风化痰,行瘀通络	解语丹加减(天麻10g、胆南星6g、天竺黄10g、半夏9g、陈皮10g、地龙10g、僵蚕10g、全蝎3g、远志10g、石菖蒲10g、豨莶草15g、桑枝10g、鸡血藤30g、丹参15g、红花10g)
恢复期-气虚络瘀证	肢体偏枯,肢软无力	肢体偏枯不用,肢软无力,面色萎黄,舌质淡紫或有瘀斑,苔薄白,脉细涩或细弱	益气养血,化瘀通络	补阳还五汤加减(黄芪15g、桃仁6g、红花10g、赤芍10g、当归尾10g、川芎10g、地龙10g、牛膝15g)
恢复期-肝肾亏虚证	半身不遂,肌肉萎缩	半身不遂,患肢僵硬,拘挛变形,舌强不语,或偏瘫,肢体肌肉萎缩,舌质红脉细;或舌质淡红,脉沉细	滋养肝肾	左归丸合地黄饮子加减(干地黄15g、何首乌15g、枸杞子10g、山茱萸10g、麦冬10g、石斛10g、当归10g、鸡血藤30g)

1. 辨证要点

(1) 辨中经络、中脏腑 中经络者虽有半身不遂、口眼㖞斜、语言不利，但意识清楚；中脏腑则昏不知人，或神识昏糊、迷蒙，伴见肢体不用。

(2) 中脏腑辨闭证与脱证 闭证属实，因邪气内闭清窍所致，症见神志昏迷、牙关紧闭、口噤不开、两手握固、肢体强痉等；脱证属虚，乃为五脏真阳散脱、阴阳即将离诀之候，临床可见神志昏愦无知、目合口开、四肢松懈瘫软、手撒肢冷汗多、二便自遗、鼻息低微等。此外，还有阴竭阳亡之分，并可相互关联。闭证常见于骤起，脱证则由闭证恶变转化而成。并可见内闭外脱之候。

(3) 闭证当辨阳闭和阴闭 阳闭有瘀热痰火之象，如身热面赤、气粗鼻鼾、痰声如拽锯、便秘溲黄、舌质绛干、舌苔黄腻，甚则舌体卷缩，脉弦滑而数；阴闭有寒湿痰浊之征，如面白唇紫、痰涎壅盛、四肢不温、舌苔白腻、脉沉滑等。

(4) 辨病期 根据病程长短，分为三期：急性期为发病后2周以内；中脏腑可至1个月；恢复期指发病2周后或1个月至半年内；后遗症期指发病半年以上。

2. 鉴别诊断

(1) 中风与口僻 口僻俗称"吊线风"，主要症状是口眼㖞斜，但常伴耳后疼痛、口角流涎、言语不清，而无半身不遂或神志障碍等表现，多由正气不足、风邪入脉络、气血瘀阻所致，不同年龄均可罹患。

(2) 中风与厥证 厥证也有突然昏仆、不省人事之表现。一般而言，厥证神昏时间短暂，发作时常伴有四肢逆冷，移时多可自行苏醒，醒后无半身不遂、口眼㖞斜、言语不利等表现。

(3) 中风与痉证 痉证以四肢抽搐、项背强直，甚至角弓反张为主症，发病时也可伴有神昏，需与中风闭证相鉴别。但痉证之神昏多出现在抽搐之后，而中风患者多在起病时即有神昏，而后可以出现抽搐；痉证抽搐时间长，中风抽搐时间短；痉证患者无半身不遂、口眼㖞斜等症状。

(4) 中风与痿证 痿证可以有肢体瘫痪、活动无力等类似中风之表现；中风后半身不遂日久不能恢复者，亦可见肌肉瘦削、筋脉弛缓，两者应予以区别。但痿证一般起病缓慢，以双下肢瘫痪或四肢瘫痪，或肌肉萎缩、筋惕肉瞤为多见；而中风的肢体瘫痪多起病急骤，且以偏瘫不遂为主。痿证起病时无神昏，中风则常有不同程度的神昏。

（5）中风与痫证 痫证发作时起病急骤，突然昏仆倒地，与中风相似。但痫证为阵发性神志异常的疾病，猝发仆时常口中作声，如猪羊啼叫，四肢频抽而口吐白沫；中风则仆地无声，一般无四肢抽搐及口吐涎沫的表现。痫证之神昏多为时短暂，移时可自行苏醒，醒后一如常人，但可再发；中风患者昏仆倒地，其神昏症状严重，持续时间长，难以自行苏醒，需及时治疗方可逐渐清醒。中风多伴有半身不遂、口眼㖞斜等症，亦与痫证不同。

3. 其他治疗方法

（1）单方验方

① 老姜韭根治疗中风。老生姜 1500g，红糖 250g，白酒 500g，韭菜根适量。将老生姜、韭菜根切碎，纳入锅内，炒至冒青烟为止，加入白酒，加盖片刻，取出去火气。睡时敷于患处，一夜去之。适用于中风口眼㖞斜、四肢抽搐，产后风瘫。

② 水蛭 15g，蜈蚣 3 条，僵蚕 12g，全蝎 6g，丹参 24g，川芎 10g，山药 15g，甘草 10g。每天 1 剂，水煎，分 2 次口服，10 剂为 1 个疗程。功效：活血化瘀，补益肝肾。主治脑血栓形成。

（2）针灸疗法

① 主穴分两组，甲组取内关、水沟、极泉、委中、三阴交、尺泽；乙组取肩髃、曲池、外关、合谷、环跳、阳陵泉、足三里、太冲、悬钟。配穴分两组：甲组，吞咽困难加风池、翳风，手指屈曲不能加合谷，失语加金津、玉液；乙组，肢瘫加肩贞、后溪、风市、秩边、昆仑、丰隆，面瘫加颊车、地仓，失语加哑门、廉泉。操作：每次取一组，主、配穴对应选用。内关，直刺 1～1.5 寸，用提插捻转手法（泻法）1 分钟；水沟，向鼻中隔下斜刺 0.5 寸，用雀啄法（泻法），以流泪或眼球湿润为度；三阴交，与皮肤呈 45°进针 1～1.5 寸，采用提插补法，以患者下肢抽动为度；极泉，宜直刺 1～1.5 寸，用提插泻法，以肢体连续抽动 3 次为度；尺泽、委中，针法与极泉相

同；风池、翳风，用快速捻转手法运针半分钟；合谷，用提插泻法；金津、玉液，以三棱针点刺。第二组穴，针刺得气后，持续捻转提插2分钟，留针15~20分钟，每5分钟运针1次；亦可接通电针仪，以断续波，强度以患者肢体抽动并感舒适为度。每天1次，10~15次为1个疗程。

② 三根艾条灸百会1小时，1天1次，连续1周。凡有中风先兆者，依此进行，立见奇效。

(3) 刮痧疗法 头颈部，全息穴区——血管舒缩区、额中带、额旁1带（右侧）、额顶带后三分之一、顶颞前斜带（对侧）；督脉——百会至风府；胆经——双侧风池至肩井。背部，督脉——大椎、神道至至阳；膀胱经——双侧风门至心俞。胸腹部，任脉——膻中至鸠尾。上肢，心包经——双侧曲泽至内关。下肢，肝经——双侧太冲；膀胱经——双侧京骨；胃经——双侧丰隆。

二十八、瘿病

瘿病是以颈前喉结两旁结块肿大为主要临床特征的一类疾病。古籍中有称瘿、瘿气、瘿瘤、瘿囊、影袋等名者。现代医学的以甲状腺肿大为主要临床表现的疾病可参照本节辨证论治，如单纯性甲状腺肿、甲状腺功能亢进症、甲状腺炎、甲状腺腺瘤、甲状腺癌等。瘿病不同证型的辨证依据及施治见表2-28。

表2-28　瘿病不同证型的辨证依据及施治

证型	辨证依据		施治	
	要点	主症	治法	方药
气郁痰阻证	颈部觉胀，喜太息	颈前喉结两旁结块肿大、质软不痛，颈部觉胀，胸闷，喜太息，或兼胸胁窜痛，病情常随情志波动，苔薄白，脉弦	理气舒郁，化痰消瘿	四海舒郁丸（昆布30g、海带30g、海藻20g、海螵蛸15g、海蛤壳15g、浙贝母15g、郁金10g、青木香10g、青陈皮10g）

证型	辨证依据		施治	
	要点	主症	治法	方药
痰结血瘀证	结节较硬，经久未消	颈前喉结两旁结块肿大、按之较硬或有结节、肿块经久未消、胸闷、纳差、舌质暗或紫、苔薄白或白腻、脉弦或涩	理气活血，化痰消瘿	海藻玉壶汤（海藻30g、昆布30g、海带20g、青皮10g、陈皮10g、半夏9g、胆南星6g、浙贝母15g、连翘10g、甘草5g、当归10g、赤芍10g、川芎10g、丹参15g）
肝火旺盛证	烦热，眼突，易出汗，急躁易怒	颈前喉结两旁轻度或中度肿大、一般柔软光滑、烦热、容易出汗、性情急躁易怒、眼球突出、手指颤抖、面部烘热、口苦、舌质红、苔薄黄、脉弦数	清肝泻火，消瘿散结	栀子清肝汤合消瘰丸加减（柴胡10g、栀子10g、牡丹皮10g、当归10g、白芍10g、牛蒡子10g、生牡蛎30g、浙贝母20g、玄参15g）
心肝阴虚证	心悸不宁，心烦少寐	颈前喉结两旁结块或大或小、质软、病起较缓、心悸不宁、心烦少寐、易出汗、手指颤动、眼干、目眩、倦怠乏力、舌质红、苔少或无苔、舌体颤动、脉弦细数	滋阴降火，宁心柔肝	天王补心丹或一贯煎加减（生地黄15g、北沙参15g、玄参10g、麦冬10g、天冬10g、人参10g、茯苓15g、当归10g、枸杞子10g、丹参15g、酸枣仁15g、柏子仁10g、五味子6g、远志10g、川楝子10g）

1. 辨证要点

本病的辨证需辨明在气在血、火旺与阴伤的不同及病情的轻重。

(1) 辨在气与在血 颈前肿块光滑、柔软，属气郁痰阻，病在气分；病久肿块质地较硬，甚则质地坚硬，表面高低不平，属痰结血瘀，病在血分。

(2) 辨火旺与阴伤 本病常表现为肝火旺盛及阴虚火旺之证。如兼见烦热、易汗、性情急躁易怒、眼球突出、手指颤抖、面部烘热、口苦、舌质红苔黄、脉数者,为火旺;如见心悸不宁、心烦少寐、易出汗、手指颤动、两目干涩、头晕目眩、倦怠乏力、舌质红、脉弦细数者,为阴虚。

2. 鉴别诊断

(1) 瘿病与瘰疬 瘿病与瘰疬均可在颈项部出现肿块,但二者的具体部位及肿块的性状不同。瘿病肿块在颈部正前方,肿块一般较大;瘰疬的病变部位在颈项的两侧或颌下,肿块一般较小,每个约黄豆大,个数多少不等。

(2) 瘿病与消渴 瘿病中的阴虚火旺证型,应注意与消渴病鉴别。消渴病以多饮、多食、多尿为主要临床表现,三消的症状常同时并见,尿中常有甜味,而颈部无瘿肿;瘿病中的阴虚火旺证虽有多食易饮,但无多饮、多尿等症,而以颈前有瘿肿为主要特征,并伴有烦热心悸、急躁易怒、眼突、脉数等症。

(3) 瘿囊与瘿瘤 瘿囊颈前肿块较大,两侧比较对称,肿块光滑、柔软,主要病机为气郁痰阻,若日久兼瘀血内停者,局部可出现结节;瘿瘤表现为颈前肿块偏于一侧,或一侧较大,或两侧均大,瘿肿大小如桃核、质较硬,病情严重者,肿块迅速增大、质地坚硬、表面高低不平,主要病机为气滞、痰结、血瘀。

3. 其他治疗方法

(1) 单方验方

① 金夏消瘿汤:金樱子、夏枯草各 30g,青皮、半夏、茯苓、郁金、广木香、山慈菇、三棱、莪术各 10g,海藻、海蛤壳、生牡蛎、浙贝母各 15g。水煎服,每天 1 服,早、晚分 2 次服。用于气郁痰阻型瘿病。

② 抑亢丸:羚羊角 2g(先煎),生地黄 15g,白芍 15g,黄药子 15g,天竺黄 20g,白蒺藜 25g,沉香 15g,香附 10g,紫贝齿 25g,莲子心 15g,珍珠母 50g。共煎,1 天 1 剂,分 2~3 次温服。用于肝火旺盛型瘿病。

(2) 针灸疗法

① 针刺夹脊穴(颈 3~颈 5)、合谷、天突、曲池、风池,每次 2~3 穴,轮换配用,用泻法。适用于瘿病之气郁痰阻证。

② 取天鼎、扶突、丰隆、足三里，针法及适应证同上。

③ 取夹脊穴（颈 3～颈 5）、间使、三阴交为主穴，适当配合阴郄、复溜、太冲、内关、合谷、攒竹等穴，轮换配用。适于有心肝阴虚证候的瘿病患者。

④ 针刺间使、内关、神门、三阴交、太溪、照海、复溜。间使、内关、神门用泻法，三阴交、太溪、照海、复溜用补法。留针 30 分钟。适用于有心肝阴虚证候的瘿病患者。

（3）饮食疗法

① 取海带 50g，豆腐 250g，煮汤服用，每天 1 次。

② 用紫菜 25g、虾米 10g，煮汤，加调料食之。

③ 取海蜇皮（头）250g，醋适量，加佐料拌而食之。

（4）外治法

① 取五倍子适量，置砂锅内炒黄、研末，每晚睡前用醋调后敷患处，次晨洗去，连用 7 天。

② 用鲜铁脚威灵仙（全棵）捣烂，敷患处，每天 1 次。

③ 取樱桃核适量，用醋研磨，取汁搽患处。

二十九、水肿

水肿是体内水液潴留，泛滥肌肤，表现以头面、眼睑、四肢、腹背甚至全身浮肿为特征的一类病证。水肿不同证型的辨证依据及施治见表 2-29。

表 2-29　水肿不同证型的辨证依据及施治

证型	辨证依据		施治	
	要点	主症	治法	方药
阳水-风水相搏证	浮肿来势迅速，恶寒、发热，肢节酸楚	眼睑浮肿，继则四肢及全身皆肿，来势迅速，多有恶寒、发热、肢节酸楚、小便不利等症。偏于风热者，伴咽喉红肿疼痛，舌质红，脉滑数；偏于风寒者，兼恶寒、咳喘，舌苔薄白，脉浮滑或浮紧	疏风清热，宣肺行水	越婢加术汤加减（麻黄 9g、杏仁 10g、防风 10g、浮萍 10g、白术 10g、茯苓 30g、泽泻 15g、车前子 15g、石膏 15g、桑白皮 10g、黄芩 10g）

证型	辨证依据		施治	
	要点	主症	治法	方药
阳水-湿毒侵淫证	身发疮痍,甚则溃烂	眼睑浮肿,延及全身,皮肤光亮,尿少色赤,身发疮痍,甚则溃烂,恶风发热,舌质红,苔薄黄,脉浮数或滑数	宣肺解毒,利湿消肿	麻黄连翘赤小豆汤合五味消毒饮加减(麻黄 6g、杏仁 10g、桑白皮 10g、赤小豆 30g、金银花 15g、野菊花 10g、蒲公英 30g、紫花地丁 15g、紫背天葵 10g)
阳水-水湿浸渍证	水肿、按之没指,身体困重,胸闷,纳呆	全身浮肿、下肢明显、按之没指,小便短少,身体困重,胸闷,纳呆,泛恶,苔白腻,脉沉缓。起病缓慢,病程较长	运脾化湿,通阳利水	五皮饮合胃苓汤加减(桑白皮 10g、陈皮 10g、大腹皮 10g、茯苓皮 20g、生姜皮 10g、苍术 10g、厚朴 15g、陈皮 10g、草果 6g、桂枝 10g、白术 10g、茯苓 15g、猪苓 12g、泽泻 10g)
阳水-湿热壅盛证	皮肤绷急光亮,胸闷,烦热,苔黄腻	遍体浮肿,皮肤绷急光亮,胸脘痞闷,烦热口渴,小便短赤,或大便干结,舌质红,苔黄腻,脉沉数或濡数	分利湿热	疏凿饮子加减(羌活 6g、秦艽 10g、防风 10g、大腹皮 15g、茯苓皮 30g、生姜皮 10g、猪苓 10g、茯苓 15g、泽泻 10g、木通 6g、椒目 6g、赤小豆 30g、黄柏 10g、商陆 6g、槟榔 10g、生大黄 10g)
阴水-脾阳虚衰证	腰以下为甚,脘腹胀闷,纳减便溏	身肿日久、腰以下为甚,按之凹陷不易恢复,脘腹胀闷,纳减便溏,面色不华,神疲乏力,四肢倦怠,小便短少,舌质淡,苔白腻或白滑,脉沉缓或沉弱	健脾温阳利水	实脾饮加减(干姜 6g、附子 10g、草果仁 6g、桂枝 10g、白术 10g、茯苓 20g、炙甘草 5g、生姜 3 片、大枣 10g、茯苓 30g、泽泻 10g、车前子 15g、木瓜 10g、木香 10g、厚朴 10g、大腹皮 15g)

证型	辨证依据		施治	
	要点	主症	治法	方药
阴水-肾阳衰微证	腰以下为甚,腰酸冷痛,四肢厥冷	水肿反复消长不已,面浮身肿、腰以下甚,按之凹陷不起,尿量减少或反多,腰酸冷痛,四肢厥冷,怯寒神疲,面色㿠白,甚者心悸胸闷,喘促难卧,腹大胀满,舌质淡胖,苔白,脉沉细或沉迟无力	温肾助阳,化气行水	济生肾气丸合真武汤加减（附子10g、肉桂 6g、巴戟肉10g、淫羊藿 10g、白术 10g、茯苓 15g、泽泻 10g、车前子15g、牛膝 10g）
阴水-瘀水互结证	肿势轻重不一,皮肤瘀斑,腰部刺痛	水肿延久不退,肿势轻重不一,四肢或全身浮肿、以下肢为主,皮肤瘀斑,腰部刺痛,或伴血尿,舌质紫暗,苔白,脉沉细涩	活血祛瘀,化气行水	桃红四物汤合五苓散（当归 10g、赤芍 10g、川芎 10g、丹参15g、益母草 30g、红花 10g、凌霄花10g、路路通 10g、桃仁 6g、桂枝 10g、附子 10g、茯苓 30g、泽泻 10g、车前子 10g）

1. 辨证要点

水肿病证首先须辨阳水、阴水,区分其病理属性。阳水属实,由风、湿、热、毒诸邪导致水气的潴留;阴水多属本虚标实,因脾肾虚弱,而致气不化水,久则可见瘀阻水停。其次应辨病变之脏腑,在肺、脾、肾、心之差异。最后对于虚实夹杂,多脏共病者,应仔细辨清本虚标实之主次。

2. 鉴别诊断

(1) 水肿与臌胀 二病均可见肢体浮肿、腹部膨隆。臌胀的主症是单腹胀大,面色苍黄,腹壁青筋暴露,四肢多不肿、反见瘦削,后期或可伴见轻度肢体浮肿;而水肿则头面或下肢先肿,继及全身,面色㿠白，腹壁亦无青筋暴露。臌胀是由于肝、脾、肾功能失调，导致气滞、血瘀、水湿聚于腹中；水肿乃肺、脾、肾三脏气化失调，而导致水液泛滥肌肤。

(2) 水肿阳水和阴水　水肿可分为阳水与阴水。阳水病因多为风邪、疮毒、水湿，发病较急，每成于数日之间，肿多由面目开始，自上而下，继及全身，肿处皮肤绷急光亮、按之凹陷即起，兼有寒热等表证，属表、属实，一般病程较短，《金匮要略》之风水、皮水多属此类；阴水病因多为饮食劳倦、先天或后天因素所致的脏腑亏损，发病缓慢，肿多由足踝开始，自下而上，继及全身，肿处皮肤松弛、按之凹陷不易恢复，甚则按之如泥，属里、属虚或虚实夹杂，病程较长，《金匮要略》之正水、石水多属此类。

3. 其他治疗方法

(1) 中成药疗法

① 济生肾气丸：每次 9g，每天 3 次。用于肾阳衰微型水肿。

② 健脾丸：每次 12g，每天 3 次。用于脾阳虚衰型水肿。

(2) 饮食疗法

① 赤小豆 30g，玉米须 12g，水煎服，每天 1 剂，分 2 次服，功能利水退肿。

② 冬瓜皮 15g，车前草 15g，水煎服，每天 1 剂，分 2 次服，适用于各种水肿。

三十、淋证

淋证是指以小便频数短涩、淋漓刺痛，小腹拘急引痛为主症的病证。根据本病的临床表现，类似于西医学所指的急、慢性尿路感染，泌尿道结核，尿路结石，急、慢性前列腺炎，化学性膀胱炎，乳糜尿以及尿道综合征等病，凡具有淋证特征者，均可参照本节内容辨证论治。淋证不同证型的辨证依据及施治见表 2-30。

表 2-30　淋证不同证型的辨证依据及施治

| 证型 | 辨证依据 | | 施治 | |
	要点	主症	治法	方药
热淋	小便频数短涩、灼热刺痛	小便频数短涩、灼热刺痛，溺色黄赤，少腹拘急胀痛，或有寒热、口苦、呕恶，或有腰痛拒按，或有大便秘结，苔黄腻，脉滑数	清热利湿通淋	八正散加减（瞿麦10g、萹蓄15g、车前子15g、滑石20g、大黄10g、黄柏10g、蒲公英15g、紫花地丁10g）
石淋	排尿涩痛，或排尿时突然中断	尿中夹砂石，排尿涩痛，或排尿时突然中断，尿道窘迫疼痛，少腹拘急，往往突发，一侧腰腹绞痛难忍，甚则牵及外阴，尿中带血，舌质红，苔薄黄，脉弦或带数。若病久砂石不去，可伴见面色少华，精神萎顿，少气乏力，舌质淡边有齿印，脉细而弱；或腰腹隐痛，手足心热，舌质红少苔，脉细带数	清热利湿，排石通淋	石韦散加减（瞿麦10g、萹蓄15g、通草6g、滑石20g、金钱草15g、海金沙15g、鸡内金10g、石韦20g、穿山甲10g、虎杖10g、王不留行20g、牛膝10g、青皮10g、乌药10g、沉香3g）
血淋	尿色深红，或夹血块	小便热涩刺痛，尿色深红，或夹有血块，疼痛满急加剧，或见心烦，舌尖红，苔黄，脉滑数	清热通淋，凉血止血	小蓟饮子加减（小蓟15g、生地黄10g、白茅根30g、墨旱莲15g、木通6g、生甘草梢10g、山栀子10g、滑石20g、当归10g、蒲黄10g、土大黄10g、三七5g、马鞭草15g）
气淋	多为郁怒之后起病	郁怒之后，小便涩滞、淋漓不宣，少腹胀满疼痛，苔薄白，脉弦	理气疏导，通淋利尿	沉香散加减（沉香3g、青皮10g、乌药10g、香附10g、石韦15g、滑石20g、冬葵子10g、车前子15g）

证型	辨证依据		施治	
	要点	主症	治法	方药
膏淋	小便浑浊、乳白或如米泔水	小便浑浊、乳白或如米泔水、上有浮油、置之沉淀，或伴有絮状凝块物，或混有血液、血块，尿道热涩疼痛，尿时阻塞不畅，口干，苔黄腻，舌质红，脉濡数	清热利湿，分清泄浊	程氏萆薢分清饮加减（萆薢20g、石菖蒲10g、黄柏10g、车前子15g、石韦15g、莲子心10g、连翘心10g、牡丹皮10g、灯心草6g）
劳淋	小便淋漓、时作时止、遇劳即发，病程缠绵	小便不甚赤涩、溺痛不甚，但淋漓不已、时作时止，遇劳即发，腰膝酸软，神疲乏力，病程缠绵，舌质淡，脉细弱	补脾益肾	无比山药丸加减（党参15g、黄芪15g、淮山药30g、莲子肉10g、茯苓10g、薏苡仁15g、泽泻10g、扁豆衣10g、山茱萸10g、菟丝子15g、芡实10g、金樱子15g、煅牡蛎30g）

1. 辨证要点

淋证有六淋之分，证情有虚有实，且多虚实夹杂，各种淋证又常易转化，临床辨证首先应别六淋之类别。其次须辨证候之虚实；虚实夹杂者，须分清标本虚实之主次、证情之缓急。最后须辨明各淋证的转化与兼夹。

2. 鉴别诊断

(1) 淋证与癃闭 二者都有小便量少、排尿困难之症状。但淋证尿频而尿痛，且每天排尿总量多为正常；癃闭则无尿痛，每天排尿量少于正常，严重时甚至无尿。诚如《医学心悟·小便不通》所说："癃闭与淋证不同，淋则便数而茎痛，癃闭则小便点滴而难出。"但癃闭复感湿热，常可并发淋证；而淋证日久不愈，亦可发展成癃闭。

(2) 血淋与尿血 血淋与尿血都有小便出血，尿色红赤，甚至溺出纯血等症状，其鉴别的要点是有无尿痛。尿血多无疼痛之感，虽亦间有轻微的胀痛或热痛，但终不若血淋的小便滴沥而疼痛难忍，故一般以痛者为血淋，不痛者为尿血。

(3) 膏淋与尿浊　膏淋与尿浊在小便浑浊症状上相似，但后者在排尿时无疼痛滞涩感，可资鉴别。即如《临证指南医案·淋浊》所言："大凡痛则为淋，不痛为浊。"

(4) 六种淋证　六种淋证均有小便频涩、滴沥刺痛，小腹拘急引痛。各种淋证又有不同的特殊表现：热淋起病多急骤，小便赤热，溲时灼痛，或伴有发热、腰痛拒按；石淋以小便排出砂石为主症，或排尿时突然中断、尿道窘迫疼痛，或腰腹绞痛难忍；气淋小腹胀满较明显，小便艰涩疼痛，尿后余沥不尽；血淋为溺血而痛；膏淋症见小便浑浊如米泔水或滑腻如膏脂；劳淋小便不甚赤涩，溺痛不甚，但淋漓不已、时作时止、遇劳即发。

3. 其他治疗方法

(1) 单方验方
① 地榆大黄汤：地榆 30g，大黄、白茅根、川草薢、瞿麦各 15g，石榴皮 12g，牡丹皮、黄柏、石韦、白槿花各 9g，琥珀 6g（冲服），甘草 5g。水煎服，每天 1 剂，分 2 次服，7 剂为 1 个疗程。用于热淋。

② 金龙排石汤：鸡内金、生甘草梢各 9g，金钱草、滑石、白芍各 30g，怀牛膝、广地龙各 12g，火硝 6g（冲服），硼砂 4g（冲服），茯苓 15g，泽泻、车前子各 10g。水煎服，每天 1 剂，分 2 次温服，7剂为 1 个疗程。用于石淋。

③ 乳糜尿方：石韦、萹蓄、草薢、刘寄奴、鸡血藤各 30g，茯苓、生地黄各 12g，红花 10g。水煎服，每天 1 剂，分 2 次温服，7 剂为 1 个疗程。用于膏淋。

(2) 中成药疗法　分清五淋丸，每次 1 袋，每天 2～3 次，用于热淋；石淋通片，每次 5 片，每天 3 次，用于石淋；紫地宁血散，每次2 瓶，每天 3 次，用于血淋；草薢清丸，每次 9g，每天 3 次，用于膏淋；补中益气丸，每次 10g，每天 3 次，用于劳淋。

(3) 饮食疗法
① 车前草煲猪小肚：取鲜车前草 60g（干品 30g）、猪小肚 2 个，加清水煲烂，饮汤食肚肉。适用于热淋。

② 金钱苡仁茶：取金钱草 50g、薏苡仁 60g、鸡内金 20g，水煎取

汁，加适量白糖代茶饮用。适用于石淋。

三十一、癃闭

癃闭是以小便量少、排尿困难，甚则小便闭塞不通为主症的一种病证。其中小便不畅、点滴而短少，病势较缓者称为癃；小便闭塞、点滴不通，病势较急者称为闭。癃与闭都是指排尿困难，二者只是在程度上有差别，因此多合称为癃闭。癃闭不同证型的辨证依据及施治见表2-31。

表 2-31　癃闭不同证型的辨证依据及施治

证型	辨证依据		施治	
	要点	主症	治法	方药
膀胱湿热证	小便短赤，小腹胀满，口苦	小便点滴不通或量极少而短赤灼热，小腹胀满，口苦口黏，或口渴不欲饮，或大便不畅，舌质红，苔黄腻，脉数	清利湿热，通利小便	八正散加减（黄柏10g、山栀子10g、大黄10g、滑石20g、瞿麦10g、萹蓄15g、茯苓10g、泽泻15g、车前子15g）
肺热壅盛证	咽干，烦渴欲饮，呼吸急促	小便不畅或点滴不通，咽干，烦渴欲饮，呼吸急促，或有咳嗽，舌质红，苔薄黄，脉数	清泄肺热，通利水道	清肺饮加减（黄芩10g、桑白皮10g、鱼腥草15g、麦冬10g、芦根30g、天花粉15g、地骨皮10g、车前子15g、茯苓10g、泽泻15g、猪苓10g）
肝郁气滞证	情志抑郁，胁腹胀满	小便不通或通而不爽，情志抑郁或多烦善怒，胁腹胀满，舌质红，苔薄黄，脉弦	疏利气机，通利小便	沉香散加减（沉香3g、橘皮10g、柴胡10g、青皮10g、乌药10g、当归10g、王不留行10g、郁金10g、石韦10g、车前子10g、冬葵子10g、茯苓10g）

证型	辨证依据		施治	
	要点	主症	治法	方药
浊瘀阻塞证	尿如细线、胀满疼痛	小便点滴而下，或尿如细线，甚则阻塞不通，小腹胀满疼痛，舌质紫暗，或有瘀点，脉涩	行瘀散结、通利水道	代抵当丸加减（当归尾10g、山甲片10g、桃仁6g、莪术10g、大黄10g、芒硝10g、郁金10g、肉桂6g、桂枝10g）
脾气不升证	小腹坠胀、神疲气短	小腹坠胀，时欲小便而不得出或量少而不畅，神疲乏力，食欲不振，气短而语声低微，舌质淡，苔薄脉细	升清降浊、化气行水	补中益气汤合春泽汤加减（人参10g、党参15g、黄芪15g、白术10g、桂枝10g、肉桂6g、升麻10g、柴胡10g、茯苓10g、猪苓10g、泽泻15g、车前子15g）
肾阳衰惫证	神气怯弱、畏寒肢冷	小便不通或点滴不爽、排出无力，面色㿠白，神气怯弱，畏寒肢冷，腰膝冷而酸软无力，舌质淡胖，苔薄白，脉沉细或弱	温补肾阳、化气利水	济生肾气丸加减（附子10g、肉桂6g、桂枝10g、地黄15g、山药15g、山茱萸10g、车前子15g、茯苓10g、泽泻10g）

1. 辨证要点

癃闭的辨证首先要判别病之虚实。实证当辨湿热、浊瘀、肺热、肝郁之偏胜；虚证当辨脾、肾虚衰之不同，阴阳亏虚之差别。其次要了解病情之缓急，病势之轻重。水蓄膀胱，小便闭塞不通为急病；小便量少，但点滴能出，无水蓄膀胱者为缓证。由"癃"转"闭"为病势加重，由"闭"转"癃"为病势减轻。

2. 鉴别诊断

(1) 癃闭与淋证 癃闭与淋证均属膀胱气化不利，故皆有排尿困难、点滴不畅的证候，但癃闭无尿道刺痛，每天尿量少于正常，甚或无尿排出；而淋证则小便频数短涩、滴沥刺痛、欲出未尽，而每天排尿量正常。但淋证日久不愈，可发展成癃闭；而癃闭感受外邪，常可并发淋证。

(2) 癃闭与水肿 癃闭与水肿临床都表现为小便不利、小便量少。但水肿是体内水液潴留，泛溢于肌肤，引起头面、眼睑、四肢浮肿，甚者伴有胸、腹水，并无水蓄膀胱之证候；而癃闭多不伴有浮肿，部分患者还兼有小腹胀满膨隆、小便欲解不能，或点滴而出的水蓄膀胱之证，可资鉴别。

(3) 癃闭与关格 二者主症都有小便量少或闭塞不通。但关格常由水肿、淋证、癃闭等经久不愈发展而来，是小便不通与呕吐并见的病证，常伴有皮肤瘙痒、口中尿味、四肢搐搦，甚或昏迷等症状；而癃闭不伴有呕吐，部分患者有水蓄膀胱之证候，以此可资鉴别。但癃闭进一步恶化，可转变为关格，故癃闭病情轻于关格。

3. 其他治疗方法

(1) 单方验方

① 益母皂角汤：益母草 30g，皂角刺、赤芍、乌药各 10g，土茯苓、蒲公英、车前子、玉米须各 20g，甘草梢 5g。水煎服，1 天 1 剂。用于浊瘀阻塞型癃闭。

② 益气通关汤：黄芪 60g，冬葵子、党参各 20g，茯苓 12g，白术、知母、石花各 10g，柴胡、升麻、肉桂各 6g，通草、甘草各 3g。水煎服，1 天 1 剂，分 2 次温服。用于脾气不升型癃闭。

③ 温阳利尿汤：附子、桂枝、党参、白术、乌药、木香、五味子、麦冬、竹叶各 10g，猪苓、茯苓各 20g，泽泻 40g。水煎服，1 天 1 剂。用于肾阳衰惫型癃闭。

(2) 外治法

① 取独子蒜头 3 个、栀子 3 枚、盐少许，捣烂后摊于纸上，贴敷脐部。

② 取食盐 250g，炒热，用布包熨脐腹，冷后再炒热敷之。

③ 取葱白 500g，捣碎后加入麝香少许，拌匀，分 2 包。先取 1 包敷脐上，热熨约 15 分钟，再换 1 包，以冰水熨 15 分钟，交替使用，直至小便流通。

(3) 流水诱导法 使患者听到流水的声音，诱发尿意，使其随之解出小便。适用于神经官能症引起的尿闭。

(4) 针灸、推拿疗法 针刺足三里、中极、三阴交、阴陵泉等穴，反复捻转提插，强刺激。体虚者可灸关元、气海。也可按摩少腹膀胱区。

(5) 中成药疗法 通关滋肾丸，每次 9g，每天 2 次；或分清五淋丸，每次 1 袋，每天 2～3 次，均可用于膀胱湿热型癃闭。前列通片，每次 4 片，每天 3 次；或复方淋通片，每次 6 片，每天 3 次，均可用于浊瘀阻塞型癃闭。补中益气丸，每次 9g，每天 3 次，用于脾气不升型癃闭。金匮肾气丸，每次 9g，每天 2 次，用于肾阳衰惫型癃闭。

三十二、郁证

郁证是由情志不舒、气机郁滞所致，以心情抑郁、情绪不宁、胸部满闷、胁肋胀痛，或易怒喜哭，或咽中如有异物梗塞等症为主要临床表现的一类病证。郁证不同证型的辨证依据及施治见表 2-32。

表 2-32 郁证不同证型的辨证依据及施治

证型	辨证依据		施治	
	要点	主症	治法	方药
肝气郁结证	胸部满闷，胁肋胀痛	精神抑郁，情绪不宁，胸部满闷，胁肋胀痛，痛无定处，脘闷嗳气，不思饮食，大便不调，苔薄腻，脉弦	疏肝解郁，理气畅中	柴胡疏肝散加减（柴胡 15g、香附 10g、枳壳 10g、陈皮 10g、郁金 10g、青皮 10g、苏梗 10g、合欢皮 15g、川芎 10g、白芍 12g、甘草 5g）
气郁化火证	急躁易怒，口苦而干	性情急躁易怒，胸胁胀满，口苦而干，或头痛、目赤、耳鸣，或嘈杂吞酸、大便秘结，舌质红，苔黄，脉弦数	疏肝解郁，清肝泻火	丹栀逍遥散加减（柴胡 15g、薄荷 10g、郁金 10g、制香附 10g、当归 10g、白芍 10g、白术 10g、茯苓 15g、牡丹皮 10g、栀子 10g）

证型	辨证依据		施治	
	要点	主症	治法	方药
痰气郁结证	咽中如有物梗塞	精神抑郁,胸部闷塞,胁肋胀满,咽中如有物梗塞、吞之不下、咯之不出,苔白腻,脉弦滑	行气开郁,化痰散结	半夏厚朴汤加减(厚朴 15g;紫苏 10g;半夏 9g、茯苓 15g、生姜 3 片)
心神失养证	心神不宁,悲忧善哭	精神恍惚,心神不宁,多疑易惊,悲忧善哭,喜怒无常,或时时欠伸,或手舞足蹈,哭闹喊叫等,舌质淡,脉弦	甘润缓急,养心安神	甘麦大枣汤加减(甘草 10g、小麦 30g、大枣 10g、郁金 10g、合欢花 10g)
心脾两虚证	心悸胆怯,失眠健忘	多思善疑,头晕神疲,心悸胆怯,失眠健忘,纳差,面色不华,舌质淡,苔薄白,脉细	健脾养心,补益气血	归脾汤加减(党参 15g、茯苓 15g、白术 10g、甘草 10g、黄芪 15g、当归 10g、龙眼肉 10g、酸枣仁 15g、远志 10g、茯苓 15g、木香 10g、神曲 10g)
心肾阴虚证	心悸,健忘,五心烦热,盗汗	情绪不宁,心悸,健忘,失眠,多梦,五心烦热,盗汗,口咽干燥,舌质红少津,脉细数	滋养心肾	天王补心丹合六味地黄丸加减(地黄 15g、怀山药 15g、山茱萸 10g、天冬 10g、麦冬 10g、玄参 10g、西洋参 10g、茯苓 15g、五味子 6g、当归 10g、柏子仁 10g、酸枣仁 15g、远志 10g、丹参 15g、牡丹皮 10g)

1. 辨证要点

(1) 辨明受病脏腑与六郁 郁证的发生主要为肝失疏泄、脾失健运、心失所养,应依据临床症状,辨明其受病脏腑侧重之差异。郁证以气郁为主要病变,但在治疗时应辨清六郁。一般来说,气郁、血郁、火郁主要与肝有关；食郁、湿郁、痰郁主要与脾有关；而虚证则与心的关系最为密切。

(2) 辨别证候虚实　实证病程较短，表现为精神抑郁、胸胁胀痛、咽中梗塞、时欲太息，脉弦或滑；虚证则病已久延，症见精神不振、心神不宁、心慌、虚烦不寐、悲忧善哭、脉细或细数等。

2. 鉴别诊断

(1) 郁证梅核气与虚火喉痹　梅核气多见于青中年女性，因情志抑郁而起病，自觉咽中有物梗塞，但无咽痛及吞咽困难，咽中梗塞的感觉与情绪波动有关，在心情愉快、工作繁忙时，症状可减轻或消失；而当心情抑郁或注意力集中于咽部时，则梗塞感觉加重。虚火喉痹则以青中年男性发病较多，多因感冒、长期吸烟饮酒及嗜食辛辣食物而引发，咽部除有异物感外，尚觉咽干、灼热、咽痒，咽部症状与情绪无关，但过度辛劳或感受外邪则易加剧。

(2) 郁证梅核气与噎膈　梅核气应当与噎膈相鉴别。梅核气的诊断要点如上所述；噎膈多见于中老年人，男性居多，梗塞的感觉主要在胸骨后的部位，吞咽困难的程度日渐加重，做食管检查常有异常发现。

(3) 郁证脏躁与癫证　脏躁多发于青中年妇女，在精神因素的刺激下呈间歇性发作，在不发作时可如常人；而癫证则多发于青壮年，男女发病率无显著差别，病程迁延，心神失常的症状极少自行缓解。

3. 其他治疗方法

(1) 单方验方

① 悦肝汤：柴胡、香附、佛手花、玫瑰花、香橼皮、小青皮各9g，郁金、合欢皮、白芍各12g，炙甘草6g。水煎服，每天1剂，每天服2次。用于肝气郁结型郁证。

② 百合宁神汤：炙百合30～60g，炒酸枣仁、合欢花、夜交藤各30g，当归10g，牡丹皮15～30g，炙甘草3～6g。水煎服，每天1剂，每天服3次。用于心神失养型郁证。

(2) 针灸疗法　主穴取水沟、内关、神门、太冲。配穴：肝气郁结者，加曲泉、膻中、期门；气郁化火者，加行间、侠溪、外关；痰气郁结者，加丰隆、阴陵泉、天突、廉泉；心神失养者，加通里、心俞、三阴交、太溪；心脾两虚者，加心俞、脾俞、足三里、三阴交；心肾阴虚者，加太溪、三阴交、肝俞、肾俞。水沟用雀啄泻法，以眼球湿润为佳；神门用平补平泻法；内关、太冲用泻法；配穴按虚补实泻法操作。

(3) 刮痧疗法

① 实证：取穴风池、心俞、肝俞、胆俞、阳陵泉、太冲、期门、支沟。

刮拭顺序为先刮后头部风池，然后刮背部心俞至胆俞，再刮胁部期门，刮前臂支沟，刮下肢阳陵泉，最后重刮太冲。刮拭方法为泻法。

② 虚证：取穴心俞、脾俞、内关、神门、章门。

刮拭顺序为先刮背部心俞至脾俞，再刮胁部章门，然后刮前臂神门至内关。刮拭方法为补法。

(4) 中成药疗法 柴胡舒肝丸，口服，每次 1 丸，每天 2 次；或逍遥丸，每次 10～15g，每天 2 次，均用于肝气郁结型郁证。安神补心丸，每次 15 粒，每天 3 次，用于心神失养型郁证。补血宁神片，每次 5 片，每天 3 次，用于心脾两虚型郁证。

三十三、血证

凡血液不循常道，或上溢于口鼻诸窍，或下泄于前后二阴，或渗出于肌肤，所形成的一类出血性疾病，统称为血证。在古代医籍中，亦称为血病或失血。血证不同证型的辨证依据及施治见表 2-33。

表 2-33　血证不同证型的辨证依据及施治

证型	辨证依据		施治	
	要点	主症	治法	方药
鼻衄-热邪犯肺证	鼻燥衄血，口干咽燥	鼻燥衄血，口干咽燥，或兼有身热、恶风、头痛、咳嗽、痰少等症，舌质红，苔薄，脉数	清泄肺热，凉血止血	桑菊饮加减（桑叶10g、菊花10g、薄荷10g、连翘10g、桔梗10g、杏仁10g、甘草5g、芦根30g、牡丹皮10g、白茅根30g、墨旱莲15g、侧柏叶15g）

证型	辨证依据		施治	
	要点	主症	治法	方药
鼻衄-胃热炽盛证	口渴欲饮,口干臭秽	鼻衄,或兼齿衄,血色鲜红,口渴欲饮,鼻干,口干臭秽,烦躁,便秘,舌质红,苔黄,脉数	清胃泻火,凉血止血	玉女煎加减(石膏30g、知母10g、地黄10g、麦冬10g、牛膝15g、大蓟15g、小蓟15g、白茅根30g、藕节10g)
鼻衄-肝火上炎证	头痛目眩,烦躁易怒	鼻衄,头痛,目眩,耳鸣,烦躁易怒,两目红赤,口苦,舌质红,脉弦数	清肝泻火,凉血止血	龙胆泻肝汤加减(龙胆草6g、柴胡12g、栀子10g、黄芩10g、木通6g、泽泻15g、车前子15g、生地黄10g、当归10g、甘草5g、白茅根30g、蒲黄10g、大蓟15g、小蓟15g、藕节10g)
鼻衄-气血亏虚证	神疲乏力,头晕心悸	鼻衄,或兼齿衄、肌衄,神疲乏力,面色㿠白,头晕,耳鸣,心悸,夜寐不宁,舌质淡,脉细无力	补气摄血	归脾汤加减(党参15g、茯苓10g、白术10g、甘草5g、当归10g、黄芪15g、酸枣仁15g、远志10g、龙眼肉10g、木香6g、阿胶10g、仙鹤草30g、茜草10g)
齿衄-胃火炽盛证	齿龈红肿疼痛,口臭	齿衄,血色鲜红,齿龈红肿疼痛,头痛,口臭,舌质红,苔黄,脉洪数	清胃泻火,凉血止血	加味清胃散合泻心汤加减(生地黄10g、牡丹皮15g、水牛角30g、大黄10g、黄连6g、黄芩10g、连翘10g、当归10g、甘草5g、白茅根30g、大蓟15g、小蓟15g、藕节10g)

证型	辨证依据		施治	
	要点	主症	治法	方药
齿衄-阴虚火旺证	血色淡红，齿摇不坚	齿衄、血色淡红，起病较缓，常因受热及烦劳而诱发，齿摇不坚，舌质红，苔少，脉细数	滋阴降火，凉血止血	六味地黄丸合茜根散加减（熟地黄15g、山药15g、山茱萸10g、茯苓10g、牡丹皮10g、泽泻10g、茜草根15g、黄芩10g、侧柏叶10g、阿胶10g）
咳血-燥热伤肺证	喉痒咳嗽，口干鼻燥	喉痒咳嗽，痰中带血，口干鼻燥，或有身热，舌质红少津，苔薄黄，脉数	清热润肺，宁络止血	桑杏汤加减（桑叶10g、栀子10g、淡豆豉10g、沙参15g、梨皮10g、贝母15g、杏仁10g、白茅根30g、茜草10g、藕节10g、侧柏叶15g）
咳血-肝火犯肺证	胸胁胀痛，烦躁易怒	咳嗽阵作，痰中带血或纯血鲜红，胸胁胀痛，烦躁易怒，口苦，舌质红，苔薄黄，脉弦数	清肝泻火，凉血止血	泻白散合黛蛤散加减（青黛10g、黄芩10g、桑白皮15g、地骨皮10g、海蛤壳20g、甘草5g、墨旱莲15g、白茅根30g、大、小蓟各15g）
咳血-阴虚肺热证	口干咽燥，颧红，盗汗	咳嗽痰少，痰中带血，或反复咳血、血色鲜红，口干咽燥，颧红，潮热盗汗，舌质红，脉细数	滋阴润肺，宁络止血	百合固金汤加减（百合15g、麦冬15g、玄参10g、生地黄10g、熟地黄10g、当归10g、白芍10g、贝母15g、甘草5g、白及15g、藕节10g、白茅根20g、茜草15g）

证型	辨证依据		施治	
	要点	主症	治法	方药
吐血-胃热壅盛证	脘腹疼痛，口臭，便秘	脘腹胀闷，嘈杂不适，甚则作痛，吐血色红或紫暗、常夹有食物残渣，口臭，便秘，大便色黑，舌质红，苔黄腻，脉滑数	清胃泻火，化瘀止血	泻心汤合十灰散加减（黄芩10g、黄连10g、大黄10g、牡丹皮10g、栀子10g、大蓟15g、小蓟15g、侧柏叶10g、茜草根15g、白茅根30g、棕榈皮10g）
吐血-肝火犯胃证	口苦胁痛，心烦易怒	吐血色红或紫暗，口苦胁痛，心烦易怒，寐少梦多，舌质红绛，脉弦数	泻肝清胃，凉血止血	龙胆泻肝汤加减（龙胆草6g、柴胡15g、黄芩10g、栀子10g、泽泻10g、木通6g、车前子15g、生地10g、当归10g、白茅根30g、藕节10g、墨旱莲15g、茜草10g）
吐血-气虚血溢证	血色暗淡，神疲乏力	吐血缠绵不止、时轻时重、血色暗淡，神疲乏力，心悸气短，面色苍白，舌质淡，脉细弱	健脾益气摄血	归脾汤加减（党参15g、茯苓10g、白术10g、甘草5g、当归10g、黄芪15g、木香10g、阿胶10g、仙鹤草30g、炮姜炭5g、白及10g、乌贼骨15g）
便血-肠道湿热证	便血色红，大便不畅	便血色红，大便不畅或稀溏，或有腹痛，口苦，舌质红，苔黄腻，脉濡数	清化湿热，凉血止血	地榆散合槐角丸加减（地榆20g、茜草15g、槐角10g、栀子10g、黄芩10g、黄连6g、茯苓15g、防风10g、枳壳10g、当归10g）

证型	辨证依据		施治	
	要点	主症	治法	方药
便血-气虚不摄证	体倦,面色萎黄,心悸	便血色红或紫暗,食少,体倦,面色萎黄,心悸,少寐,舌质淡,脉细	益气摄血	归脾汤加减(党参15g、茯苓10g、白术10g、甘草5g、当归10g、黄芪15g、酸枣仁15g、远志10g、龙眼肉10g、木香10g、阿胶10g、槐花10g、地榆10g、仙鹤草30g)
便血-脾胃虚寒证	腹隐痛,喜热饮,神倦懒言	便血紫暗,甚则黑色,腹部隐痛,喜热饮,面色不华,神倦懒言,便溏,舌质淡,脉细	健脾温中,养血止血	黄土汤加减(灶心土30g、炮姜6g、白术10g、附子10g、甘草5g、地黄10g、阿胶10g、黄芩10g、白及10g、乌贼骨20g、三七5g、花蕊石20g)
尿血-下焦湿热证	小便黄赤,尿血鲜红	小便黄赤灼热,尿血鲜红,心烦口渴,面赤口疮,夜寐不安,舌质红,脉数	清热利湿,凉血止血	小蓟饮子加减(小蓟15g、生地黄10g、藕节10g、蒲黄10g、栀子10g、木通6g、竹叶10g、滑石20g、甘草5g、当归10g)
尿血-肾虚火旺证	小便短赤带血,头晕耳鸣	小便短赤带血,头晕耳鸣,神疲,颧红潮热,腰膝酸软,舌质红,脉细数	滋阴降火,凉血止血	知柏地黄丸加减(地黄15g、淮山药15g、山茱萸10g、茯苓10g、泽泻10g、牡丹皮10g、知母10g、黄柏10g、墨旱莲15g、大蓟15g、小蓟15g、藕节20g、蒲黄10g)

证型	辨证依据		施治	
	要点	主症	治法	方药
尿血-脾不统血证	久病,体倦乏力,气短声低	久病尿血,甚或兼见齿衄、肌衄,食少,体倦乏力,气短声低,面色不华,舌质淡,脉细弱	补中健脾,益气摄血	归脾汤加减(党参15g、茯苓10g、白术10g、甘草5g、当归10g、黄芪15g、酸枣仁15g、远志10g、龙眼肉10g、木香10g、熟地黄15g、阿胶10g、仙鹤草30g、槐花10g)
尿血-肾气不固证	久病尿血,血色淡红,头晕耳鸣	久病尿血、血色淡红,头晕耳鸣,精神困惫,腰脊酸痛,舌质淡,脉沉弱	补益肾气,固摄止血	无比山药丸加减(熟地黄15g、山药15g、山茱萸10g、怀牛膝15g、肉苁蓉15g、菟丝子10g、杜仲10g、巴戟天10g、茯苓10g、泽泻10g、五味子6g、赤石脂20g、仙鹤草30g、蒲黄10g、槐花10g、紫珠草15g)
紫斑-血热妄行证	或有发热,口渴,便秘	皮肤出现青紫斑点或斑块,或伴有鼻衄、齿衄、便血、尿血,或有发热、口渴、便秘,舌质红,苔黄,脉弦数	清热解毒,凉血止血	十灰散加减(大蓟15g、小蓟15g、侧柏叶10g、茜草根15g、白茅根30g、棕榈皮15g、牡丹皮10g、栀子10g、大黄10g)
紫斑-阴盛火旺证	颧红,心烦,口渴,手足心热	皮肤出现青紫斑点或斑块、时发时止,常伴鼻衄、齿衄或月经过多,颧红、心烦、口渴,手足心热,或有潮热、盗汗,舌质红,苔少,脉细数	滋阴降火,宁络止血	茜根散加减(茜草根20g、黄芩10g、侧柏叶10g、生地黄10g、阿胶10g、甘草5g)

证型	辨证依据		施治	
	要点	主症	治法	方药
紫斑-气不摄血证	久病不愈，神疲乏力，头晕目眩	反复发生肌衄，久病不愈，神疲乏力，头晕目眩，面色苍白或萎黄，食欲不振，舌质淡，脉细弱	补气摄血	归脾汤加减(党参15g、茯苓10g、白术10g、甘草5g、当归10g、黄芪15g、酸枣仁15g、远志10g、龙眼肉10g、木香10g、仙鹤草30g、棕榈炭10g、地榆10g、蒲黄10g、茜草根15g、紫草10g)

1. 辨证要点

(1) 辨病证的不同　血证具有明确而突出的临床表现——出血，一般不易混淆。但由于引起出血的原因以及出血部位的不同，应注意辨清不同的病证。如从口中吐出的血液，有吐血与咳血之分；小便出血有尿血与血淋之别；大便下血则有便血、痔疮之异。应根据临床表现、病史等加以鉴别。

(2) 辨脏腑病变之异　同一血证可以由不同的脏腑病变而引起。例如同属鼻衄，但病变脏腑有在肺、在胃、在肝的不同；吐血有病在胃及病在肝之别；齿衄有病在胃及在肾之分；尿血则有病在膀胱、肾或脾的不同。

(3) 辨证候之虚实　一般初病多实，久病多虚。由火热迫血所致者属实；由阴虚火旺、气虚不摄，甚至阳气虚衰所致者属虚。

2. 鉴别诊断

(1) 鼻衄

① 内科鼻衄与外伤鼻衄：因碰伤、挖鼻等引起血管破裂而致鼻衄者，出血多在损伤的一侧，且经局部止血治疗不再出血，没有全身症状，与内科所论鼻衄有别。

② 内科鼻衄与经行衄血：经行衄血又名倒经、逆经，其发生与月

经周期有密切关系,多于经行前期或经期出现,与内科所论鼻衄机制不同。

(2) 齿衄 齿衄与舌衄:齿衄为血自齿缝、牙龈溢出;舌衄为血出自舌面,舌面上常有如针眼样出血点,与齿衄不难鉴别。

(3) 咳血

① 咳血与吐血:咳血与吐血血液均经口出,但两者截然不同。咳血是血由肺来,经气道随咳嗽而出,血色多为鲜红,常混有痰液,咳血之前多有咳嗽、胸闷、喉痒等症状,大量咳血后,可见痰中带血数天,大便一般不呈黑色;吐血是血自胃而来,经呕吐而出,血色紫暗,常夹有食物残渣,吐血之前多有胃脘不适或胃痛、恶心等症状,吐血之后无痰中带血,但大便多呈黑色。

② 咳血与口腔出血:鼻咽部、牙龈及口腔其他部位的出血,常为纯血或随唾液而出,血量少,并有口腔、鼻咽部病变的相应症状可寻,可与咳血相区别。

(4) 吐血 吐血与鼻腔、口腔及咽喉出血:吐血经呕吐而出,血色紫暗,夹有食物残渣,常有胃病史;鼻腔、口腔及咽喉出血,血色鲜红,不夹食物残渣,在五官科做有关检查即可明确具体部位。

(5) 便血

① 便血与痢疾:痢疾初起有发热、恶寒等症,其便血为脓血相兼,且有腹痛、里急后重、肛门灼热等症;便血无里急后重,无脓血相兼,与痢疾不同。

② 便血与痔疮:痔疮属外科疾病,其大便下血特点为便时或便后出血,常伴有肛门异物感或疼痛,做肛门直肠检查时可发现内痔或外痔,与内科所论之便血不难鉴别。

(6) 尿血

① 尿血与血淋:血淋与尿血均表现为血由尿道而出,两者以小便时痛与不痛为其鉴别要点,不痛者为尿血,痛(滴沥刺痛)者为血淋。

② 尿血与石淋:两者均有血随尿出,但石淋尿中时有砂石夹杂,小便涩滞不畅,时有小便中断,或伴腰腹绞痛等症,若砂石从小便排出则痛止,与尿血不同。

(7) 紫斑

① 紫斑与出疹:紫斑与出疹均有局部肤色的改变,紫斑呈点状

者需与出疹的疹点区别。紫斑隐于皮内，压之不褪色，触之不碍手；疹高出于皮肤，压之褪色，摸之碍手。且二者成因、病位均有不同。

② 紫斑与温病发斑：紫斑与温病发斑在皮肤表现的斑块方面，有时虽可类似，但两者病情、病势、预后迥然有别。温病发斑发病急骤，常伴有高热烦躁、头痛如劈、昏狂谵语、四肢抽搐、鼻衄、齿衄、便血、尿血、舌质红绛等，病情险恶多变；杂病发斑（紫斑）一般不如温病发斑急骤，常有反复发作史，也有突然发生者，虽时有热毒亢盛表现，但一般舌不红绛，不具有温病传变急速的特点。

③ 紫斑与丹毒：丹毒属外科皮肤病，以皮肤色红如丹得名，轻者压之褪色，重者压之不褪色，但其局部皮肤灼热肿痛，与紫斑有别。

(8) 血证主要类证的鉴别 血证以出血为突出表现，随其病因、病位、原有疾病的不同，症状及体征有火热亢盛、阴虚火旺及气虚不摄之分，所以掌握这三种证候的特征，对于血证的辨证论治具有重要意义。

① 火热亢盛证多发生在血证的初期，大多起病较急，出血的同时，伴有发热、烦躁、口渴欲饮、便秘、尿黄、舌质红、苔黄少津、脉弦数或滑数等症。

② 阴虚火旺证一般起病较缓，或由火热亢盛证迁延转化而成，表现为反复出血，伴有口干咽燥、颧红、潮热盗汗、头晕耳鸣、腰膝酸软、舌质红、苔少、脉细数等症。

③ 气虚不摄证多见于病程较长、久病不愈的出血患者，表现为起病较缓，反复出血，伴有神情倦怠、心悸、气短懒言、头晕目眩、食欲不振、面色苍白或萎黄、舌质淡、脉弱等症。

3. 其他治疗方法

(1) 单方验方

① 知母、黄柏、牡丹皮、山药、茯苓、山茱萸、泽泻各 10g，熟地黄、墨旱莲、女贞子、仙鹤草各 15g。水煎服，每天 1 剂，分 2 次温服，7 剂为 1 个疗程。用于阴虚火旺之齿衄。

② 咳血汤：茜草根、侧柏叶、仙鹤草、墨旱莲、白及各 100g，生地黄、牛膝各 50g，花蕊石 20g，阿胶、甘草各 15g，三七末 10g

（冲）。水煎 2 次，药液兑匀，分次服，每天 1 剂。用于燥热伤肺型咳血。

③ 芪精便血方：黄芪 20g，黄精 30g，人参、大黄各 10g，甘草、大枣、生姜各 5g。水煎服，每天 1 剂，分 2 次温服，7 剂为 1 个疗程。用于脾胃虚寒型便血。

④ 地黄旱莲汤：生地黄、熟地黄、女贞子、杜仲、续断、五味子、阿胶（烊化）各 10g，墨旱莲 15g。水煎服。用于肾虚火旺型尿血。

(2) 针灸疗法

① 取鱼际、天泽。鱼际用泻法，天泽用补法，还可配合灸涌泉。用于咳血。

② 取穴上星、委中、合谷、少商。先于委中、少商针刺放血，再针刺上星、合谷，留针 20 分钟，10 分钟行针 1 次。用于鼻衄。

(3) 饮食疗法

① 百合沙参玉竹炖水鸭：取百合、北沙参、玉竹各 30g，水鸭 1 只（去毛脏），加适量水共煲烂熟，加盐调味分次服食。适用于阴虚肺热之咳血。

② 黄芪阿胶炖猪瘦肉：取黄芪 15g、阿胶 12g、猪瘦肉 100g，加水适量隔水炖服。适用于脾虚出血。

③ 火炭母茶：取火炭母 30g、绿茶 10g，共煎汤，加白糖调味服。适用于肠道湿热型便血。

④ 金樱子粥：取金樱子 30g、芡实 15g、粳米 100g。将金樱子煎水取汁，与芡实、粳米共煮粥，加盐调味服食。适用于肾气不固型尿血。

(4) 中成药疗法 紫地宁血散，每次 2 瓶（8g），每天 3 次；云南白药，每次 1g，每天 3 次；血宁冲剂，每次 1 包，每天 3 次，用于各种出血、紧急止血。

(5) 外治法

① 用冷水浸湿毛巾或冰袋，敷于患者额部或颈部，有抑阳降火、凉血止血的作用。适用于鼻衄。

② 将马勃、百草霜、血余炭等涂于棉片上，贴于出血处或塞于鼻腔。适用于鼻衄。

三十四、痰饮

痰饮是指体内水液输布、运化失常，停积于某些部位的一类病证。痰，古通"淡"，是指水一类的可以"淡荡流动"的物质；"饮"也是指水液，作为致病因素，则是指病理性质的液体。为此，古代所称的"淡饮""流饮"，实均指痰饮而言。痰饮不同证型的辨证依据及施治见表 2-34。

表 2-34　痰饮不同证型的辨证依据及施治

证型	辨证依据		施治	
	要点	主症	治法	方药
痰饮-脾阳虚弱证	胃中有振水音，泛吐清水痰涎	胸胁支满，心下痞闷，胃中有振水音，脘腹喜温畏冷，泛吐清水痰涎，口渴不欲饮水，饮入易吐，头晕目眩，心悸气短，食少，大便或溏，形体逐渐消瘦，舌苔白滑，脉弦细而滑	温脾化饮	苓桂术甘汤合小半夏加茯苓汤加减（桂枝10g、甘草5g、白术10g、茯苓20g、半夏9g、生姜3片）
痰饮-饮留胃肠证	水走肠间，沥沥有声，腹满	心下坚满或痛，自利，利后反快，虽利心下续坚满，或水走肠间、沥沥有声，腹满，便秘，口舌干燥，舌苔腻、色白或黄，脉沉弦或伏	攻下逐饮	甘遂半夏汤或己椒苈黄丸加减（甘遂10g、半夏9g、白芍10g、蜂蜜30g、大黄10g、葶苈20g、防己10g、椒目9g）
悬饮-邪犯胸肺证	寒热往来，咳嗽，气急	寒热往来，身热起伏，汗少，或发热不恶寒，有汗而热不解，咳嗽，痰少，气急，胸胁刺痛，呼吸、转侧疼痛加重，心下痞硬，干呕，口苦，咽干，舌苔薄白或黄，脉弦数	和解宣利	柴枳半夏汤加减（柴胡15g、黄芩15g、瓜蒌15g、半夏9g、枳壳10g、青皮10g、赤芍10g、桔梗10g、杏仁10g）

证型	辨证依据		施治	
	要点	主症	治法	方药
悬饮-饮停胸胁证	咳唾引痛,呼吸困难,息促不能平卧	胸胁疼痛,咳唾引痛,痛势较前减轻,而呼吸困难加重,咳逆气喘,息促不能平卧,或仅能偏卧于停饮的一侧,病侧肋间胀满,甚则可见病侧胸廓隆起,舌苔白,脉沉弦或弦滑	泻肺祛饮	椒目瓜蒌汤合十枣汤或控涎丹加减(葶苈子 15g、桑白皮 10g、紫苏子 15g、瓜蒌皮 15g、杏仁 10g、枳壳 10g、川椒目 9g、茯苓 15g、猪苓 10g、泽泻 15g、冬瓜皮 15g、车前子 10g)
悬饮-络气不和证	胸胁疼痛,满闷不舒	胸胁疼痛、如灼如刺,胸闷不舒,呼吸不畅,或有闷咳,甚则迁延、经久不已,阴雨更甚,可见病侧胸廓变形,舌苔薄、质暗,脉弦	理气和络	香附旋覆花汤加减(旋覆花 10g、紫苏子 10g、柴胡 15g、香附 10g、枳壳 10g、郁金 10g、延胡索 15g、当归须 10g、赤芍 10g、沉香 3g)
悬饮-阴虚内热证	口干咽燥,心烦燥热,咳呛少痰	咳呛时作,咳吐少量黏痰,口干咽燥,或午后潮热、颧红、心烦、手足心热、盗汗,或伴胸胁闷痛,病久不复,形体消瘦,舌质偏红,少苔,脉小数	滋阴清热	沙参麦冬汤合泻白散加减(北沙参 15g、麦冬 10g、玉竹 10g、白芍 10g、天花粉 15g、桑白皮 10g、桑叶 10g、地骨皮 10g、甘草 5g)
溢饮-表寒里饮证	身体沉重疼痛,肢肿	身体沉重而疼痛,甚则肢体浮肿,恶寒,无汗,或有咳喘,痰多白沫,胸闷,干呕,口不渴,苔白,脉弦紧	发表化饮	小青龙汤加减(麻黄 9g、桂枝 10g、半夏 9g、干姜 6g、细辛 3g、五味子 6g、白芍 10g、炙甘草 5g)
支饮-寒饮伏肺证	咳逆喘满不得卧,身肿	咳逆喘满不得卧,痰吐白沫量多,经久不愈,天冷受寒加重,甚至引起面浮跗肿;或平素伏而不作,遇寒即发,发则寒热、背痛、腰痛、目泣自出、身体振振瞤动,舌苔白滑或白腻,脉弦紧	宣肺化饮	小青龙汤加减(麻黄 9g、桂枝 10g、干姜 6g、细辛 3g、半夏 9g、厚朴 10g、紫苏子 10g、杏仁 10g、甘草 5g、五味子 6g)

证型	辨证依据		施治	
	要点	主症	治法	方药
支饮-脾肾阳虚证	喘促动则为甚,心悸,气短,痰多,胸闷	喘促动则为甚,心悸,气短,或咳而气怯,痰多,食少,胸闷,怯寒肢冷,神疲,少腹拘急不仁,脐下动悸,小便不利,足跗浮肿,或吐涎沫而头目昏眩,舌体胖大、质淡,苔白润或腻,脉沉细而滑	温脾补肾,以化水饮	金匮肾气丸合苓桂术甘汤加减(桂枝10g、附子10g、黄芪15g、淮山药15g、白术10g、炙甘草5g、紫苏子10g、干姜6g、款冬花15g、钟乳石20g、沉香3g、补骨脂10g、山茱萸10g)

1. 辨证要点

(1) 辨标本的主次　掌握阳虚阴盛,本虚标实的特点。本虚为阳气不足,标实指水饮留聚。无论病之新久,要根据症状辨别二者主次。

(2) 辨病邪的兼夹　痰饮虽为阴邪,寒证居多,但亦有郁久化热者;初起若有寒热见症,为夹表邪;饮积不化,气机升降受阻,常兼气滞。

2. 鉴别诊断

(1) 悬饮与胸痹　两者均有胸痛。但胸痹为胸膺部或心前区闷痛,且可引及左侧肩背或左臂内侧,常于劳累、饱餐、受寒、情绪激动后突然发作,历时较短,休息或用药后得以缓解;而悬饮为胸胁胀痛,持续不解,多伴咳唾、转侧、呼吸时疼痛加重,肋间饱满,并有咳嗽、咳痰等肺系证候。

(2) 溢饮与风水　水肿之风水相搏证,可分为表实、表虚两个类型。表实者,水肿而无汗,身体疼重,与水泛肌表之溢饮基本相同;如见肢体浮肿而汗出恶风,则属表虚,与溢饮有异。

(3) 支饮、伏饮与肺胀、喘病、哮病　上述病证均有咳逆上气、喘满、咳痰等表现。但肺胀是肺系多种慢性疾患日久积渐而成;喘病是多种急、慢性疾病的重要主症；哮病是呈反复发作的一个独立疾病；支饮是痰饮的一个类型，因饮邪支撑胸肺而致；所谓伏饮，是指伏而时发的饮证。其发生、发展、转归均有不同，但其间亦有一定联系，如肺胀在急性发病阶段，可以表现支饮证候；喘病的肺寒、痰饮两证，又常具支饮的特点；哮病又属于伏饮范围。

3. 其他治疗方法

(1) 单方验方

① 悬饮汤：桑白皮、茯苓皮各 30g，半夏 20g，瓜蒌、葶苈子各 15g，蜀椒目、生姜、紫苏子各 10g。水煎服，每天 1～2 剂。用于悬饮之饮停胸胁证。

② 支饮汤：麻黄 1.2g，桂枝 1.2g，干姜 1.5g，北细辛 1.2g，生白芍 1.5g，五味子 1.5g，甘草 1.5g，瓜蒌仁 9g，干薤白 9g（白酒洗），法半夏 9g。水煎服，每天 1 剂，分 2 次温服，7 剂为 1 个疗程。用于支饮。

(2) 针灸疗法

① 痰饮壅肺：针刺可选定喘、风门、肺俞、合谷、中脘、丰隆等穴。耳针可取肺、肾、肾上腺、交感、定喘等穴。

② 痰饮凌心：针刺可选内关、间使、少府、中脘、足三里以培补心脾。

③ 痰湿中阻：针刺可取中脘、内关、足三里、丰隆、隐白、三阴交、脾俞、胃俞等以健脾化痰。

(3) 刮痧疗法 用边缘平滑的瓷汤匙蘸润滑油刮肩胛环、骶丛刮、天元刮、气海、足三里、丰隆、三阴交。

三十五、消渴

消渴是以多饮、多食、多尿、乏力、消瘦、或尿有甜味为主要临床表现的一种疾病。根据消渴的临床特征，主要是指西医学的糖尿病，其他如尿崩症，因具有多尿、烦渴的临床特点，与消渴亦有某些相似之处，可参考本节辨证论治。消渴不同证型的辨证依据及施治见表 2-35。

表 2-35　消渴不同证型的辨证依据及施治

| 证型 | 辨证依据 | | 施治 | |
	要点	主症	治法	方药
上消-肺热津伤证	口舌干燥,烦热多汗	口渴多饮,口舌干燥,尿频量多,烦热多汗,舌边尖红,苔薄黄,脉洪数	清热润肺,生津止渴	消渴方加减(天花粉20g、葛根20g、麦冬15g、生地黄15g、藕汁30ml、黄连10g、黄芩10g、知母10g)
中消-胃热炽盛证	多食易饥,便结	多食易饥,口渴,尿多,形体消瘦,大便干燥,苔黄,脉滑实有力	清胃泻火,养阴增液	玉女煎加减(生石膏30g、知母10g、黄连10g、栀子10g、玄参15g、生地黄15g、麦冬10g、川牛膝10g)
中消-气阴亏虚证	能食、便溏并见,体瘦肢倦	口渴引饮,能食与便溏并见,或饮食减少,精神不振,四肢乏力,体瘦,舌质淡红,苔白而干,脉弱	益气健脾,生津止渴	七味白术散加减(黄芪15g、党参15g、白术10g、茯苓15g、淮山药30g、甘草5g、木香10g、藿香10g、葛根30g、天冬10g、麦冬10g)
下消-肾阴亏虚证	尿频量多、浑浊,头晕耳鸣	尿频量多、浑浊如脂膏,或尿甜,腰膝酸软,乏力,头晕耳鸣,口干唇燥,皮肤干燥,瘙痒,舌质红苔少,脉细数	滋阴固肾	六味地黄丸加减(熟地黄15g、山茱萸10g、枸杞子10g、五味子6g、淮山药30g、茯苓15g、泽泻10g、牡丹皮10g)
下消-阴阳两虚证	小便频数,腰膝酸软,畏寒肢冷	小便频数、浑浊如膏,甚至饮一溲一,面容憔悴,耳轮干枯,腰膝酸软,四肢欠温,畏寒肢冷,阳痿或月经不调,舌苔淡白而干,脉沉细无力	滋阴温阳,补肾固涩	金匮肾气丸加减(熟地黄15g、山茱萸10g、枸杞子10g、五味子6g、淮山药30g、茯苓12g、附子10g、肉桂6g)

1. 辨证要点

(1) 辨病位 消渴的"三多"症状，往往同时存在，但根据其程度的轻重不同，而有上、中、下消之分，以及肺燥、胃热、肾虚之别。通常对以肺燥为主，多饮症状较突出者，称为上消；以胃热为主，多食症状较为突出者，称为中消；以肾虚为主，多尿症状较为突出者，称为下消。

(2) 辨标本 本病以阴虚为主，燥热为标，两者互为因果。常因病程长短及病情轻重的不同，而阴虚和燥热之表现各有侧重。一般初病多以燥热为主，病程较长者则阴虚与燥热互见，日久则以阴虚为主，进而由于阴损及阳，导致阴阳俱虚。

(3) 辨本症与并发症 多饮、多食、多尿和乏力、消瘦为消渴本症的基本临床表现，而易发生诸多并发症为本病的另一特点。本症与并发症的关系，一般以本症为主，并发症为次。多数患者，先见本症，随病情的发展而出现并发症；但亦有少数患者与此相反，如少数中老年患者，"三多"及消瘦的本症不明显，常因痈疽、眼疾、心脑病证等为线索，最后确诊为本病。

2. 鉴别诊断

(1) 消渴与口渴症 口渴症是指口渴饮水的一个临床症状，可出现于多种疾病过程中，尤以外感热病为多见。但这类口渴可随其所患病证的不同而出现相应的临床症状，不伴多食、多尿、尿甜、瘦削等消渴的特点。

(2) 消渴与瘿病 瘿病中气郁化火、阴虚火旺的类型，以情绪激动、多食易饥、形体日渐消瘦、心悸、眼突、颈部一侧或两侧肿大为特征。其中的多食易饥、消瘦，类似消渴的中消，但眼球突出、颈前瘿肿有形则与消渴有别，且无消渴的多饮、多尿、尿甜等症。

3. 其他治疗方法

(1) 单方验方

① 降酮汤：黄芪 40g，生地黄 30g，山药 30g，玄参 35g，黄芩 15g，黄连 15g，川芎 15g，黄柏 15g，赤芍 15g，苍术 15g，栀子 20g，茯苓 20g，当归 20g，生牡蛎 50g。水煎 2 次，分 2 次服，每天 1 剂。

用于肺热津伤型消渴。

②参黄降糖方：大黄、桂枝各6～12g，桃仁9～12g，玄明粉3～6g，甘草3g，玄参、生地黄各12～15g，麦冬12g，黄芪30～45g。水煎服，每天1剂，分2次温服，7剂为1个疗程。可用于胃热炽盛型消渴。

③滋肾蓉精丸：黄精20g，肉苁蓉15g，制何首乌15g，金樱子15g，山药15g，赤芍10g，山楂10g，佛手10g，五味子10g。将上药共烘干研细末，水泛为丸，打光干燥，每次服6g，每天3次，30天为1个疗程，平均服药时间45天。用于肾阴亏虚型消渴。

(2) 针灸疗法

①体针疗法：取穴胰俞、肺俞、脾俞、胃俞、肾俞、三阴交、太溪。胰俞为治疗本病效穴，位于膈俞与肝俞连线的中点处。用补法或平补平泻法，每穴得气后留针15～30分钟。

②耳针疗法：取耳部的胰、内分泌、肾、三焦、耳迷根、神门、肝、胃等穴，每次3～4穴，用揿针埋藏或用王不留行子贴压。

③皮肤针疗法：叩刺第7～第10胸椎两侧，每天1次。

④穴位注射疗法：取穴肾俞、胃俞、三焦俞或相应夹脊穴、曲池、足三里、三阴交、关元、太溪，每次选3～4穴，以当归或黄芪注射液、小剂量胰岛素进行穴位注射，每穴0.5～1.5ml，隔天1次。

(3) 推拿疗法

①上消揉心俞、肺俞；摩腹以左章门、右梁门为主，大摩腹用泻法；重按足三里、阳陵泉。

②中消揉肝俞、胃俞；摩腹以中脘、建里为主，用平补平泻法；配合点血海、三阴交。

③下消揉命门、悬枢；摩腹以水分、中极、关元区域为主，用平补平泻法；肾阴虚横擦肾俞；肾阳虚则纵擦八髎。

(4) 中成药疗法 消渴丸，每次5～10粒，每天3次，用于各证型消渴；杞菊地黄丸，每次9g，每天3次，用于下消。

(5) 饮食疗法

①猪胰煲淮山：取猪胰1具、淮山药30g，同煲汤，加盐调味服食。

② 玉米须煲猪瘦肉：取玉米须 30g、猪瘦肉 100g，共煲汤，加盐调味去玉米须服食。

③ 猪胰粉：取猪胰适量焙干，研成细末，每次 6g，每天 2 次，用水送服。

④ 松树皮猪骨汤：取松树二层皮 60g（干品，老大松树为佳）、猪骨适量，共煎汤服。

以上各方均适用于各型消渴。

三十六、自汗、盗汗

自汗、盗汗是指由于阴阳失调、腠理不固，而致汗液外泄失常的病证。其中，不因外界环境因素的影响，而白昼时时汗出、动辄益甚者，称为自汗；寐中汗出、醒来自止者，称为盗汗，亦称为寝汗。《明医指掌·自汗盗汗心汗证》对自汗、盗汗的名称作了恰当的说明："夫自汗者，朝夕汗自出也。盗汗者，睡而出，觉而收，如寇盗然，故以名之。"自汗、盗汗不同证型的辨证依据及施治见表 2-36。

表 2-36 自汗、盗汗不同证型的辨证依据及施治

| 证型 | 辨证依据 | | 施治 | |
	要点	主症	治法	方药
肺卫不固证	汗出恶风，易于感冒，体倦	汗出恶风，稍劳汗出尤甚，或表现半身、某一局部出汗，易于感冒，体倦乏力，周身酸楚，面色㿠白少华，苔薄白，脉细弱	益气固表	桂枝加黄芪汤或玉屏风散加减（桂枝10g、白芍10g、生姜3片、大枣10g、甘草5g、黄芪15g）
心血不足证	心悸少寐，神疲气短	自汗或盗汗，心悸少寐，神疲气短，面色不华，舌质淡，脉细	养血补心	归脾汤加减（人参15g、黄芪15g、白术10g、茯苓10g、当归10g、龙眼肉10g、酸枣仁15g、远志10g、五味子 6g、牡蛎30g、浮小麦30g）

证型	辨证依据		施治	
	要点	主症	治法	方药
阴虚火旺证	五心烦热，两颧色红	夜寐盗汗，或有自汗、五心烦热，或兼午后潮热、两颧色红，口渴，舌质红少苔，脉细数	滋阴降火	当归六黄汤加减（当归10g、生地黄15g、熟地黄15g、黄连6g、黄芪20g、黄柏10g、五味子6g、乌梅10g）
邪热郁蒸证	汗黏，黄染，口苦	蒸蒸汗出，汗黏，汗液易使衣服黄染，面赤烘热，烦躁，口苦，小便色黄，舌苔薄黄，脉象弦数	清肝泄热，化湿和营	龙胆泻肝汤加减（龙胆草6g、黄芩10g、栀子10g、柴胡12g、泽泻10g、木通6g、车前子15g、当归10g、生地黄10g、糯稻根30g）

1. 辨证要点

应着重辨明阴阳虚实。一般来说，汗证属虚者多。自汗多属气虚不固；盗汗多属阴虚内热。但由肝火、湿热等邪热郁蒸所致者，则属实证；病程较久或病重者会出现阴阳虚实错杂的情况。自汗久则可以伤阴，盗汗久则可以伤阳，出现气阴两虚或阴阳两虚之证。

2. 鉴别诊断

(1) 自汗、盗汗与脱汗 脱汗表现为大汗淋漓、汗出如珠，常同时出现声低息微、精神疲惫、四肢厥冷、脉微欲绝或散大无力，多在疾病危重时出现，为病势危急的征象，故脱汗又称为绝汗，其汗出的情况及病情的程度均较自汗、盗汗为重。

(2) 自汗、盗汗与战汗 战汗主要出现于急性热病过程中，表现为突然恶寒战栗、全身汗出、发热、口渴、烦躁不安，为邪正交争的征象；若汗出之后，热退脉静，气息调畅，为正气拒邪，病趋好转。战汗与阴阳失调、营卫不和之自汗、盗汗迥然有别。

(3) 自汗、盗汗与黄汗 黄汗汗出色黄，染衣着色，常伴见口中黏苦、渴不欲饮、小便不利、苔黄腻、脉弦滑等湿热内郁之症，可以为自汗、盗汗中的邪热郁蒸型，但汗出色黄的程度较重。

3. 其他治疗方法

(1) 单方验方

① 敛汗固表汤：炙黄芪、党参、煅牡蛎各 15g，麻黄根、瘪桃干、浮小麦各 10g，五味子、炙甘草各 6g。水煎热服，1 天 1 剂。用于肺卫不固型自汗、盗汗。

② 虚汗汤：黄芪、浮小麦各 30g，麻黄根 12g，大枣 5 枚。水煎服，1 天 1 剂，分 2～3 次温服。用于肺卫不固型自汗、盗汗。

③ 芪牡盗汗汤：黄芪、生地黄、龙骨、牡蛎各 15g，白芍 12g，五味子、地骨皮各 10g，浮小麦 20g。水煎服，1 天 1 剂。用于阴虚火旺型自汗、盗汗。

(2) 外治法

① 取川芎、白芷、藁本各 30g，米粉 90g。将上药研为末，用绵包裹，扑于身上。

② 取麻黄根、煅牡蛎各 30g，赤石脂、龙骨各 15g。将上药研为末，以绢袋盛贮，如扑粉用之。适用于自汗、盗汗。

③ 取五倍子研末，用少许水调成糊状，睡前置于脐中，外用纱布固定。适用于盗汗。

④ 取浮小麦 100g，水煎，擦身。适用于自汗、盗汗。

⑤ 取白矾、葛根各 20g，煎水洗手足，每天数次。主治手足汗多。

(3) 饮食疗法

① 黄芪大枣猪瘦肉汤：取黄芪 30g、大枣 20 枚、猪瘦肉 100g，煮汤服食。适用于肺卫不固之自汗。

② 乌豆圆肉大枣汤：取乌豆（黑豆）50g、龙眼肉 15～20g、大枣 30g，煮汤服食。适用于肺卫不固之汗证。

③ 韭菜汤：取韭菜 150g，煮汤加盐调味服食。适用于盗汗。

④ 牡蛎汤：取牡蛎肉 30g，煮汤服食。适用于心血不足之盗汗。

(4) 中成药疗法 知柏地黄丸，每次 9g，每天 3 次，用于阴虚火旺型自汗、盗汗；归脾丸，每次 9g，每天 3 次，用于心血不足型自汗、盗汗。

三十七、虚劳

虚劳又称虚损，是以脏腑亏损、气血阴阳虚衰、久虚不复成劳为主要病机，以五脏虚证为主要临床表现的多种慢性虚弱证候的总称。虚劳涉及的内容很广，可以说是中医内科中范围最广的一个病证。凡属多种慢性虚弱性疾病，发展至严重阶段，以脏腑气血阴阳亏损为主要表现的病证，均属于本病证的范围。虚劳不同证型的辨证依据及施治见表 2-37。

表 2-37　虚劳不同证型的辨证依据及施治

证型	辨证依据		施治	
	要点	主症	治法	方药
气虚-肺气虚证	短气自汗，易感	咳嗽无力，痰液清稀，短气自汗，声音低怯，时寒时热，平素易于感冒，面色白	补益肺气	补肺汤加减(人参15g、黄芪15g、北沙参15g、熟地黄10g、五味子6g、百合15g)
气虚-心气虚证	心悸，气短，疲倦	心悸，气短，劳则尤甚，神疲体倦，自汗	益气养心	七福饮加减(人参15g、白术10g、炙甘草5g、熟地黄15g、当归10g、酸枣仁15g、远志10g)
气虚-脾气虚证	食少，乏力，便溏	饮食减少，食后胃脘不舒，倦怠乏力，大便溏薄，面色萎黄	健脾益气	加味四君子汤加减(人参15g、黄芪15g、白术10g、甘草5g、茯苓10g、白扁豆10g)
气虚-肾气虚证	小便频数而清	神疲乏力，腰膝酸软，小便频数而清，白带清稀，舌质淡，脉弱	益气补肾	大补元煎加减(人参15g、山药30g、炙甘草5g、杜仲10g、山茱萸10g、熟地黄10g、枸杞子10g、当归10g)

证型	辨证依据		施治	
	要点	主症	治法	方药
血虚-心血虚证	心悸,健忘,失眠	心悸征忡,健忘,失眠,多梦,面色不华	养血宁心	养心汤加减(人参15g、黄芪15g、茯苓10g、五味子6g、甘草5g、当归10g、川芎10g、柏子仁10g、酸枣仁15g、远志10g、肉桂5g、半夏9g)
血虚-肝血虚证	肢体麻木,惊惕肉𥆧	头晕,目眩,胁痛,肢体麻木,筋脉拘急,或惊惕肉𥆧,妇女月经不调甚则闭经,面色不华	补血养肝	四物汤加减(熟地黄15g、当归10g、白芍10g、川芎10g、黄芪15g、党参15g、白术10g)
阴虚-肺阴虚证	咽燥,潮热,盗汗	干咳,咽燥,甚或失音,咯血,潮热,盗汗,面色潮红	养阴润肺	沙参麦冬汤加减(北沙参15g、麦冬10g、玉竹10g、天花粉15g、桑叶10g、甘草5g)
阴虚-心阴虚证	心悸,潮热,盗汗	心悸,失眠,烦躁,潮热,盗汗,或口舌生疮,面色潮红	滋阴养心	天王补心丹加减(生地黄15g、玄参10g、麦冬10g、天冬10g、人参15g、茯苓10g、五味子6g、当归10g、丹参15g、柏子仁10g、酸枣仁15g、远志10g)
阴虚-脾胃阴虚证	不思饮食,大便燥结	口干唇燥,不思饮食,大便燥结,甚则干呕,呃逆,面色潮红	养阴和胃	益胃汤加减(北沙参15g、麦冬10g、生地黄10g、玉竹10g、白芍10g、乌梅10g、甘草5g、谷芽15g、鸡内金10g、玫瑰花10g)

证型	辨证依据		施治	
	要点	主症	治法	方药
阴虚-肝阴虚证	急躁易怒,面色潮红	头痛,眩晕,耳鸣,目干畏光,视物不明,急躁易怒,或肢体麻木,筋惕肉瞤,面潮红	滋养肝阴	补肝汤加减(生地黄15g、当归10g、白芍10g、川芎10g、木瓜10g、甘草5g、山茱萸10g、何首乌15g)
阴虚-肾阴虚证	腰酸,耳鸣,口干	腰酸,遗精,两足痿弱,眩晕,耳鸣,甚则耳聋,口干,咽痛,颧红,舌质红少津,脉沉细	滋补肾阴	左归丸加减(熟地黄15g、龟甲胶10g、枸杞子10g、山药30g、菟丝子10g、牛膝10g、山茱萸10g、鹿角胶10g)
阳虚-心阳虚证	心悸,自汗,胸闷	心悸,自汗,神倦嗜卧,心胸憋闷疼痛,形寒肢冷,面色苍白	益气温阳	保元汤加减(人参15g、黄芪15g、肉桂10g、甘草5g、生姜3片)
阳虚-脾阳虚证	食少,形寒,倦怠,便溏	面色萎黄,食少,形寒,神倦乏力,少气懒言,大便溏薄,肠鸣腹痛,每因受寒或饮食不慎而加剧	温中健脾	附子理中汤加减(党参15g、白术10g、甘草5g、附子10g、干姜6g)
阳虚-肾阳虚证	腰背酸痛,畏寒肢冷	腰背酸痛,遗精,阳痿,多尿或不禁,面色苍白,畏寒肢冷,下利清谷或五更泄泻,舌质淡胖、有齿痕	温补肾阳	右归丸加减(附子10g、肉桂6g、杜仲10g、山茱萸10g、菟丝子10g、鹿角胶10g、熟地黄15g、山药15g、枸杞子10g、当归10g)

1. 辨证要点

(1) 辨别五脏气血阴阳亏虚 虚劳的证候虽多,但总不离乎五脏,而五脏之辨,又不外乎气、血、阴、阳,故对虚劳的辨证应以气、血、阴、阳为纲,五脏虚候为目。正如《杂病源流犀烛·虚损痨疗源流》所说："五脏虽分，而五脏所藏无非精气，其所以致损者有四：曰气虚，曰血虚，曰阳虚，曰阴虚"，"气血阴阳各有专主，认得真确，方可施治"。因为气血同源、阴阳互根、五脏相关，所以由各种原因所致的虚损往往互相影响，由一虚渐致两虚，由一脏而累及他脏，使病情趋于复杂和严重，辨证时应注意。

(2) 辨有无兼夹病证 虚劳一般均有较长的病程，辨证论治时还应注意有无兼夹病证，尤其应注意下述三种情况。

① 因病致虚、久虚不复者，应辨明原有疾病是否还继续存在。如因热病、寒病或瘀结致虚者，应辨明原发疾病是否已经治愈。

② 有无因虚致实的表现。如因气虚运血无力，形成瘀血；脾气虚不能运化水湿，以致水湿内停等。

③ 是否兼夹外邪。虚劳之人由于卫外不固，易感外邪为患，且感邪之后不易恢复，治疗用药也与常人感邪有所不同。

2. 鉴别诊断

(1) 虚劳与肺痨 在唐代以前，尚未将这两种病证加以区分，一般都统括在虚劳之内。宋代以后，对虚劳与肺痨的区别有了明确的认识。两者鉴别的要点是：肺痨系正气不足而被痨虫侵袭所致，主要病位在肺，具有传染性，以阴虚火旺为其病理特点，以咳嗽、咳痰、咯血、潮热、盗汗、消瘦为主要临床症状；而虚劳则由多种原因所导致，久虚不复，病程较长，无传染性，以脏腑气、血、阴、阳亏虚为其基本病机，分别出现五脏气、血、阴、阳亏虚的多种症状。

(2) 虚劳与其他疾病的虚证 虚劳与内科其他病证中的虚证在临床表现、治疗方药方面有类似之处，两者主要区别有二：①虚劳的各种证候，均以出现一系列精气亏虚的症状为特征，而其他病证的虚证则各以其病证的主要症状为突出表现。例如：眩晕一证的气血亏虚型，虽有气血亏虚的症状，但以眩晕为最突出、最基本的表现；水肿一证的脾阳不振型，虽有脾阳亏虚的症状，但以水肿为最突出、最基本的表现。②虚劳的病程较长，程度更重，往往涉及多脏甚至整体；其他病证中的虚证虽然也以久病属虚者为多，但亦有病程较短而呈现虚证者，且病变脏器单一。例如，泄泻一证的脾胃虚弱型，以泄泻伴有脾胃亏虚的症状为主要表现。

3. 其他治疗方法

(1) 饮食疗法

① 鳖鱼骨髓汤：取鳖鱼 1 条（去内脏）、猪脊髓 150g、生姜 3 片，加水共煲至烂熟，加盐调味服食。适用于阴虚虚劳。

② 人参炖乌鸡：取人参 12～15g、乌鸡肉 250g（去皮骨）、生姜 3 片，放入炖盅内并加清水适量，隔水炖 2 小时，加盐调味服食。适用于气虚虚劳。

③ 当归生姜羊肉汤：取当归 30g、羊肉 250g、生姜 15g，加适量水煮至羊肉烂熟为止，加盐调味，吃肉饮汤。适用于血虚虚劳。

④ 熟附生姜炆狗肉：取熟附子 15～20g、狗肉 500～1000g（切块）、生姜 15g、蒜头、花生油各适量。先用蒜头、生姜、花生油起锅，再加水及熟附子、狗肉，煮 2 小时至狗肉烂熟，调味分多餐服食。适用于阳虚虚劳。

(2) 中成药疗法　补中益气丸，每次 9g，每天 3 次，用于脾气虚证。当归补血丸，每次 9g，每天 3 次，用于心血虚证。六味地黄丸，每次 9g，每天 3 次；或河车大造丸，每天 2 次，均可用于肾阴虚证。济生肾气丸，每次 9g，每天 3 次，用于肾阳虚证。

三十八、肥胖

肥胖是由多种原因导致体内膏脂堆积过多，体重异常增加，并伴有头晕乏力、神疲懒言、少动气短等症状的一类病症。肥胖不同证型的辨证依据及施治见表 2-38。

表 2-38　肥胖不同证型的辨证依据及施治

证型	辨证依据		施治	
	要点	主症	治法	方药
胃热滞脾证	消谷善饥，胃脘灼痛、嘈杂	多食，消谷善饥，形体肥胖，脘腹胀满，面色红润，心烦头昏，口干口苦，胃脘灼痛、嘈杂，得食则缓，舌质红苔黄腻，脉弦滑	清胃泻火，佐以消导	小承气汤合保和丸加减（大黄 10g、连翘 10g、黄连 10g、枳实 10g、厚朴 10g、山楂 30g、神曲 10g、莱菔子 10g、陈皮 10g、半夏 10g、茯苓 12g）

证型	辨证依据		施治	
	要点	主症	治法	方药
痰湿内盛证	身体重着，肢体困倦	形盛体胖，身体重着，肢体困倦，胸膈痞满，痰涎壅盛，头晕目眩，口干而不欲饮，嗜食肥甘醇酒，神疲嗜卧，苔白腻或白滑，脉滑	燥湿化痰，理气消痞	导痰汤加减（半夏9g、制南星6g、生姜3片、橘红10g、枳实10g、冬瓜皮15g、泽泻10g、决明子15g、莱菔子10g、白术10g、茯苓10g、甘草5g）
脾虚不运证	神疲乏力，身体困重	肥胖臃肿，神疲乏力，身体困重，胸闷脘胀，四肢轻度浮肿，晨轻暮重，劳累后明显，饮食如常或偏少，既往多有暴饮暴食史，小便不利，便溏或便秘，舌质淡胖、边有齿印，苔薄白或白腻，脉濡细	健脾益气，渗利水湿	参苓白术散合防己黄芪汤加减（党参15g、黄芪15g、茯苓10g、白术10g、大枣10g、桔梗10g、山药30g、扁豆10g、薏苡仁15g、莲子肉10g、陈皮10g、砂仁5g、防己10g、猪苓10g、泽泻10g、车前子15g）
脾肾阳虚证	颜面虚浮，畏寒肢冷，自汗气喘	形体肥胖，颜面虚浮，神疲嗜卧，气短乏力，腹胀便溏，自汗气喘，动则更甚，畏寒肢冷，下肢浮肿，小便昼少夜频，舌质淡胖，苔薄白，脉沉细	温补脾肾，利水化饮	真武汤合苓桂术甘汤加减（附子10g、桂枝10g、茯苓10g、白术10g、白芍10g、甘草5g、生姜3片）

1. 辨证要点

（1）辨标本虚实 本病多为标实本虚之候，本虚要辨明气虚、还是阳虚，标实要辨明痰湿、水湿及瘀血之不同。

（2）辨明脏腑病位 肥胖有在脾、在肾、在心肺的不同，临证时需加详辨。肥胖病变与脾关系最为密切，临床症见身体重着、神疲乏力、腹大胀满、头沉胸闷，或有恶心、痰多者，病变主要在脾；病久累及肾，症见腰膝酸软疼痛、动则气喘、嗜睡、形寒肢冷、下肢浮肿、夜尿频多；病在心肺者，则见心悸气短、少气懒言、神疲自汗等。

2. 鉴别诊断

(1) 肥胖与水肿　水肿严重时，体重亦增加，也可出现肥胖的伴随症状，但水肿以颜面及四肢浮肿为主，严重者可见腹部胀满、全身皆肿，与本病症状有别；水肿经治疗病理性水湿排出体外后，体重可迅速减轻，降至正常，肥胖患者体重减轻则相对较缓。

(2) 肥胖与黄胖　黄胖由肠道寄生虫与食积所致，以面部黄胖肿大为特征，与肥胖迥然有别。

3. 其他治疗方法

(1) 单方验方

① 炒薏苡仁 150g，大腹皮、冬瓜皮、茯苓、炒苍术、炒白术各 100g，陈皮 80g。制用法：将上药研为极细末，过 120 目筛，水泛为细小丸，每次服 8g（约 40 粒），每天 3 次。本方为 1 料药。服药 1 料后，可续服 2～3 料。

② 白芍 20g，泽泻、汉防己、乌梅、荷叶、茯苓、黄柏各 10g，柴胡 8g。将上药用水煎 3 次后合并药液，分早、晚 2 次口服。待体重接近正常标准时，可按上述处方配成蜜丸，每丸重 9g。每天 2 丸，分 2 次口服。

(2) 针灸疗法　对单纯上腹部肥胖，以建里为中心，针刺四周，双侧天枢、梁门；单纯中腹部肥胖，以中点神阙为中心，针刺四周，双侧天枢、外陵；单纯下腹部肥胖，以下点石门为中心，针刺四周，双侧水道、外陵。患者仰卧，用 28 号 4 寸毫针，沿皮下脂肪层呈 15°角向中心点斜刺，大幅度提插捻转，采用泻法。留针 30 分钟，10 分钟行针 1 次。起针后以手掌作用于上（中、下）腹部，按顺时针方向轻揉 49 次。每周针 2～3 次，10 次为 1 个疗程。

(3) 中成药疗法　枳实导滞丸，每天 2 次，每次 4.5g，吞服，适用于肥胖胃热大便秘结者或气滞痰凝便秘者；金匮肾气丸，每天 2 次，每次 4.5g，吞服，适用于肥胖脾肾阳虚者。

(4) 饮食疗法

① 取生山楂 15g、荷叶 12g，共研粗末，加水煎 3 次，取汁浓缩。每天 1 剂，当茶饮。也可不研粗末，直接煎服。

② 取荷叶 15g、车前草 30g，用水煎。每天早晨起床后及晚睡前各服 1 次，30 天为 1 个疗程，每隔 1 个疗程停药 2 周，共服 2～3 个疗程。

三十九、痹证

痹证是由于风、寒、湿、热等邪气闭阻经络，影响气血运行，导致肢体筋骨、关节、肌肉等处发生疼痛、重着、酸楚、麻木，或关节屈伸不利、僵硬、肿大、变形等症状的一种疾病。轻者病在四肢关节肌肉，重者可内舍于脏。痹证不同证型的辨证依据及施治见表 2-39。

表 2-39　痹证不同证型的辨证依据及施治

证型	辨证依据		施治	
	要点	主症	治法	方药
风寒湿痹-行痹	疼痛呈游走性	肢体关节、肌肉疼痛酸楚，屈伸不利，可涉及肢体多个关节，疼痛呈游走性，初起可有恶风、发热等表证，舌苔薄白，脉浮或浮缓	祛风通络，散寒除湿	防风汤加减（防风 10g、麻黄 6g、桂枝 10g、葛根 30g、当归 10g、茯苓 10g、生姜 3 片、大枣 10g、甘草 5g）
风寒湿痹-痛痹	痛势较剧，部位固定	肢体关节疼痛，痛势较剧，部位固定，遇寒则痛甚，得热则痛缓，关节屈伸不利，局部皮肤或有寒冷感，舌质淡，舌苔薄白，脉弦紧	散寒通络，祛风除湿	乌头汤加减（制川乌 10g、麻黄 10g、白芍 15g、甘草 5g、蜂蜜 60g、黄芪 15g）
风寒湿痹-着痹	肌肉酸楚，肿胀散漫	肢体关节、肌肉酸楚、重着、疼痛，肿胀散漫，关节活动不利，肌肤麻木不仁，舌质淡，舌苔白腻，脉濡缓	除湿通络，祛风散寒	薏苡仁汤加减（薏苡仁 30g、苍术 10g、甘草 5g、羌活 10g、独活 10g、麻黄 6g、桂枝 10g、制川乌 10g、当归 10g、川芎 10g）

证型	辨证依据		施治	
	要点	主症	治法	方药
风湿热痹	灼热红肿，痛不可触	游走性关节疼痛，可涉及一个或多个关节，活动不便，局部灼热红肿、痛不可触、得冷则舒，可有皮下结节或红斑，常伴有发热、恶风、汗出、口渴、烦躁不安等全身症状，舌质红，舌苔黄或黄腻，脉滑数或浮数	清热通络，祛风除湿	白虎加桂枝汤合宣痹汤加减（生石膏30g、知母10g、黄柏10g、连翘10g、桂枝10g、防己10g、杏仁10g、薏苡仁15g、滑石15g、赤小豆30g、蚕沙10g）
痰瘀痹阻证	关节僵硬、变形，病程长	痹证日久，肌肉关节刺痛、固定不移，或关节肌肤紫暗、肿胀、按之较硬，肢体顽麻或重着，或关节僵硬、变形、屈伸不利，有硬节、瘀斑，面色暗黧，眼睑浮肿，或胸闷痰多，舌质紫暗或有瘀斑，舌苔白腻，脉弦涩	化痰行瘀，蠲痹通络	双合汤加减（桃仁6g、红花10g、当归10g、川芎10g、白芍10g、茯苓10g、半夏9g、陈皮10g、白芥子6g、竹沥30ml）
肝肾两虚证	腰膝酸软，肌肉瘦削	痹证日久不愈，关节屈伸不利，肌肉瘦削，腰膝酸软，或畏寒肢冷、阳痿、遗精，或骨蒸劳热、心烦口干，舌质淡红，舌苔薄白或少津，脉沉细弱或细数	培补肝肾，舒筋止痛	补血荣筋丸加减（熟地黄15g、肉苁蓉15g、五味子6g、鹿茸5g、菟丝子10g、牛膝10g、杜仲10g、桑寄生10g、天麻10g、木瓜10g）

1. 辨证要点

痹证的辨证，一是要辨邪气的偏盛，二是要辨别虚实。临床痹痛游走不定者为行痹，属风邪盛；痛势较甚、痛有定处、遇寒加重者为痛痹，属寒邪盛；关节酸痛、重着、漫肿者为着痹，属湿邪盛；关节肿胀、肌肤掀红、灼热疼痛者为热痹，属热邪盛；关节疼痛日久、肿胀局限，或见皮下结节者为痰；关节肿胀、僵硬、疼痛不移，肌肤紫暗或有瘀斑等为瘀。一般说来，痹证新发，风、寒、湿、热之邪明显者为实；痹证日久，耗伤气血，损及脏腑，肝肾不足者为虚；病程缠绵，日久不愈，常为痰瘀互结，肝肾亏虚之虚实夹杂证。

2. 鉴别诊断

痹证与痿证 痹证是由风、寒、湿、热之邪流注肌腠经络，痹阻筋脉关节而致，鉴别要点首先在于痛与不痛。痹证以关节疼痛为主；而痿证则为肢体力弱，无疼痛症状。其次，要观察肢体的活动障碍。痿证是无力运动；痹证是因痛而影响活动。再者，部分痿证病初即有肌肉萎缩；而痹证则是由于疼痛甚或关节僵直不能活动，日久废而不用导致肌肉萎缩。

3. 其他治疗方法

(1) 单方验方

① 当归、杜仲、干姜、黄芪各 20g，独活 25g，羌活、透骨草、秦艽各 15g，桂枝、制附片、伸筋草、苍术、桑寄生、露蜂房各 10g，威灵仙 12g。将药物用温水浸泡半小时后，加水 2000ml，煎至1500ml，取药液熏蒸患处，每次 15～30 分钟，连续 7 天。休息 1～2天，20 天为 1 个疗程。适用于风寒湿痹偏痛痹者。

② 地骨皮、知母各 12g，川牛膝、土茯苓、玄参、蚕沙各 10g，杜仲、黄柏、苍术、生地黄、伸筋草、夜交藤各 15g，桑枝 30g，忍冬藤 20g。将药物用温水浸泡半小时后，加水 2000ml，煎至 1500ml，取药液熏蒸患处，每次 15～30 分钟，连续 7 天。休息 1～2 天，20 天为1 个疗程。适用于肝肾两虚型痹证。

(2) 针灸疗法 局部取穴并根据部位循经选穴。主穴：肩部，取穴肩髃、肩髎；肘部，取穴曲池、天井、尺泽、少海、小海；腕部，取穴阳池、外关、阳溪、腕骨；脊背，取穴大椎、身柱、腰阳关、夹脊；髀部，取穴环跳、居髎、秩边；股部，取穴伏兔、殷门、承扶、风市；膝部，取穴膝眼、梁丘、阳陵泉、膝阳关；踝部，取穴申脉、照海、昆仑、丘墟。行痹，加膈俞、血海；痛痹，加肾俞、关元；着痹，加阴陵泉、足三里；热痹，加大椎、曲池。实证用泻法，虚证用补法。行痹、痛痹、着痹可加灸。

(3) 外敷疗法 风痛散：将桂枝、细辛、白芷等药按一定比例研细末，纳入铁砂，透膜包裹，外敷，1 天 1 次。

(4) 熏洗疗法

① 川乌 15g，草乌 15g，生附子（先煎）15g，半夏 15g，洋金花 3～6g，冰片 6g。煎汤熏洗，1 次 30～60 分钟，1 天 2 次；或研末，用水或黄酒或醋调成薄饼，外敷肿痛关节处，1 天 1 次。适用于痹证寒湿偏胜者。

② 半夏 30g，天南星 30g，丁香 9g，乳香、没药各 6g，肉桂 10g，冰片 6g。煎汤熏洗，1 次 30～40 分钟，1 天 2 次；或研末，用水或黄酒或醋调成薄饼，外敷肿痛关节处，1 天 1 次。适用于痹证痰瘀互结者。

(5) 穴位注射疗法　用木瓜注射液或红花注射液，或复方当归注射液，在病痛部位选穴每穴注入 0.5～0.8ml，以疏经通络止痛。注意勿注入关节腔内。每隔 1～3 天注射 1 次。

四十、痉证

痉证是以项背强直，四肢抽搐，甚至口噤、角弓反张为主要临床表现的一种病证，古亦称为"痉"。现代医学中各种原因引起的热性惊厥以及某些中枢神经系统病变，如流行性脑脊髓膜炎、流行性乙型脑炎、中毒性脑病、脑脓肿、脑寄生虫病、脑血管疾病等出现痉证表现，符合本病临床特征者均可参照本节辨证论治。痉证不同证型的辨证依据及施治见表 2-40。

表 2-40　痉证不同证型的辨证依据及施治

证型	辨证依据		施治	
	要点	主症	治法	方药
邪壅经络证	项背强直，恶寒发热	头痛，项背强直，恶寒发热，无汗或汗出，肢体酸重，甚至口噤不能语、四肢抽搐，舌苔薄白或白腻，脉浮紧	祛风散寒，燥湿和营	羌活胜湿汤加减（羌活 10g、独活 10g、防风 10g、川芎 10g、蔓荆子 10g、葛根 30g、白芍 10g、甘草 5g）

证型	辨证依据		施治	
	要点	主症	治法	方药
肝经热盛证	高热头痛，口噤龂齿	高热头痛，口噤龂齿，手足躁动，甚则项背强急，四肢抽搐，角弓反张，舌质红绛，舌苔薄黄或少苔，脉弦细而数	清肝潜阳，息风镇痉	羚角钩藤汤加减（水牛角 30g、钩藤 15g、桑叶 10g、菊花 10g、川贝母 10g、竹茹 10g、茯神 10g、白芍 10g、生地黄 15g、甘草 5g）
阳明热盛证	壮热汗出，腹满便结	壮热汗出，项背强急，手足挛急，甚则角弓反张，腹满便结，口渴喜冷饮，舌质红，苔黄燥，脉弦数	清泄胃热，增液止痉	白虎汤合增液承气汤加减（生石膏 30g、知母 10g、玄参 10g、生地黄 10g、麦冬 10g、大黄 10g、芒硝 10g、粳米 30g、甘草 5g）
心营热盛证	高热烦躁，神昏谵语	高热烦躁，神昏谵语，项背强急，四肢抽搐，甚则角弓反张，舌质红绛，苔黄少津，脉细数	清心透营，开窍止痉	清营汤加减（水牛角 30g、莲子心 10g、淡竹叶 10g、连翘 10g、玄参 10g、生地黄 15g、麦冬 10g）
痰浊阻滞证	头痛昏蒙，呕吐痰涎	头痛昏蒙，神识呆滞，项背强急，四肢抽搐，胸脘满闷，呕吐痰涎，舌苔白腻，脉滑或弦滑	豁痰开窍，息风止痉	导痰汤加减（半夏 9g、石菖蒲 10g、陈皮 10g、胆南星 6g、竹沥 30ml、枳实 10g、茯苓 10g、白术 10g、全蝎 3g、地龙 10g、蜈蚣 1 条）
阴血亏虚证	抽搐或筋惕肉瞤，或低热	项背强急，四肢麻木，抽搐或筋惕肉瞤，直视口噤，头目昏眩，自汗，神疲气短，或低热，舌质淡或舌质红无苔，脉细数	滋阴养血，息风止痉	四物汤合大定风珠加减（生熟地黄 15g、白芍 10g、麦冬 10g、阿胶 10g、五味子 6g、当归 10g、麻子仁 15g、生龟甲 30g、生鳖甲 30g、生牡蛎 30g、鸡子黄 1 个）

1. 辨证要点

(1) 辨外感与内伤 在临床辨证中，首先要根据痉证的特征，确定患者是属于外感致痉，还是内伤致痉。外感致痉多有恶寒、发热、脉浮等表证，即使热邪直中，可无恶寒，但必有发热；内伤发痉则多无恶寒发热。

(2) 辨虚证与实证 颈项强直、牙关紧闭、角弓反张、四肢抽搐频繁有力而幅度较大者，多属实证，多由外感或瘀血、痰浊所致；手足蠕动，或抽搐时休时止，神疲倦怠，多属虚证，多由内伤所致气血阴津不足。

2. 鉴别诊断

(1) 痉证与痫证 痫证是一种发作性的神志异常的疾病，其大发作的特点为突然仆倒、昏不知人、口吐涎沫、两目上视、四肢抽搐，或口中如作猪羊声，大多发作片刻即自行苏醒，醒后如常人。鉴别要点是：痫证多为突然发病，其抽搐、痉挛症状发作片刻可自行缓解，既往有类似发病史；痉证的抽搐、痉挛发作多呈持续性，不经治疗难以自行恢复，多有发热、头痛等伴发症状。

(2) 痉证与厥证 厥证是由于阴阳失调，气机逆乱，以致出现以突然昏倒、不省人事、四肢逆冷为主要表现的一种病证。厥证以四肢逆冷，无项背强硬、四肢抽搐等表现为其鉴别要点。

(3) 痉证与中风 中风以突然昏仆，不省人事；或不经昏仆，而表现为以半身不遂、口舌㖞斜为主要特点。痉证以项背强急、四肢抽搐、无偏瘫症状为临床特点。

(4) 痉证与颤证 颤证是一种慢性疾病过程，以头颈、手足不自主颤动、振摇为主要症状，手足颤抖动作幅度小、频率较快，多呈持续性，无发热、神昏等症状；痉证肢体抽搐幅度大，抽搐多呈持续性，有时伴短阵性间歇手足屈伸牵引、弛纵交替，部分患者可有发热、两目上视、神昏等症状，再结合病史分析，二者不难鉴别。

(5) 痉证与破伤风 破伤风古称"金疮痉"，现属外科疾病范畴。因金疮破伤，伤口不洁，感受风毒之邪致痉，临床表现为项背强急、四肢抽搐、角弓反张，发痉多始于头面部，见肌肉痉挛、口噤、苦笑面容，逐渐延及四肢或全身，病前有金疮破伤、伤口不洁病史，可与痉证鉴别。

3. 其他治疗方法

针灸疗法：

① 泻少商、风府、大椎、昆仑、合谷，补血海。

② 严重者泻十宣、水沟、百会。

四十一、痿证

痿证是指肢体筋脉弛缓、软弱无力、不能随意运动，或伴有肌肉萎缩的一种病证。临床以下肢痿弱较为常见，亦称"痿躄"。痿证不同证型的辨证依据及施治见表2-41。

表 2-41　痿证不同证型的辨证依据及施治

证型	辨证依据		施治	
	要点	主症	治法	方药
肺热津伤证	发热、咳嗽、咽痛，热病之后出现	发病急，病起发热，或热后突然出现肢体软弱无力，可较快发生肌肉瘦削，皮肤干燥，心烦口渴，咳呛少痰，咽干不利，小便黄赤或热痛，大便干燥，舌质红，苔黄，脉细数	清热润燥，养阴生津	清燥救肺汤加减（北沙参 10g、西洋参 10g、麦冬 10g、生甘草 5g、阿胶 10g、胡麻仁 15g、生石膏 15g、霜桑叶 10g、苦杏仁 10g、炙枇杷叶 10g）
湿热浸淫证	肢体困重、痿软无力、扪及微热	起病较缓，逐渐出现肢体困重、痿软无力，尤以下肢或两足痿软为甚，兼见微肿、手足麻木，扪及微热，喜凉恶热，或有发热、胸脘痞闷，小便赤涩热痛，舌质红，舌苔黄腻，脉濡数或滑数	清热利湿，通利经脉	加味二妙散加减（苍术 10g、黄柏 10g、草薢 15g、防己 10g、薏苡仁 30g、蚕沙 10g、木瓜 10g、牛膝 10g、龟甲 30g）

证型	辨证依据		施治	
	要点	主症	治法	方药
脾胃虚弱证	神疲肢倦,少气懒言,纳呆便溏	起病缓慢,肢体软弱无力逐渐加重,神疲肢倦,肌肉萎缩,少气懒言,纳呆便溏,面色㿠白或萎黄无华,面浮,舌质淡苔薄白,脉细弱	补中益气,健脾升清	参苓白术散合补中益气汤加减(人参10g、白术10g、山药15g、扁豆10g、莲子肉10g、甘草5g、大枣10g、黄芪15g、当归10g、薏苡仁30g、茯苓10g、砂仁5g、陈皮10g、升麻10g、柴胡10g、神曲10g)
肝肾亏损证	腰膝酸软,大肉渐脱	起病缓慢,渐见肢体痿软无力,尤以下肢明显,腰膝酸软,不能久立,甚至步履全废、腿胫大肉渐脱,或伴有眩晕耳鸣,舌咽干燥、遗精或遗尿,或妇女月经不调,舌质红少苔,脉细数	补益肝肾,滋阴清热	虎潜丸加减[虎骨(用狗骨代)30g、牛膝15g、熟地黄15g、龟甲30g、知母10g、黄柏10g、锁阳10g、当归10g、白芍10g、陈皮10g、干姜6g]
脉络瘀阻证	青筋显露,肌肤甲错	久病体虚,四肢痿弱,肌肉瘦削,手足麻木不仁,四肢青筋显露,可伴有肌肉活动时隐痛不适,舌痿不能伸缩,舌质暗紫或有瘀点、瘀斑,脉细涩	益气养营,活血行瘀	圣愈汤合补阳还五汤加减(人参15g、黄芪15g、当归10g、川芎10g、熟地黄15g、白芍10g、川牛膝10g、地龙10g、桃仁6g、红花10g、鸡血藤30g)

1. 辨证要点

痿证辨证,重在辨脏腑病位,审标本虚实。痿证初起,症见发热、咳嗽、咽痛,或在热病之后出现肢体软弱不用者,病位多在肺;凡见四肢痿软、食少便溏、面浮、下肢微肿、纳呆腹胀,病位多在脾胃；凡以下肢痿软无力明显，甚则不能站立，腰脊酸软，头晕耳鸣，遗精阳痿，月经不调，咽干目眩，病位多在肝肾。

痿证以虚为本，或本虚标实。因感受温热毒邪或湿热浸淫者，多急性发病，病程发展较快，属实证；热邪最易耗津伤正，故疾病早期就常见虚实错杂；内伤积损，久病不愈，主要为肝肾阴虚和脾胃虚弱，多属虚证，但又常兼夹郁热、湿热、痰浊、瘀血，而虚中有实；跌打损伤，瘀阻脉络或痿证日久，气虚血瘀，也属常见。

2. 鉴别诊断

(1) 痿证与偏枯　偏枯亦称半身不遂，是中风症状，病见一侧上下肢偏废不用，常伴有语言謇涩、口眼㖞斜，久则患肢肌肉枯瘦，其瘫痪是由于中风而致，临床上二者不难鉴别。

(2) 痿证与痹证　痹证后期，由于肢体关节疼痛、不能运动，肢体长期废用，亦有类似痿证之瘦削枯萎者。但痿证肢体关节一般不痛，痹证则均有疼痛，其病因病机、治法也不相同，应予鉴别。

3. 其他治疗方法

(1) 单方验方
① 桑枝苡仁合剂：老桑枝 60g，忍冬藤 50g，薏苡仁 30g。水煎，分 2 次服。用于湿热浸淫型痿证。

② 黄芪羊藿山药汤：黄芪、淫羊藿各 60g，山药、党参、茯苓、白术、当归各 9g，柴胡、升麻各 5g。水煎服。用于脾胃虚弱型痿证。

(2) 针灸疗法　主穴：上肢取肩髃、曲池、合谷、阳溪；下肢取髀关、梁丘、足三里、解溪。肺热者加尺泽、肺俞；湿热者加阳陵泉、脾俞；肝肾阴亏者加肝俞、肾俞、悬钟、阳陵泉。肺热或湿热明显者，单针不灸，用泻法；肝肾阴亏、气血不足者，针灸同施，用补法。

(3) 推拿疗法　上肢拿肩井筋，揉捏臂臑、手三里、合谷部肌筋，点肩髃、曲池等穴，搓揉臂肌来回数遍；下肢拿阴廉、承山、昆仑筋，揉捏伏兔、承扶、肛门部肌筋，点腰阳关、环跳、足三里、委中、犊鼻、解溪、内庭等穴，搓揉股肌来回数遍。

(4) 中成药疗法　虎潜丸，每次 1 丸，每天 3 次；健步丸，每次 1 丸，每天 2 次，均可用于肝肾亏损型痿证。二妙丸，每次 6g，每天

3 次，用于湿热浸淫型痿证。

（5）饮食疗法

① 取大麦（去皮）60g、薏苡仁 60g、土茯苓 90g，同煎为粥，煮熟后去土茯苓，常服。主治湿热浸淫型痿证。

② 取烤干牛骨髓粉 300g、黑芝麻 300g，略炒香后研为细末，加白糖适量合拌。每次服 9g，每天 2 次。适用于肝肾亏损型痿证。

③ 取黄芪 50g，猪脊骨适量，水煎，加盐调味服食。适用于脾胃虚弱型痿证。

四十二、颤证

颤证是以头部或肢体摇动颤抖、不能自制为主要临床表现的一种病证。轻者表现为头摇动或手足微颤，重者可见头部振摇、肢体颤动不止，甚则肢节拘急、失去生活自理能力。本病又称"振掉""颤振""震颤"。颤证不同证型的辨证依据及施治见表 2-42。

表 2-42　颤证不同证型的辨证依据及施治

| 证型 | 辨证依据 | | 施治 | |
	要点	主症	治法	方药
风阳内动证	面赤烦躁，眩晕耳鸣，易激动	肢体颤动粗大、程度较重、不能自制，眩晕耳鸣，面赤烦躁，易激动，心情紧张时颤动加重，伴有肢体麻木、口苦而干，语言迟缓不清、流涎、尿赤、大便干，舌质红，苔黄，脉弦	镇肝息风，舒筋止颤	天麻钩藤饮合镇肝熄风汤加减（天麻10g、钩藤 15g、石决明 15g、代赭石 15g、生龙骨 30g、生牡蛎30g、生地黄 15g、白芍 12g、玄参 10g、龟甲 30g、天冬 15g、怀牛膝 10g、杜仲 10g、桑寄生 10g、黄芪15g、山栀子 10g、夜交藤 20g、茯神 10g）

证型	辨证依据		施治	
	要点	主症	治法	方药
痰热风动证	胸脘痞闷，甚则口吐痰涎	头摇不止，肢麻震颤，重则手不能持物，头晕目眩，胸脘痞闷，口苦口黏，甚则口吐痰涎，舌体胖大、有齿痕，舌质红，舌苔黄腻，脉弦滑数	清热化痰，平肝息风	导痰汤合羚角钩藤汤加减(半夏9g、胆南星6g、竹茹10g、川贝母10g、黄芪15g、羚羊角3g、桑叶10g、钩藤10g、菊花10g、生地黄15g、生白芍10g、甘草5g、橘红10g、茯苓10g、枳实10g)
气血亏虚证	神疲乏力，动则气短，眩晕	头摇肢颤，面色㿠白，表情淡漠，神疲乏力，动则气短，心悸健忘，眩晕，纳呆，舌体胖大，舌质淡红，舌苔薄白滑，脉沉濡无力或沉细弱	益气养血，濡养筋脉	人参养荣汤加减(熟地黄15g、当归10g、白芍10g、人参10g、白术10g、黄芪15g、茯苓10g、炙甘草5g、肉桂6g、天麻10g、钩藤10g、珍珠母15g、五味子6g、远志10g)
髓海不足证	腰膝酸软，失眠心烦，耳鸣，善忘	头摇肢颤，持物不稳，腰膝酸软，失眠心烦，头晕，耳鸣，善忘，老年患者常兼有神呆、痴傻，舌质红苔薄白，或舌质红绛无苔，脉细数	填精补髓，育阴息风	龟鹿二仙膏合大定风珠加减(龟甲30g、鳖甲30g、生牡蛎20g、钩藤10g、鸡子黄1个、阿胶10g、枸杞子10g、鹿角胶10g、熟地黄15g、生地黄10g、白芍10g、麦冬10g、麻仁15g、人参10g、山药20g、茯苓10g、五味子6g、甘草5g)

证型	辨证依据		施治	
	要点	主症	治法	方药
阳气虚衰证	畏寒肢冷，动则气短	头摇肢颤，筋脉拘挛，畏寒肢冷，四肢麻木，心悸懒言，动则气短，自汗，小便清长或自遗，大便溏，舌质淡，舌苔薄白，脉沉迟无力	补肾助阳，温煦筋脉	地黄饮子加减（附子10g、肉桂6g、巴戟天10g、山茱萸10g、熟地黄15g、党参15g、白术10g、茯苓10g、生姜3片、白芍10g、甘草5g）

1. 辨证要点

颤证首先要辨清标本虚实。肝肾阴虚、气血不足为病之本，属虚；风、火、痰、瘀等病理因素多为病之标，属实。一般震颤较剧，肢体僵硬，烦躁不宁，胸闷体胖，遇郁怒而发者，多为实证；颤抖无力，缠绵难愈，腰膝酸软，体瘦眩晕，遇烦劳而加重者，多为虚证。但病久常标本虚实夹杂，临证需仔细辨别其主次偏重。

2. 鉴别诊断

颤证与瘛疭　瘛疭即抽搐，多见于急性热病或某些慢性疾病急性发作，抽搐多呈持续性，有时伴短阵性间歇，手足屈伸牵引，弛纵交替，部分患者可有发热、两目上视、神昏等症状；颤证是一种慢性疾病过程，以头颈、手足不自主颤动、振摇为主要症状，手足颤抖动作幅度小，频率较快，而无肢体抽搐牵引和发热、神昏等症状，再结合病史分析，二者不难鉴别。

3. 其他治疗方法

(1) 单方验方　引火汤：熟地黄90g，巴戟天30g，天冬30g，麦冬30g，茯苓12g，五味子10g，黄柏10g，白芍15g，砂仁15g（后下），炙甘草15g。水煎服，1天1剂。用于阴精不足、虚风内动、虚火上冲所致的颤证。

(2) 针灸疗法

① 头针疗法：一侧肌张力增高为主，肢体抖动不明显者，可取患肢对侧的运动区上1/5及中2/5处；双侧有病者，取双侧运动区上1/5及中2/5处。面部抖动者，加运动区下2/5处；躯体抖动、肌张力增高者，取对侧运动区及舞蹈震颤控制区。

② 体针疗法：取百会、风池、曲池、肝俞、肾俞、膈俞、手三里、合谷、阳陵泉、太冲穴。根据患者不同辨证取配穴。

③ 耳针疗法：常用神门、皮质下、肝、肾、内分泌、三焦、肘、腕、指、膝等穴位。

(3) 推拿疗法 原则：平肝息风，行气活血，疏经通络。主穴取风池、风府、百会、大椎、腰阳关、天门、头维、四神聪、百会、血海、三阴交。根据患者不同辨证取配穴。严格按照步骤进行，手法刚柔相济，每次治疗时间30分钟，每天治疗1次。

(4) 中成药疗法 八珍丸，每次9g，每天3次，用于气血亏虚型颤证；猴枣散，每次1支，每天3次，用于痰热风动型颤证。

(5) 静脉滴注疗法 可选用具有活血化瘀作用的中药注射液静脉滴注，如三七总皂苷、灯盏花素、红花黄色素、疏血通注射液等。

四十三、腰痛

腰痛又称"腰脊痛"，是指由外感、内伤或闪挫导致腰部气血运行不畅，或失于濡养引起以腰脊或脊旁部位疼痛为主要症状的一种病证。腰痛不同证型的辨证依据及施治见表2-43。

表2-43　腰痛不同证型的辨证依据及施治

证型	辨证依据		施治	
	要点	主症	治法	方药
寒湿腰痛	腰部冷痛重着、寒冷和阴雨天加重	腰部冷痛重着、转侧不利，逐渐加重，静卧病痛不减，寒冷和阴雨天则加重，舌质淡，苔白腻，脉沉而迟缓	散寒行湿，温经通络	甘姜苓术汤加减（干姜10g、桂枝10g、甘草5g、牛膝10g、茯苓12g、白术10g、杜仲10g、桑寄生10g、续断10g）

证型	辨证依据		施治	
	要点	主症	治法	方药
湿热腰痛	腰部疼痛、活动后或减轻，身体困重	腰部疼痛、重着而热，暑湿阴雨天气症状加重，活动后或可减轻，身体困重，小便短赤，苔黄腻，脉濡数或弦数	清热利湿，舒筋止痛	四妙丸加减(苍术10g、黄柏10g、薏苡仁30g、木瓜10g、络石藤15g、川牛膝15g)
瘀血腰痛	腰痛如刺，痛有定处	腰痛如刺，痛有定处，痛处拒按，日轻夜重，轻者俯仰不便，重则不能转侧，舌质暗紫或有瘀斑，脉涩。部分患者有跌仆闪挫病史	活血化瘀，通络止痛	身痛逐瘀汤加减(当归10g、川芎10g、桃仁6g、红花10g、香附10g、没药10g、五灵脂10g、地龙10g、牛膝15g)
肾虚腰痛(肾阴虚)	腰部酸软无力，心烦少寐	腰部隐隐作痛，酸软无力，缠绵不愈，心烦少寐，口燥咽干，面色潮红，手足心热，舌质红少苔，脉弦细数	滋补肾阴，濡养筋脉	左归丸加减(熟地黄15g、枸杞子10g、山茱萸10g、山药15g、龟甲胶10g、菟丝子10g、鹿角胶10g、牛膝10g)
肾虚腰痛(肾阳虚)	腰部酸软无力，缠绵不愈，喜温喜按	腰部隐隐作痛，酸软无力，缠绵不愈，局部发凉，喜温喜按，遇劳更甚，卧则减轻，常反复发作，少腹拘急，面色㿠白，肢冷畏寒，舌质淡，脉沉细无力	补肾壮阳，温煦经脉	右归丸加减(肉桂6g、附子10g、鹿角胶10g、杜仲10g、菟丝子10g、熟地黄10g、山药10g、山茱萸10g、枸杞子10g)

1. 辨证要点

腰痛病因主要为外感、内伤与跌仆闪挫。外感者，多起病较急，腰痛明显，常伴有外感症状；内伤者，多起病隐袭，腰部酸痛，病程缠绵，常伴有脏腑症状，多见于肾虚；跌仆闪挫者，起病急，疼痛部位固定，瘀血症状明显，常有外伤史可鉴。

2. 鉴别诊断

（1）腰痛与背痛、尻痛、胯痛 腰痛是指腰背及其两侧部位的疼痛；背痛为背脊以上部位疼痛；尻痛是尻骶部位的疼痛；胯痛是指尻尾以下及两侧胯部的疼痛。疼痛的部位不同，应予区别。

（2）腰痛与肾痹 腰痛是以腰部疼痛为主；肾痹是就腰背强直弯曲、不能屈伸、行动困难而言，多由骨痹日久发展而成。

3. 其他治疗方法

（1）单方验方

① 干姜苍术散：干姜 50g，苍术 10g，当归 15g，95％酒精适量。将上药研细末，过筛，于患部外敷热烤。每天 1 次。用于寒湿腰痛。

② 补肾壮腰汤：熟地黄 20g，山茱萸 15g，山药 15g，杜仲 12g，淫羊藿 15g，狗脊 12g，赤芍 15g，丹参 15g，桑寄生 30g，熟附子 10g，鸡血藤 20g。水煎 2 次，分 2 次服，每天 1 剂。可用于肾虚腰痛。

（2）针灸疗法 一般取肾俞、委中，以及局部腧穴或阿是穴。寒湿者加风府、腰阳关；劳损者加膈俞、次髎；肾虚者加命门、志室、太溪。还可以根据证候的虚实，酌用补泻或平补平泻法，或针灸并用。剧烈腰痛者，可于委中放血，也可于腰部穴位拔火罐。

（3）推拿疗法 先在腰部疼痛处及其周围应用滚法或推法，配合按肾俞、大肠俞、居髎及压痛点，根据辨证加用有关穴位或适当配合相应的动作运动，然后再用按、揉、擦等法。

（4）中成药疗法 舒筋活络丸，每次 1～2 丸，每天 2 次，用于寒湿腰痛；小活络丸，每次 1 丸，每天 2 次，用于湿热腰痛；壮腰补肾丸，每次 10g，每天 3 次，用于肾虚腰痛。

（5）贴敷疗法 当归、川芎、乳香、没药各 30g，醋 300ml。先将诸药在醋中浸泡 4 小时，再移入锅内加热数十沸，然后将纱布放入醋内浸透，趁热敷贴腰痛处，冷则更换，每次连续敷 4～6 小时，每天 1 次。适用于瘀血腰痛。

（6）熨法 肉桂 30g，吴茱萸 90g，生姜 120g，葱白 30g，花椒 60g。将诸药一起炒热，以绢帕包裹，熨痛处，冷则再换。适用于肾虚腰痛。

(7) 饮食疗法

① 杜仲煲猪腰：取杜仲 30g、猪腰 1～2 个，加适量水共煲汤服用。适用于肾虚腰痛。

② 胡椒根煲蛇肉：取胡椒根 50g、蛇肉 250g，共煲汤，调味服食。适用于寒湿腰痛。

第三章

外科疾病辨证施治

一、概述

中医外科学是中医学的一个重要临床学科，内容丰富，包括疮疡、乳房病、瘿、瘤、岩、肛门直肠疾病、外伤性疾病与周围血管病等。在历史上，跌打损伤、金刃刀伤、眼耳鼻喉口腔等病曾属于外科范围。由于医学的发展，分工愈来愈细，以上各病都先后发展分化成了有关专科。

历代中医外科著作颇多，各家所载外科疾病的病名，由于地区不同，方言各异，致使病名不统一；同一性质的疾病因所患部位、阶段、形态等不同而有几个病名，有时一个病名又包括多种性质的疾病。外科疾病名目虽然繁多，但从它的命名依据来看，一般是根据疾病的发病部位、穴位、脏腑、病因、症状、形态、颜色、特性、范围大小、是否传染等命名，有一定规律可循。

以部位命名者，如颈痈、脐痈、乳痈、背疽、手发背。

以穴位命名者，如人中疔、委中毒、环跳疽。

以脏腑命名者，如肠痈、肺痈。

以病因命名者，如冻疮、水火烫伤、破伤风、毒蛇咬伤、漆疮。

以症状命名者，如红丝疔、麻风、黄水疮、瘰疬、乳头破碎。

以形态命名者，如岩、蛇头疔、蝼蛄疖、缠腰火丹、酒渣鼻、鹅掌风。

以颜色命名者，如白癜风、丹毒、白疕。

以疾病特性命名者，如小的为疖，大的为痈，更大的为发。

以传染性命名者，如疫疔。

中医外科疾病致病因素包括外因与内因两个方面。其中，外因者有外感六淫邪毒、感受特殊之毒、外来伤害等，内因者有情志内伤、饮食不节、房事损伤等。因此，外科疾病的发生、发展、变化的过程与气血、脏腑、经络的关系极其密切。

外科疾病的治疗方法，分内治和外治两大类。内治之法基本与内科相同，从整体观念出发，进行辨证施治，但其中透脓、托毒等法，以及结合疾病应用的某些方药，则有显著区别，也为外科的特点。而外治中的外用药物、手术疗法和其他疗法中的药线、垫棉，则为外科所独有。在临床上轻浅小恙或某些皮肤疾病，单用外治可以获效，但大部分外科疾病必须内、外治并重。在具体应用时，必须根据患者的体质和不同的致病因素，辨别阴阳及经络部位，确定疾病的性质，然后确立出内治和外治的法则，运用不同方药，才能获得满意的治疗效果。

二、疖

疖是一种生于皮肤浅表的急性化脓性疾病，随处可生，小儿、青年多见。本病多发于夏秋季节，突起根浅，肿势局限，焮红疼痛，范围多在 3cm 左右，易肿、易溃、易敛。本病相当于西医学的单个毛囊及其皮脂腺或汗腺的急性化脓性炎症。疖不同证型的辨证依据及施治见表 3-1。

表 3-1 疖不同证型的辨证依据及施治

证型	辨证依据		施治	
	要点	主症	治法	方药
热毒蕴结证	红肿疼痛	轻者疖肿只有 1~2 个，也可散发全身，或簇集一处，或此愈彼起，伴发热、口渴、溲赤、便秘，舌质红，苔黄，脉数	清热解毒	五味消毒饮（金银花 15g、野菊花 15g、紫花地丁 15g、蒲公英 20g、紫背天葵 15g）

続表

| 证型 | 辨证依据 | | 施治 | |
	要点	主症	治法	方药
暑湿蕴结证	抓破流脓水	发于夏秋季节,好发于头面、颈、背、臀部,单个或多个成片,疖肿红、热、胀、痛,抓破流脓水,伴心烦、胸闷、口苦咽干、便秘、溲赤等,舌质红,苔黄而腻,脉滑数	清暑化湿解毒	清暑汤(连翘15g、天花粉10g、赤芍10g、金银花15g、甘草6g、滑石20g、车前子15g、泽泻15g)
体虚毒恋证	疖肿暗红	疖肿散发于全身各处,此愈彼起,不断发生,疖肿较大,易转变成有头疽,疖肿颜色暗红,脓水稀少,常伴低热、烦躁口渴,或乏力肢软,舌质红,苔薄黄,脉细数	扶正解毒	四妙汤(黄芪30g、当归10g、金银花15g、甘草10g)

1. 诊断依据

局部皮肤红肿疼痛,可伴发热、恶寒、口干、便秘、小便黄等症状。

(1) 有头疖 患处皮肤上有一色红灼热之肿块,约3cm大小,疼痛,突起根浅,中央有一小脓头,脓出便愈。

(2) 无头疖 皮肤上有一红色肿块,范围约3cm左右,无脓头,表面灼热,压之疼痛,2～3天化脓后为一软的脓肿,溃后多迅速愈合。

(3) 蝼蛄疖 好发于儿童头部。临床上可见两种类型。一种以疮形肿势小,但根脚坚硬,溃脓后脓出而坚硬不退,疮口愈合后,过一段时间还会复发,常一处未愈,他处又生;另一种疮大如梅李,相连三五枚,溃后脓出而疮口不敛,日久头皮窜空,如蝼蛄窜穴之状。

(4) 疖病 好发于项后、背部、臀部等处,几个至数十个,反复发作,缠绵数年不愈;亦可在身体各处散发,此处将愈,他处又起。尤好发于皮脂分泌旺盛、消渴病及体质虚弱之人。

2. 鉴别诊断

(1) 痈　常为单个发生，肿势范围较大，局部顶高色赤，表皮紧张光亮，有明显的全身症状。

(2) 头疽　红肿范围多在 9~12cm 以上，有多个粟粒状脓头，溃后状如蜂窝，有较重的全身症状，病程较长。

3. 外治法

初起，小者用千捶膏盖贴或三黄洗剂外搽；大者用金黄散或玉露散，以银花露或菊花露调成糊状外敷。遍体发疮，破流脓水成片者，用青黛散，以麻油调敷。

脓成则切开排脓，用九一丹掺太乙膏盖贴；脓尽改用生肌散收口。

三、疔

疔是指发病迅速而且危险性较大的急性感染性疾病，多发生在颜面和手足等处。若处理不当，发于颜面者易引起走黄危证而危及生命，发于手足者则可损筋伤骨而影响功能。包括西医学的疖、痈、坏疽的一部分，皮肤炭疽及急性淋巴管炎。走黄本病相当于西医学的脓毒血症。疔不同证型的辨证依据及施治见表 3-2。

表 3-2　疔不同证型的辨证依据及施治

证型	辨证依据		施治	
	要点	主症	治法	方药
热毒蕴结证	红肿热痛	疮形如粟粒，或痒或麻，可见红肿热痛，肿胀范围 3~6cm，顶高根深坚硬，伴恶寒发热，舌质红，苔黄，脉数	清热解毒	五味消毒饮（金银花 15g，野菊花 15g，紫花地丁 15g，蒲公英 20g，紫背天葵 15g）
火毒炽盛证	出现脓头	疔肿增大，四周浸润明显，疼痛加剧，出现脓头，伴发热口渴、便秘溲赤，舌质红，苔黄，脉数	泻火解毒	黄连解毒汤加减（黄连 10g，黄芩 10g，黄柏 15g，栀子 10g，大黄 10g，连翘 15g，金银花 15g）

1. 诊断依据

多发于唇、鼻、眉、颧等处。

初起在颜面部的某处皮肤上突起一粟米样脓头，或痒或麻，渐渐红肿热痛，肿胀范围在3～6cm左右，根深坚硬，状如钉丁；重者可伴恶寒发热。约5～7天，肿势逐渐增大，四周浸润明显，疼痛加剧，脓头破溃，此时可伴发热口渴、便秘、溲赤。约7～10天，顶高根软溃脓，脓栓（疔根）随脓外出，随之肿消痛止，身热减退而愈。

凡颜面部疔疮，症见顶陷色黑无脓，四周皮肤暗红，肿势扩散，失去护场，以致头面耳项俱肿，伴壮热烦躁、神昏谵语、胁痛气急、舌质红绛、苔黄燥、脉洪数等症状，此乃疔毒有越出局限范围之象，是为走黄。

辅助检查：血白细胞总数及中性粒细胞数增高。症状严重者应做血细菌培养。

2. 鉴别诊断

(1) 疖 突起根浅，肿势局限，无明显根脚，一般无全身症状。

(2) 有头疽 初起即有粟粒样脓头，脓头逐渐增多，溃后呈蜂窝状，红肿范围常超过9～12cm；多发生于项背部；发展缓慢，病程较长。

(3) 疫疔 初起皮肤患处为一小片红斑丘疹，痒而不痛，其后周围迅速肿胀，中央呈暗红色或黑色坏死，坏死周围有成群灰绿色小水疱，形如脐凹，很像种的牛痘，并有严重的全身症状。具有传染性。从事畜牧业者发病为多。

3. 外治法

初起箍围消肿，用玉露散以金银花露或水调敷，或千捶膏盖贴。

脓成则提脓去腐，用九一丹、八二丹撒于疮顶部，再用玉露膏或千捶膏敷贴。若脓出不畅，用药线引流；若脓已成熟、中央已软、有波动感时，应切开排脓。

脓尽宜生肌收口，用生肌散、太乙膏或红油膏盖贴。

四、痈

痈是气血为毒邪壅塞而不通的意思,有"内痈"与"外痈"之分。内痈生在脏腑,外痈生在体表。本节只讲述外痈,是指发生在皮肉之间的急性化脓性疾病。本病的特点是局部光软无头、红肿疼痛(少数初起皮色不变),肿胀范围多在6~9cm,发病迅速,易肿、易脓、易溃、易敛,多伴有恶寒、发热、口渴等全身症状,一般不会损筋伤骨,也不会造成陷证。本病相当于西医学的体表浅表脓肿、急性化脓性淋巴结炎。痈不同证型的辨证依据及施治见表3-3。

表 3-3   痈不同证型的辨证依据及施治

证型	辨证依据		施治	
	要点	主症	治法	方药
风热痰毒证	白肿热痛	痈白肿、热、痛,疼痛牵引,肿块形如鸡卵,活动度差,伴恶寒发热、头痛、咳嗽,舌质淡红,苔黄,脉浮数	祛风清热,化痰消肿	牛蒡解肌汤加减(牛蒡子10g、薄荷5g、荆芥9g、连翘10g、山栀子9g、牡丹皮9g、石斛9g、玄参15g、夏枯草15g)
肝胃火毒证	红肿热痛	痈红肿、热、痛,肿势散漫,硬结疼痛,伴高热、口渴欲饮、大便秘结、小便黄赤,舌质红,苔黄腻,脉弦滑数	清热泻火,解毒消肿	普济消毒饮加减(牛蒡子10g、黄连10g、黄芩10g、桔梗10g、板蓝根10g、连翘10g、玄参15g、升麻10g、柴胡10g、陈皮10g、薄荷5g、僵蚕10g、甘草10g)
气虚夹湿证	经久不敛	创口经久不敛,胬肉高突,中心有漏管,脓出臭秽,伴面色萎黄、肢软乏力、纳差、大便溏,舌质淡红,苔薄白,脉细弱	健脾益气	四君子汤加减(党参20g、黄连8g、蒲公英30g、黄芪30g、白术10g、茯苓10g、炙甘草10g)

1. 诊断依据

多见于儿童。常生于颈部两侧，但颌下、耳后、颏下等处也可发生。

初起患部结块，形如鸡卵，白肿，灼热，疼痛，活动度不大；约经 7～10 天，如不消散，即欲成脓，此时结块处皮色发红，肿势高突，疼痛加剧如鸡啄米样，按之中软而有波动感；溃后流脓黄白稠厚，肿消痛减，约 10 天愈合。

本病多伴有轻重不同的全身症状，如恶寒、发热、头痛、口干、便秘、尿赤等。

2. 鉴别诊断

(1) 痄腮 多发于腮部，常双侧发病；色白漫肿，酸胀少痛；不会化脓，7～10 天消退；有传染性。

(2) 有头疽 初起即有粟粒样脓头，脓头逐渐增多，溃后呈蜂窝状，红肿范围常超过 9～12cm；多发生于项背部；发展缓慢，病程较长。

3. 外治法

初起用金黄膏或玉露膏外敷；溃后用红油膏或青黛膏掺九一丹外敷；脓尽改用白玉膏掺生肌散。

形成脐漏者，可插入七三丹药线或白降丹药捻，化管提脓。必要时可行瘘管切除术及修补术。

五、无头疽

无头疽是多种发生在骨骼与关节间的化脓性疾病的统称。其特点是漫肿色白，疼痛彻骨，难消、难溃、难敛，并能形成瘘管。如发生于长骨者多损骨；发生于关节者易造成畸形。本病相当于西医学的化脓性骨髓炎、化脓性关节炎。无头疽不同证型的辨证依据及施治见表 3-4。

表 3-4　无头疽不同证型的辨证依据及施治

证型	辨证依据		施治	
	要点	主症	治法	方药
湿热邪滞证	疼痛彻骨	起病急骤,患肢疼痛彻骨,胖肿骨胀,皮肤微红微热、按之灼热,伴寒战高热、头痛纳差、口干、溲赤,舌质红,苔黄腻,脉滑数	清热利湿,化瘀通络	仙方活命饮合五神汤加减(金银花15g、当归10g、赤芍10g、乳香10g、没药10g、陈皮10g、皂角刺10g、炮甲5g、茯苓10g、车前子15g、牛膝15g、紫花地丁15g)
热毒炽盛证	高热剧痛	起病约1～2周后,高热持续不退,患肢胖肿红赤、剧痛,皮肤嫩红灼热,并有波动感,舌质红,苔黄,脉洪数	清热利湿,和营托毒	黄连解毒汤合五神汤加减(黄连10g、黄芩10g、黄柏15g、栀子10g、大黄10g、连翘15g、金银花15g、茯苓10g、车前子15g、牛膝15g、紫花地丁15g)
脓毒蚀骨证	溃口不收	溃后成漏,脓水淋漓不尽,久不收口,或时发时愈,患肢肌肉萎缩,可摸到粗大的骨骼,以探针检查常可触及粗糙死骨,伴神疲乏力、面色㿠白、头晕心悸、低热,舌质淡红,苔薄白,脉濡细	调补气血,解毒化湿	托里消毒散加减(人参10g、黄芪20g、当归10g、川芎10g、白芍10g、白术10g、茯苓20g、金银花15g、白芷10g、甘草6g)

1. 诊断依据

好发于2～10岁的男孩。多发于四肢长骨,以胫骨为主,其次为股骨、肱骨、桡骨。

发病急骤,先有全身不适、寒战、高热(达39～40℃)、口干、溲赤、便秘。初起患肢疼痛彻骨,1～2天内即不能活动,继之皮肤微红微热、胖肿骨胀。如发生在大腿部时,红肿则不易觉察,病变的骨端具有深压痛和叩击痛,可作为本病早期诊断的重要依据。大约在发病后 3~4 周化脓，此时身热持续不退，局部色红胖肿，骨胀明显。溃脓后，脓出初稠后薄，淋漓不尽，不易收口则成窦道。患处可摸到骨骼粗大、高低不平，以药线或探针探之，常可触及粗糙死骨，此时即转为慢性附骨疽。此后常反复发作，流脓，瘘管经久不愈，或时发时愈，窦口周围常并发湿疮、脓疱以及色素沉着。窦口凹陷，死骨可能是一大块，也可能是数小块，小的常能自行排出；大的不能自出，必须待死骨排出，疮口方可愈合。

辅助检查：血白细胞计数高达 $30 \times 10^9/L$ 以上，中性粒细胞在 $80\% \sim 90\%$，血沉加快，血液细菌培养常为阳性。X 线摄片常在发病 2 周左右在干骺端显示有模糊区和明显的骨膜反应，并可见囊肿状的软组织阴影，数周后可有骨质破坏影像，周围骨萎缩，死骨和空壳形成，以后可见硬化的死骨阴影。CT 检查较 X 线检查可明显提早发现病灶，并可清楚地显示软组织的变化，可明确炎症位置。

2. 鉴别诊断

(1) 流注 发于肌肉深部，并不附筋着骨；具有一处未愈他处又起的特点；溃后一般不会损骨，故病程较短，愈合较快。

(2) 流痰 好发于骨关节间；初起局部和全身症状均不明显；化脓迟缓，约 6 个月至 1 年以上；溃后脓水清稀，夹有败絮样物质；常可造成残疾。

3. 外治法

初起用金黄膏或玉露膏外敷，患肢用夹板固定，以减少疼痛，防止病理性骨折；成脓期则应早期切开引流，用七三丹引流，外用红油膏或冲和膏盖贴；脓尽改用生肌散、白玉膏换药。

对已形成窦道者，用千金散或五五丹药线腐蚀；疮口扩大后改用八二丹药线引流，用太乙膏或红油膏盖贴，也可做手术清创。

六、丹毒

丹毒是以患部突然皮肤鲜红成片，色如涂丹，灼热肿胀，迅速蔓延为主要表现的急性感染性疾病。本病发无定处，发于胸腹腰胯部者，称内发丹毒；发于头面部者，称抱头火丹；发于小腿足部者，称流火；新生儿多发于臀部，称赤游丹毒。本病相当于西医学的急性网状淋巴管炎。丹毒不同证型的辨证依据及施治见表3-5。

表3-5　丹毒不同证型的辨证依据及施治

证型	辨证依据		施治	
	要点	主症	治法	方药
风热毒蕴证	头面焮红	发于头面部，皮肤焮红灼热、肿胀疼痛，甚至发生水疱，眼胞肿胀难睁，伴恶寒发热、头痛，舌质红，苔薄黄，脉浮数	疏风清热解毒	普济消毒饮(牛蒡子10g、黄芩15g、黄连10g、甘草6g、桔梗10g、板蓝根15g、马勃10g、连翘10g、玄参10g、升麻10g、柴胡6g、陈皮6g、薄荷10g、僵蚕10g)
湿热毒蕴证	下肢焮红	发于下肢，局部红赤肿胀、灼热疼痛，或见水疱、紫斑，甚至结毒化脓或皮肤坏死，可伴轻度发热、胃纳不香，舌质红，苔黄腻，脉滑数。反复发作，可形成象皮腿	清热利湿解毒	五神汤合草薢渗湿汤(茯苓20g、车前子15g、金银花20g、牛膝15g、紫花地丁15g、草薢15g、薏苡仁30g、黄柏10g、牡丹皮10g、泽泻15g、滑石30g、通草6g)
胎火蕴毒证	发生于新生儿，局部红肿	发生于新生儿，多见于臀部，局部红肿灼热，常呈游走性，或伴壮热烦躁，甚则神昏谵语、恶心呕吐	凉血清热解毒	犀角地黄汤合黄连解毒汤(水牛角30g、生地黄20g、赤芍15g、牡丹皮10g、黄连10g、栀子10g、黄芩10g、黄柏10g、甘草5g)

1. 诊断依据

多数发生于下肢，其次为头面部。新生儿丹毒，常为游走性。可有皮肤、黏膜破损等病史。

发病急骤，初起往往先有恶寒发热、头痛骨楚、胃纳不香、便秘溲赤等全身症状；继则局部见小片红斑，迅速蔓延成大片鲜红斑，略高出皮肤表面，边界清楚，压之皮肤红色稍退，放手后立即恢复，表面紧张光亮，摸之灼手，肿胀、触痛明显。一般预后良好，约经5~6天后消退，皮色由鲜红转暗红或棕黄色，最后脱屑而愈。病情严重者，红肿处可伴发瘀点、紫斑，或大小不等的水疱，偶有化脓或皮肤坏死。亦有一边消退，一边发展，连续不断，缠绵数周者。患处附近可发生肿痛。

发于小腿者，愈后容易复发，常因反复发作，皮肤粗糙增厚，下肢肿胀而形成象皮腿。

新生儿丹毒常游走不定，多有皮肤坏死，全身症状严重。

本病由四肢或头面走向胸腹者，为逆证。新生儿及年老体弱者，火毒炽盛，易致毒邪内陷，见壮热烦躁、神昏谵语、恶心呕吐等全身症状，甚至危及生命。

辅助检查：血白细胞总数常在 $20 \times 10^9/L$ 以上，中性粒细胞 $80\% \sim 90\%$。

2. 鉴别诊断

接触性皮炎　有明显的过敏物质接触史；皮损以肿胀、水疱、丘疹为主，伴灼热、瘙痒，但无触痛；一般无明显的全身症状。

3. 外治法

用金黄散或玉露散以冷开水或金银花露调敷；或用鲜野菊花叶、鲜紫花地丁全草、鲜蒲公英等捣烂外敷。

皮肤坏死者，若有积脓，可在坏死部位切一两个小口，以引流排脓。

七、走黄

走黄与内陷是疮疡阳证在病变发展过程中，因火毒炽盛，或正气不足，导致毒邪走散，内传脏腑而引起的一种危险性证候。疔疮毒邪走散为走黄，相当于西医学的毒血症、败血症、脓毒血症。走黄不同证型的辨证依据及施治见表 3-6。

表 3-6 走黄不同证型的辨证依据及施治

证型	辨证依据		施治	
	要点	主症	治法	方药
气营两燔证	寒战高热	有局部走黄特征;寒战高热,汗出口渴,头痛烦躁,小便短赤,舌质红绛,苔黄干,脉洪数	清气泄热,解毒凉营	黄连解毒汤合清营汤加减(黄连10g、黄芩10g、黄柏15g、栀子10g、大黄10g、水牛角30g、生地黄20g、玄参15g、竹叶心10g、麦冬10g、丹参10g、黄连10g、金银花10g、连翘10g)
热入营血证	神识昏蒙	壮热持续不退、夜晚加重,躁扰不安,神识昏蒙,严重时可见神昏谵语、痉厥抽搐,皮肤瘀斑,舌质红绛,苔少而干,脉细数	清热解毒,凉血清营	犀角地黄汤合五味消毒饮加减(水牛角30g、生地黄20g、赤芍15g、牡丹皮10g、金银花15g、野菊花15g、紫花地丁15g、蒲公英20g、紫背天葵15g)

1. 诊断依据

原发病灶处忽然疮顶陷黑无脓,肿势散漫,迅速向四周扩散,皮色暗红,出现寒战高热、头痛、烦躁不安;或伴恶心呕吐、口渴喜饮、便秘腹胀或腹泻;或伴肢体拘急、骨节肌肉疼痛;或伴发附骨疽、流注等;或伴身发瘀斑、风疹块、黄疸等;甚至伴神昏谵语、呓语谵妄、咳嗽气喘、胁痛痰红、发痉发厥等。

辅助检查:血白细胞总数可达 $25 \times 10^9/L$ 以上,中性粒细胞 $80\% \sim 90\%$。尿中可出现蛋白。脓液和血液细菌培养多为阳性。还应根据病情做肝肾功能和电解质测定,以及心电图、胸部 X 线摄片、B 超检查等。

2. 外治法

积极处理好原发病灶。具体参照原发疔疮外治法。

八、乳痈

乳痈是发生于乳房部的急性化脓性疾病。其临床特点为乳房部结块、肿胀疼痛，伴有全身发热，溃后脓出稠厚。常发生于哺乳期妇女，尤以初产妇多见。根据发病时期的不同，又有几种名称：发生于哺乳期者，称外吹乳痈；发生于妊娠期者，名内吹乳痈；在非哺乳期和非妊娠期发生者，名非哺乳期乳痈。本病相当于西医学的急性乳腺炎。乳痈不同证型的辨证依据及施治见表3-7。

表3-7 乳痈不同证型的辨证依据及施治

证型	辨证依据		施治	
	要点	主症	治法	方药
气滞热蕴证	肿胀疼痛	乳房部肿胀疼痛,肿块或有或无,皮色不变或微红,乳汁排泄不畅,伴恶寒发热、头痛骨楚、口渴、便秘,舌质淡红或红,苔薄黄,脉浮数或弦数	疏肝清胃,通乳消肿	瓜蒌牛蒡汤(瓜蒌仁20g、牛蒡子15g、天花粉15g、黄芩10g、生栀子10g、连翘10g、皂角刺20g、金银花15g、生甘草6g)
热毒炽盛证	焮红灼痛	肿块逐渐增大,皮肤焮红、灼热、疼痛如鸡啄,肿块中央渐软、触之有应指感,可伴壮热、口渴饮冷、面红目赤、烦躁不宁、大便秘结、小便短赤,舌质红,苔黄干,脉数或滑数	清热解毒,托毒透脓	透脓散[黄芪20g、穿山甲(炒末)5g、川芎10g、当归6g、皂角刺20g、金银花15g、蒲公英30g]
正虚邪恋证	久溃不收	溃破后乳房肿痛减轻,但疮口脓水不断,脓汁清稀,愈合缓慢,或乳汁从疮口溢出形成乳漏,伴面色少华、全身乏力、头晕目眩,或低热不退、食欲不振,舌质淡,苔薄,脉弱无力	益气和营托毒	托里消毒散(人参10g、黄芪20g、当归10g、川芎10g、白芍10g、白术10g、茯苓20g、金银花15g、白芷10g、甘草6g)

1. 诊断依据

多发于产后 3～4 周的哺乳期妇女，尤以乳头破碎或乳汁郁滞者多见。

郁乳期患者感觉患侧乳房肿胀疼痛，并出现硬块（或无硬块），多在乳房外下象限，乳汁排出不畅，同时伴有发热、寒战、头痛骨楚、食欲不振等全身症状。经治疗后，若 2～3 天内寒热消退、肿消痛减，病将痊愈。

成脓期上述症状加重，硬块逐渐增大，继而皮肤发红灼热，疼痛呈搏动性，有压痛，患侧腋窝淋巴结肿大，并有高热不退，此为化脓的征象；若硬块中央渐软、按之有波动感者，表明脓肿已熟。但深部脓肿波动感不明显，需进行穿刺才能确定。

溃脓期脓肿自然破溃或切开排脓后，一般肿消痛减，寒热渐退，逐渐向愈。若脓流不畅，肿热不消，疼痛不减，身热不退，可能形成袋脓；或脓液波及其他乳囊（腺叶），形成"传囊乳痈"，亦可形成败血症；若有乳汁从疮口溢出，久治不愈，则可形成乳漏。

辅助检查：血常规检查，白细胞总数高于 $10 \times 10^9/L$，中性粒细胞高于 75%。

2. 鉴别诊断

（1）炎性乳腺癌　是一种少见的特殊类型的乳腺癌。多发生于年轻妇女，尤其在妊娠期或哺乳期。表现为一侧乳房迅速增大，常累及整个乳房，并可迅速波及对侧乳房，皮肤颜色为一种特殊的暗红或紫红色，毛孔深陷呈橘皮样或猪皮样改变，局部肿胀、有轻触痛，但患侧乳房多未触及明显肿块，患侧腋窝常出现肿大的转移性淋巴结，但全身的炎性反应较轻微。针吸细胞学病理检查可查到癌细胞。

（2）浆细胞性乳腺炎　多发生于非哺乳期妇女，哺乳期也可发生。其肿块发于乳晕部，多伴乳头凹陷内缩，乳晕部皮肤红肿、有瘙痒感或烧灼感，后期转为疼痛，乳头溢出红棕色、绿色或黑色液体，乳晕下区可扪及边缘不清的软结节，偶为硬结节。

3. 外治法

（1）郁乳期　用金黄散或玉露散以冷开水或醋调敷；或用金黄膏

或玉露膏敷贴；或将鲜野菊花、鲜蒲公英、鲜紫花地丁草、仙人掌（去刺）等洗净后捣烂外敷；或用 20％芒硝溶液湿敷；或用大黄、芒硝各等份研末，以适量凡士林调敷。

（2）成脓期 局部按之有波动感或经穿刺抽脓抽得脓液者，应及时切开引流。一般采用与乳头方向呈放射状的切口，切口位置选择脓肿稍低的部位，切口长度与脓腔基底的大小基本一致，使引流通畅不致形成袋脓，但需避免手术损伤乳络形成乳漏。而乳晕部的浅表脓肿、乳房后的脓肿或乳房周边脓肿，则可在乳晕边缘或乳房周边做弧形切口。若脓腔较大者，必要时可在脓腔最低部位做对口引流；脓肿小而浅者，可用针吸穿刺抽脓。

（3）溃脓期 切开排脓后用八二丹、九一丹药线或凡士林纱条引流，外敷金黄散或金黄膏；脓尽后改用生肌散收口，外用红油膏或生肌玉红膏盖贴；若有袋脓现象，可在脓腔下方用垫棉法加压，使脓液不致潴留；如有乳汁从疮口溢出，则可在患侧用垫棉法束紧，排出乳汁，促进愈合；若形成"传囊乳痈"者，则在肿块按之应指处另做一切口；若形成乳房部窦道者，可用五五丹药捻，插入窦道至脓腔深处，以腐蚀管壁，至脓液减少后用九一丹药线，脓尽则改用生肌散纱条，直至愈合。

九、乳核

乳核是以乳中结核，状如鸡卵，表面光滑，边界清楚，推之能移，不痛，与月经周期无关为主要表现的肿瘤性疾病。好发于 20～25 岁的青年妇女。本病相当于西医学的乳腺纤维腺瘤。乳核的辨证依据及施治见表 3-8。

表 3-8　乳核的辨证依据及施治

证型	辨证依据		施治	
	要点	主症	治法	方药
肝郁痰凝证	质地坚实	乳房肿块形似丸卵，质地坚实，皮色不变，表面光滑，推之活动，压之不痛，可伴有乳房不适、烦闷急躁，或月经不调，舌质淡红，苔薄白，脉弦	疏肝理气，化痰散结	逍遥蒌贝散（柴胡10g、当归 10g、白芍10g、茯苓 20g、白术10g、瓜蒌 15g、贝母10g、半夏 10g、南星6g、生牡蛎 30g、山慈菇 10g）

1. 诊断依据

多见于 20～30 岁的青年妇女。乳房内出现肿块，常为单发性，也有多发于单侧或双侧乳房内者，在乳房各个象限均可发生，而以外上象限较多见。肿块形似丸卵，大小不等，小如黄豆，大如禽蛋，皮色不变，质地坚实，表面光滑，活动度好，边界清楚，与皮肤无粘连；肿块一般无疼痛，少数可有轻微刺痛或胀痛，但与月经无关。肿块一般生长缓慢，可能数年不变，不会溃破；若在妊娠期迅速增大，应考虑恶变的可能。

辅助检查：钼靶乳房摄片可见圆形或卵圆形致密肿块阴影，边缘清楚，有时肿块周围可见一薄层透亮晕，偶见规整粗大的钙化点。B超检查显示肿块均为实质性，边界清楚。

2. 鉴别诊断

(1) 乳岩 多见于 40～60 岁的妇女。乳房肿块质地坚硬如石，表面高低不平，边缘不整齐，活动度差，常与皮肤粘连，患侧腋窝淋巴结肿大。

(2) 乳癖 多为双侧乳房内发生多个大小不等的条索状、块片状或颗粒状肿块，与皮肤及深部组织无粘连，边界不清，质硬不坚；多伴有乳房胀痛，常与月经周期有关。

3. 外治法

不论乳核大小，凡服中药 3 个月无效者，都应及时手术。若术前怀疑肿块有恶变者，在手术切除肿块后行快速冰冻切片，确定为恶变者即行乳腺切除术或乳腺癌根治术。

十、乳癖

乳癖是以乳房有形状大小不一的肿块，疼痛，与月经周期相关为主要表现的乳腺组织的良性增生性疾病。好发于 30～50 岁妇女，约占全部乳腺疾病的 75%，是临床上最常见的乳房疾病。本病有一定的癌变危险，相当于西医学的乳腺囊性增生症。乳癖不同证型的辨证依据及施治见表 3-9。

表 3-9　乳癖不同证型的辨证依据及施治

证型	辨证依据		施治	
	要点	主症	治法	方药
肝郁痰凝证	随喜怒消长	多见于青壮年妇女。乳房胀痛或刺痛,乳房肿块随喜怒消长,伴胸闷胁胀、善郁易怒、失眠多梦,舌质淡红,苔薄白,脉弦和细涩	疏肝解郁,化痰散结	逍遥蒌贝散(柴胡10g、当归 10g、白芍10g、茯苓 20g、白术10g、瓜蒌 15g、贝母10g、半夏 10g、南星6g、生牡蛎 30g、山慈菇 10g)
冲任失调证	经前加重,经后缓减	多见于中年妇女。乳房肿块或胀痛、经前加重、经后缓减;伴腰酸乏力、神疲倦怠、头晕,月经先后失调、量少、色淡,甚或经闭;舌淡,苔白,脉沉细	调摄冲任	加味二仙汤(仙茅、淫羊藿、巴戟天、当归、知母、黄柏各10g,牡蛎 30g,浙贝母 15g,山慈菇 10g)

1. 诊断依据

多见于青中年妇女,常伴有月经失调、流产史。常同时或相继在两侧乳房内发生多个大小不一的肿块,其形态不规则,或圆或扁,质韧,分散于整个乳房,或局限在乳房的一处。

肿块与周围组织分界不清,与皮肤和胸肌筋膜无粘连,推之移动,腋下淋巴结不肿大。常感乳房胀痛,在月经前 3～4 天更甚,经后痛减或消失;有时乳头溢出黄绿色、棕色或血性液体。本病病程较长,常达数年,肿块的生长和发展多为间歇性,常在经前加剧,也可出现一段较长时间的缓解。

辅助检查:B 超可显示乳腺增生部位不均匀的低回声区,以及无回声的囊肿。X 线造影示各级乳管失去正常树枝样结构,管网大小不均、紊乱和异位,大乳管有囊状扩张,但无充盈缺损。乳头溢液者取分泌物做涂片检查,可帮助排除癌变的可能。对疑为癌变的肿块应取活体组织做病理切片检查。

2. 鉴别诊断

(1) 乳核 多见于青年妇女。肿块表面光滑、边缘清楚、质地坚韧、活动度好，常发生于单侧乳房，一般无胀痛感觉。

(2) 乳岩 多发生于 40～60 岁的中老年妇女。病程较短，起病快。肿块质地坚硬如石、表面凹凸不平、边缘不清、活动度差，早期无压痛和自觉痛。主要靠做活体组织病理切片检查进行鉴别。

3. 外治法

阳和解凝膏外贴，7 天换一次。

十一、乳漏

乳漏是以疮口脓水淋漓，久不收口而成管道为主要表现的乳房部的漏管。本病是乳房感染性疾病的后遗症。常发生于乳房和乳晕两个部位，以前者多见，预后较好；后者常见于未婚妇女，病程较长。本病相当于西医学的乳房瘘管和窦道。乳漏不同证型的辨证依据及施治见表 3-10。

表 3-10　乳漏不同证型的辨证依据及施治

证型	辨证依据		施治	
	要点	主症	治法	方药
毒邪未尽证	脓出不畅，疮口经久不愈	乳房或乳晕部漏管，脓出不畅，疮口经久不愈、常流乳汁或脓血，疮周皮色紫暗，可伴潮热盗汗，舌质红，脉细数	清热解毒	五味消毒饮加减（金银花 15g、野菊花 15g、紫花地丁 15g、蒲公英 20g、紫背天葵 15g）
气血两虚证	时流脓血或乳汁，久不收口	疮面肉芽不鲜、时流脓血或乳汁、久不收口，伴有纳食不佳、体倦乏力、少气懒言，舌质淡苔薄白，脉沉细	调补气血，养阴清热	托里消毒散（人参 10g、黄芪 20g、当归 10g、川芎 10g、白芍 10g、白术 10g、茯苓 20g、金银花 15g、白芷 10g、甘草 6g）

1. 诊断依据

(1) 乳房部漏管 发病前有乳痈、乳发、乳痨病史，疮口经久不愈、常流出乳汁或脓血，疮面肉芽不鲜，周围皮肤潮湿浸淫。乳痨溃破成瘘者，疮口多凹陷，周围皮肤紫暗，脓水清稀或夹有败絮样物质。

(2) 乳晕部漏管 多发于非哺乳期的 20～40 岁的妇女，亦可偶见于男子。常伴有乳头内缩，并在乳头旁（乳晕部）有黄豆大小结块、质软不坚、不痛不痒，不易发现。发作时结块增大、疼痛、色红，约 7～10 天成脓，夹有豆渣状灰白色粉质，往往不收口，或愈后在乳窍中仍有粉质外溢，反复发作，难以痊愈。

2. 鉴别诊断

炎性乳腺癌 是一种少见的特殊类型的乳腺癌。多发生于年轻妇女，尤其在妊娠期或哺乳期。表现为一侧乳房迅速增大，常累及整个乳房，并可迅速波及对侧乳房，皮肤颜色为一种特殊的暗红或紫红色，毛孔深陷呈橘皮样或猪皮样改变，局部肿胀有轻触痛，但患侧乳房多未触及明显肿块，患侧腋窝常出现肿大的转移性淋巴结，但全身的炎性反应较轻微。针吸细胞学病理检查可查到癌细胞。

3. 外治法

(1) 敷贴法 适用于乳房部漏管。先用提脓去腐药，如八二丹或七三丹药捻，外敷红油膏；脓尽改用生肌散、生肌玉红膏，均用厚棉垫加压。无效时改用扩创。

(2) 手术疗法 适用于浅层皮下漏，亦可用于乳晕部漏管。先把球头细银质探针制成弯形，自乳晕部外口探入，由乳头穿出。探查时动作轻柔，以免造成假道，然后沿探针将漏管（包括乳头）全部切开，修剪切口两侧创缘，使其略呈蝶状，并检查漏管有无分支，如有则需一并切开，术后用八二丹纱条填塞伤口，外敷红油膏。若手术时乳晕部外口已成假性愈合，可先在该处做一小切口，再用探针从切口探入从乳头穿出，挤压乳晕部可挤出灰白色脂状物，自乳孔排出，再以探针从该孔探入，从乳晕部假性愈合处穿出，然后按前述方法切开漏管。术后用七三丹油纱条填塞伤口，肉芽新鲜后改用生肌药物。

十二、乳衄

乳衄是以乳窍溢出血性液体，乳头或乳晕部触及可活动的质软、不痛肿块为主要表现的乳房肿瘤。本病多发生于 40～50 岁妇女，相当于西医学的乳腺导管内乳头状瘤、乳头癌。本节所讨论的是乳腺导管内乳头状瘤，虽属良性肿瘤，但其中约 6%～8% 可恶变成乳头状癌。乳衄不同证型的辨证依据及施治见表 3-11。

表 3-11　乳衄不同证型的辨证依据及施治

证型	辨证依据		施治	
	要点	主症	治法	方药
肝郁火旺证	溢液色鲜红或暗红	乳头溢液、颜色鲜红或暗红，乳晕部无结块或可触及肿物、质软、推之活动，可伴烦躁易怒、胸闷胁痛、失眠多梦，舌质红，苔薄黄，脉弦	疏肝解郁，清热凉血	丹栀逍遥散加减（牡丹皮 10g、炒栀子 10g、当归 6g、白芍 12g、柴胡 10g、茯苓 20g、炙甘草 6g）
脾不统血证	溢血淡红或呈黄色稀水状	乳头溢血、颜色淡红呈或黄色稀水状，量多自溢，乳晕部可扪及小结块，伴面色少华、四肢倦怠、食欲不振，舌质淡，苔薄白，脉细弱	健脾养血	托里消毒散（人参 10g、茯苓 20g、白术 10g、炙甘草 6g、黄芪 20g、当归 6g、远志 10g、木香 6g、龙眼肉 10g、仙鹤草 20g）

1. 诊断依据

在非月经期间出现乳头溢出血性液体，多呈间歇性、自溢性，患者内衣上经常见有棕黄色的血迹存在，无痛感。有的乳晕部可触及豆大圆形肿物、质软、不与皮肤粘连、推之活动，如轻轻挤压肿物，即可从乳头内溢出血性或黄色液体。肿物增长速度缓慢，如果突然增大，常与出血或恶变有关。

辅助检查：乳腺导管造影对早期诊断乳管内病变有较高价值。也可做乳头分泌物涂片细胞学检查，但阳性率较低，无决定性价值，必要时做活体组织检查以明确肿瘤性质。

2. 鉴别诊断

(1) 乳岩 主要是乳管内乳头状癌，在临床上与乳头状瘤难以区别，早期乳头都有溢血性液体，但乳头状癌的肿块较大、生长缓慢，做乳腺导管造影和活体组织检查可以鉴别。

(2) 乳癖 乳房内可触及多个大小不等的肿块，按压患部或附近，可见一个或多个乳管口溢液，多为血性或浆血性；可伴乳房胀痛，且乳痛与乳头溢液多为周期性，与月经有关。

3. 外治法

本病经治无效，反复发作，或疑为恶变者，应尽早手术治疗。

十三、气瘿

气瘿是以颈前漫肿、边缘不清、皮色如常、按之柔软、可随喜怒而消长为主要表现的甲状腺肿大性疾病。俗称"大脖子"病。《诸病源候论》云："气瘿之状，颈下皮宽，内结突起，腘腘然亦渐大，气结所致也。"本病多流行于缺碘的高原山区，如云贵高原及陕西、山西、宁夏等地；但平原地带亦有散发。本病相当于西医学的单纯性甲状腺肿。气瘿不同证型的辨证依据及施治见表3-12。

表3-12　气瘿不同证型的辨证依据及施治

证型	辨证依据		施治	
	要点	主症	治法	方药
肝郁气滞证	颈粗瘿肿，脉弦	颈粗瘿肿、边缘不清、皮色如常、质软不痛、随吞咽而上下移动；瘿肿过大时有沉重感，或伴有呼吸困难、咽下不适、声音嘶哑；舌质淡红，苔薄，脉弦	疏肝理气，解郁消肿	四海舒郁丸加减（青木香10g、陈皮10g、昆布20g、海藻20g、海螵蛸10g、海蛤壳10g）

证型	辨证依据		施治	
	要点	主症	治法	方药
肝郁肾虚证	颈粗瘿肿,倦怠畏寒	颈粗瘿肿、皮宽质软,伴神情呆滞、倦怠畏寒、肢冷、性欲下降,舌质淡,脉沉细	疏肝补肾,调摄冲任	四海舒郁丸合右归饮加减(青木香10g、陈皮10g、昆布20g、海藻20g、海螵蛸10g、海蛤壳10g、附子6g、肉桂6g、炙甘草6g、熟地黄15g、山茱萸6g、淫羊藿15g、补骨脂12g)

1. 诊断依据

好发于青年,女性多于男性,尤以妊娠期及哺乳期的妇女多见,在流行地区常见于学龄儿童。

气瘿从肿块的形态上可分为弥漫性和结节性两种。弥漫性肿大者颈部两侧呈弥漫性肿大,但仍显示正常甲状腺形状;结节性肿大者常一侧较显著,囊肿样变结节若并发囊内出血,结节可在短期增大。一般来说,弥漫性肿大者,肿势逐渐增大,边缘不清,无疼痛感,皮色如常,按之柔软,有的肿胀因过大下垂而感觉局部沉重;结节性肿大者,结节常为多个,表面凹凸不平,随吞咽上下移动。若肿块进一步发展可成巨大甲状腺肿,并压迫气管、食管、血管、神经,产生一系列压迫症状:气管受压,发生呼吸困难;压迫食管,引起吞咽不适;压迫颈深静脉,面部呈青紫色浮肿和颈、胸有浅静脉曲张;压迫喉返神经,出现声音嘶哑。

结节性甲状腺肿可继发甲状腺功能亢进,也可发生恶变。

2. 鉴别诊断

(1) 肉瘿 甲状腺肿多呈球状,边界清楚,质地柔韧。

(2) 瘿痈 有急性发病史,甲状腺增大变硬、有压痛,常伴发热、吞咽疼痛等全身症状。

3. 外治法

手术治疗瘿肿巨大而伴明显压迫症状者，可做甲状腺大部切除术。但发于青春期者（青春期单纯性弥漫性甲状腺肿）不宜手术治疗。

十四、肉瘿

肉瘿是以颈前结喉正中附近出现半球形柔软肿块、能随吞咽而上下移动为主要表现的甲状腺良性肿瘤。好发于青年及中年人，女性多见。本病相当于西医学的甲状腺腺瘤。肉瘿的辨证依据及施治见表3-13。

表 3-13　肉瘿的辨证依据及施治

证型	辨证依据		施治	
	要点	主症	治法	方药
肝郁痰凝证	结喉瘿肿，胸闷不舒	结喉正中附近单个瘿肿，圆形或卵圆形，随吞咽上下移动，伴胸闷不舒、咽部发憋，舌质淡，苔薄微腻，脉弦细	理气解郁，化痰软坚	海藻玉壶汤(海藻20g、昆布20g、青皮10g、陈皮10g、半夏10g、贝母6g、连翘10g、甘草6g、当归10g、川芎10g)

1. 诊断依据

本病多见于30～40岁女性。在结喉正中一侧或双侧有单个肿块、呈圆形或椭圆形、表面光滑、质韧有弹性、可随吞咽而上下移动、生长缓慢，一般无任何不适，多在无意中发现；若肿块增大，可感到憋气或有压迫感。部分患者可发生肿物突然增大，并出现局部疼痛，是由乳头状囊性腺瘤囊内出血所致。巨大的肉瘿可压迫气管，使之移位，但少有发生呼吸困难和声音嘶哑者，有的可伴有性情急躁、胸闷易汗、心悸、手颤等症。极少数病例可发生癌变。

辅助检查：甲状腺同位素[131]碘扫描显示多为温结节，囊肿多为凉结节，伴甲状腺功能亢进症者多为热结节。B超显示为实质性肿块或混合性肿块。

2. 鉴别诊断

(1) 瘿痈 急性发病，颈部呈弥漫性肿大，皮肤微热，自觉疼痛，肿块边界不清，有触压痛。颈部肿块出现或增大时，常有寒战高热。发病前多有上呼吸道感染病史。

(2) 石瘿 多见于 40 岁以上患者。多年存在的颈部肿块突然迅速增大，坚硬如石，表面凹凸不平，随吞咽动作而上下的移动度减少或固定不移。

3. 外治法

用阳和解凝膏掺黑退消外敷。

十五、瘿痈

瘿痈是以急性发病，结喉两侧结块、肿胀、色红、灼热、疼痛为主要表现的急性炎症性疾病。本病相当于西医学的急性甲状腺炎。瘿痈不同证型的辨证依据及施治见表 3-14。

表 3-14　瘿痈不同证型的辨证依据及施治

证型	辨证依据		施治	
	要点	主症	治法	方药
风热痰凝证	颈部结块疼痛、灼热	颈部结块疼痛、色红、灼热，伴寒战高热、头痛、咽干，苔薄黄，脉浮数或滑数	疏风清热化痰	牛蒡解肌汤加减（牛蒡子 10g、薄荷 5g、荆芥 9g、连翘 10g、山栀子 9g、牡丹皮 9g、石斛 9g、玄参 15g、夏枯草 15g）
气滞痰凝证	颈前肿块、坚实胀痛	颈前肿块坚实、轻度胀痛，按压肿块疼痛反射至后枕部，有时伴喉间梗塞感，苔黄腻，脉弦滑	疏肝清热，化痰散结	柴胡清肝汤加减（川芎 10g、当归 10g、白芍 12g、生地黄 10g、柴胡 12g、黄芩 10g、山栀子 10g、天花粉 15g、防风 6g、牛蒡子 15g、连翘 10g、甘草 5g）

1. 诊断依据

多见于中年女性。发病前 1～2 周多有咽痛、鼻塞、头痛、全身酸痛等上呼吸道感染史。

突然发病，寒战高热，甲状腺肿大、色红、灼热、触痛，疼痛牵引耳后枕部，活动或吞咽时加重，严重者可有声嘶、气促、吞咽困难等。若化脓则胀痛跳痛，成脓后可出现波动感。

辅助检查：急性期血白细胞总数及中性粒细胞增高。甲状腺超声波检查有助于诊断。

2. 鉴别诊断

(1) 颈痈 多发于颈的侧部，且靠近颏部，具有红、肿、热、痛的特征，部位局限。常见于儿童。

(2) 锁喉痈 多见于儿童。初起结喉处即红肿绕喉、根脚散漫、坚硬灼热疼痛，来势猛烈，全身症状较危重。

3. 外治法

(1) 初期 宜用箍围药，如金黄散、四黄散、双柏散、玉露散，用冷开水或蜂蜜调成糊状外敷，每天 1～2 次。

(2) 脓肿期 肿块处有明显波动感者，可切开引流或穿刺抽脓。

(3) 愈合期 脓尽后可用生肌散外敷，促进伤口愈合。

十六、筋瘤

筋瘤是以筋脉色紫、盘曲突起如蚯蚓状、形成团块为主要表现的浅表静脉病变。《外科正宗》云："筋瘤者，坚而色紫，垒垒青筋，盘曲甚者，结若蚯蚓。"筋瘤好发于下肢，相当于西医学的下肢静脉曲张交错所形成的静脉团块。筋瘤不同证型的辨证依据及施治见表 3-15。

表 3-15　筋瘤不同证型的辨证依据及施治

证型	辨证依据		施治	
	要点	主症	治法	方药
劳倦伤气证	劳累时加重,气短乏力	久站久行或劳累时瘤体增大,下坠不适感加重,常伴气短乏力、脘腹坠胀、腰酸,舌质淡,苔薄白,脉细缓无力	补中益气,活血舒筋	补中益气汤加减(黄芪 15g、升麻 6g、柴胡 6g、生白芍 12g、甘草 6g、党参 12g、当归 10g、白术 12g、陈皮 6g)
寒湿凝筋证	瘤色紫暗,形寒肢冷	瘤色紫暗,喜暖,下肢轻度肿胀,伴形寒肢冷、口淡不渴、小便清长,舌质淡暗,苔白腻,脉弦细	暖肝散寒,益气通脉	暖肝煎合当归四逆汤加减(桂枝 12g、细辛 3g、当归 12g、白芍 12g、甘草 6g、乌药 15g、沉香 10g、小茴香 6g、茯苓 10g、大枣 3 枚)
外伤瘀滞证	青筋盘曲,肢肿疼痛	青筋盘曲、状如蚯蚓、表面色青紫,患肢肿胀疼痛,舌有瘀点,脉细涩	活血化瘀,和营消肿	活血散瘀汤加减(川芎 10g、当归 12g、防风 10g、赤芍 15g、苏木 10g、连翘 10g、天花粉 10g、皂角刺 10g、红花 10g、黄芩 10g、枳壳 10g、大黄 6g)

1. 诊断依据

好发于长久站立工作者或怀孕的妇女,多见于双下肢的小腿处。

早期感觉患肢酸胀不适和疼痛、站立时明显、行走或平卧时消失;患肢静脉逐渐怒张,小腿静脉盘曲如条索状、色带青紫,甚则状如蚯蚓;瘤体质地柔软,抬高患肢或向远心方向挤压可缩小,但患肢下垂或放手顷刻充盈回复。有的在肿胀处发生红肿、灼热、压痛等症状,经治疗后则条索状肿物较为坚韧。瘤体如被碰破,流出大量瘀血,经压迫或结扎后方能止血。病程久者,皮肤萎缩,颜色褐黑,易伴发湿疮和臁疮(慢性溃疡)。

2. 鉴别诊断

血瘤 常在出生后即被发现，随年龄增长而长大。瘤体小如豆粒，大如拳头，正常皮色，或呈暗红或紫蓝色，形成瘤体的血管一般为丛状的血管或毛细血管。而筋瘤则由管径较粗的静脉曲张而形成，瘤体沿主干静脉走向而迂曲，状如蚯蚓。

3. 外治法

（1）加压包扎 患肢用弹力绷带包扎，长期使用有时能使瘤体缩小或停止发展。

（2）手术治疗 这是治疗筋瘤的根本办法。凡是有症状的筋瘤，无手术禁忌证者都应手术治疗，可行大隐静脉高位结扎术和曲张静脉剥离术。

第四章

妇科疾病辨证施治

一、概述

中医妇科学是运用中医学理论研究妇女生理病理特点和防治妇女特有疾病的一门临床学科。人体以脏腑、经络为本，以气血为用。脏腑、经络、气血的活动，男女基本相同。但是女性在脏器上有胞宫，在生理上有月经、带下、妊娠、产育等，这些与男性的不同点便构成了女性的生理特点。现分述如下。

1. 月经

胞宫周期性地出血，月月如期，经常不变，称为"月经"。因它犹如月亮的盈亏、海水之涨落，有规律地一个月来潮一次，故又称它为"月事""月水""月信"等。明·李时珍说："女子，阴类也，以血为主，其血上应太阴，下应海潮。月有盈亏，潮有朝夕，月事一月一行，与之相符，故谓之月水、月信、月经。"

健康女子到了 14 岁左右，月经开始来潮。月经第一次来潮，称为初潮。月经初潮年龄可受地区、气候、体质、营养及文化的影响提早或推迟。在我国，女子初潮年龄早至 11 周岁，迟至 18 周岁，都属正常范围。健康女子一般到 49 岁左右月经闭止，称为"绝经"或"断经"。在我国，女子 46～52 岁期间绝经，都属正常范围。

月经从初潮到绝经，中间除妊娠期、哺乳期外，月经都是有规律地按时来潮。正常月经是女子发育成熟的标志之一。正常月经周期一般为 28 天左右，但在 21～35 天也属正常范围。经期，指每次行经持续时间，正常者为 3～7 天，多数为 4～5 天。经量，指经期排出的血量，一般行经总量约为 50～80ml；经期每天的经量，第一天最少，第二天最多，第三天较多，第四天减少。经色，指月经的颜色，正常者多为暗红色；因为受经量的影响，所以月经开始时的颜色较淡，继而逐渐加深，最后又转呈淡红色。经质，指经血的质地，正常经血应是不稀不稠、不凝结、无血块、无特殊气味。经期一般无不适感觉，仅有部分妇女经前和经期有轻微的腰酸、小腹发胀、情绪变化等，也属正常现象。

由于年龄、体质、气候变迁、生活环境等影响，月经周期、经期、经量等有时也会有所改变。当根据月经不调之久暂、轻重、有症、无症而细细辨之，不可概作常论，以免贻误调治良机。

此外，有月经惯常二月一至的，称为"并月"；三月一至的，称为"居经"或"季经"；一年一行的，称为"避年"；终生不行经而能受孕的，称为"暗经"。还有受孕之初，按月行经而无损于胎儿的，称为"激经""盛胎""垢胎"。根据避年、居经、并月的最早记载，即晋·王叔和著《经脉》所述，避年、居经、并月应属病态，后世《诸病源候论》《本草纲目》等也认为是病态或异常，只有《医宗金鉴》将并月、居经、避年列为月经之常，似不切实际。

2. 带下

"带下"一词，首见于《素问·骨空论》。带下有广义和狭义之分，广义带下是泛指妇女经、带、胎、产诸病，狭义带下是专指妇女阴中流出一种黏腻液体的症状。在狭义带下之中又有生理、病理的不同。

(1) 带下的生理现象 健康女子，润泽于阴户及阴道内的无色无臭、黏而不稠的液体，称为生理性带下，即如《沈氏女科辑要》引王孟英说："带下，女子生而即有，津津常润，本非病也。"

生理性带下的量不多，不致外渗。但在月经前期冲任血海将满之时及妊娠期血聚冲任以养胎元之时，如雾露之溉，润泽丰厚，带下量可明显增多，或少量排出；至于经间期氤氲之时，阳生阴长，冲任气血正盛，带下量也可稍增。因为生理性带下之色是无色透明的，有的略带白色，所以医籍中有时称"白带"。但现在所称"白带"多是看到或感觉到量、色、质有改变的带下病，应予严格区分。生理性带下的质地黏而不稠、滑润如膏，无异臭气味。

（2）带下的产生机制 在中医学的典籍中已经明确带下的产生与任脉、督脉、带脉等奇经八脉的功能有直接关系。任脉在带下的产生上有重要作用。任脉主一身之阴精，凡人体精、血、津、液都由任脉总司。而任脉所司之精、血、津、液失去督脉的温化就要变为湿浊；任脉所主之阴精失去带脉的约束就要滑脱而下，成为病态。因此，任脉化生生理性带下这一功能又与督脉的温化、带脉的约束有关。

生理性带下是肾精下润之液。《景岳全书》说："盖白带出于胞中，精之余也。"《血证论》说："而胞中之水清和，是以行经三日后，即有胞水……乃种子之之候，无病之月信也。"生理性带下在月经初潮后出现，在绝经后明显减少，而且随着月经的周期性变化，带下的量也有周期性改变。因此，带下的产生与肾气盛衰，天癸至竭，冲脉、任脉、督脉、带脉功能正常与否有重要而直接的关系。根据月经产生机制的外延及事实，则生理性带下产生的机制如下：肾气旺盛，所藏五脏六腑之精在天癸的作用下，通过任脉到达胞中生成生理性带下，此过程又得到督脉的温化和带脉的约束。

3. 妊娠

从怀孕到分娩这个阶段，称为"妊娠"，也称"怀孕"。

（1）妊娠的生理现象 妊娠后母体的变化，明显地表现是月经停止来潮，脏腑、经络的阴血下注冲任以养胎元。因此，妊娠期间整个机体出现"血感不足，气易偏盛"的特点。

妊娠初期，由于血聚于下，冲脉气盛，肝气上逆，胃气不降，则出现饮食偏嗜、恶心作呕、晨起头晕等现象，一般不严重，经过 20～40 天左右，症状多能自然消失。另外，妊娠早期，孕妇可自觉乳房胀大；妊娠 3 个月后，白带稍增多，乳头、乳晕的颜色加深；妊娠 4～5 个月后，孕妇可以自觉胎动，胎体逐渐增大，小腹部逐渐膨隆；妊娠 6 个月后，胎儿渐大，阻滞气机，水道不利，常可出现轻度肿胀；妊娠末期，由于胎儿先露部压迫膀胱与直肠，可见小便频数、大便秘结等现象。

另外，妊娠 3 个月后，六脉平和滑利，按之不绝，尺脉尤甚。《金匮要略》说：孕 60 日 "妇人得平脉，阴脉小弱"。《备急千金要方》说："妊娠初时寸微小，呼吸五至；三月而尺数也。"西医学也认为在妊娠 11 周以后循环血量才开始增加，这与中医滑脉出现的时间是一致的。

妊娠后胎儿发育情况，最早在《黄帝内经》有记载。《灵枢·经脉》说："人始生，先成精，精成而脑髓生，骨为干，脉为营，筋为刚，肉为墙，皮肤坚而毛发长。"此后多有论述胎儿发育者，而徐之才《逐月养胎法》所论较切实际，即《备急千金要方》说："妊娠一月始胚，二月始膏，三月始胞，四月形体成，五月胎动，六月筋骨立，七月发生，八月脏腑具，九月谷气入胃，十月诸神备，日满即产矣。"说明前人对胎儿的发育、成熟有详细观察。

(2) 妊娠的机制 女子发育成熟后，月经按期来潮，就有了孕育的功能。受孕的机理在于肾气充盛，天癸成熟，冲任二脉功能正常，男女两精相合，就可以构成胎孕。《灵枢·决气》说："两神相搏，合而成形。"《女科正宗》说："男精壮而女经调，有子之道也。"正说明了构成胎孕的生理过程和必要条件。另外，受孕须有一定时机，《证治准绳》引袁了凡语："凡妇人一月经行一度，必有一日氤氲之候，于一时辰间……此的候也……顺而施之，则成胎矣。"这里所说的"氤氲之候""的候"相当于西医学所称之排卵期，正是受孕的良机。

4. 产育

产育包括分娩、产褥与哺乳。分娩、产褥与哺乳是女子生育后代紧密联系的三个阶段，在每个阶段里都发生了急剧的生理变化，了解这些生理情况对指导临床有重要的意义。

(1) 分娩 怀孕末期，即孕 280 天左右，胎儿及胎衣自母体阴道娩出的过程，称为分娩。

关于预产期的计算方法，中医学有明确记载，明·李梴《医学入门》说："气血充实，可保十月分娩……凡二十七日即成一月之数。"10 个月共 270 天。《妇科新说》说："分娩之期或早或迟，……大约自受胎之日计算，应以二百八十日为准，每与第十次经期暗合也。"与西医学计算为 280 天已基本一致。现在预产期的计算方法是：从末次月经第 1 天算起，月份数加 9（或减 3），日数加 7，即可。如按农历计算，月数算法同上，日数加 14。孕妇分娩，又称临产，分娩前多有征兆，如胎位下移、小腹坠胀、有便意感，或"见红"等。《胎产心法》说："临产自有先兆，须知凡孕妇临产，或半月数日前，胎腹必下垂，小便多频数。"此外，古人还有试胎（试月）、弄胎的记载，《医宗金鉴》说："妊娠八九个月时，或腹中痛，痛定仍然如常者，此名试胎……若月数已足，腹痛或作或止，腰不痛者，此名弄胎。"说明到妊娠末期常可出现子宫收缩，应与真正分娩相区别。

分娩是正常的生理现象。在临产时出现腰腹阵阵作痛、小腹重坠，逐渐加重，至产门开全，阴户窘迫，胎儿、胞衣依次娩出，分娩结束。《十产论》说："正产者，盖妇人怀胎十月满足，阴阳气足，忽腰腹作阵疼痛，相次胎气顿陷，至于脐腹痛极甚，乃至腰间重痛，谷道挺拼，继之浆破血出，儿遂自生。"产讫胞衣自当萎缩而下。《达生篇》说："渐痛渐紧，一阵紧一阵，是正产，不必惊慌。"同时还总结了"睡、忍痛、慢临盆"的临产调护六字要诀。

因此，应当帮助产妇正确认识分娩，消除其恐惧心理和焦躁情绪，也不宜过早用力，以免消耗气力，影响分娩的顺利进行。

关于产程，中医学也有观察和记录，晋·王叔和《脉经》说："怀娠离经，其脉浮，设腹痛引腰脊，为今欲生也。"又法，妇人欲生，其脉离经，夜半觉，日中则生也。"明确表示分娩必腰痛，从规律宫缩至分娩大致为12小时，即所谓"子午相对"，这与现代统计的第一、第二、第三产程的时间基本一致。此外，中医学强调产室要寒温适宜、安静整洁，不能滥用催产之剂，这些论述现在仍有实用价值。

(2) 产褥 新产后6周内称产褥期。分娩时的用力汗出和产创出血损伤了阴液，整个机体的生理特点是"阴血骤虚，阳气易浮"。因此，在产后1~2天内，常有轻微的发热、自汗等阴虚阳旺的症状，如无其他致病因素，一般短时间内会自然消失。

产后数日内，胞宫尚未复常而有阵缩，故小腹常有轻微阵痛，称"儿枕痛"。在产后2周内因胞宫尚未回缩到盆腔，所以小腹按之有包块；大约产后6周，胞宫才能恢复到孕前大小，这段时间称产褥期，同时自阴道不断有余血浊液流出，称为恶露。恶露先是暗红的血液，以后血液颜色逐渐由深变浅，其量也由多变少，一般在2周内淡红色血性恶露消失，3周内黏液性恶露断绝。

(3) 哺乳 新产妇一般产后第2天可以挤出初乳，约持续7天后逐渐变为成熟乳。母乳营养丰富，易消化，并有抗病能力。分娩后30分钟内可令新生儿吮吸乳头，以刺激乳汁尽早分泌，让婴儿吃到免疫价值极高的初乳，增强抗病能力，促进胎粪排出，同时促进母亲子宫收缩，减少出血，尽早建立母子感情联系。母乳喂养提倡按需哺乳，即按婴儿的需要哺乳，不规定哺乳的时间和次数，婴儿饥饿时或母亲感到乳房充满时就哺乳。一般每次哺乳时间为 10 分钟左右，最多不超过 15 分钟，以免乳头浸软皲裂。母乳是产妇气血所化。《胎产心法》说："产妇冲任血旺，脾胃气壮则乳足。"在哺乳期要使产妇保持精神舒畅、营养充足、乳房清洁、按需哺乳对保证乳汁的质和量有重要意义。哺乳时限：纯母乳喂养 4～6 个月后，边喂母乳边加辅食；12～24 个月是婴儿断乳的适当月龄，最好在秋凉和春暖的季节里进行。

产后，脾胃生化之精微除供应母体营养需要外，另一部分则随冲脉与胃经之气上行，化生为乳汁，以供哺育婴儿的需要。薛立斋说："血者，水谷之精气也，和调于五脏，洒陈于六腑，妇人则上为乳汁，下为月水。"故在哺乳期，气血上化为乳汁，一般无月经来潮，也比较不易受孕。

月经、带下、妊娠、分娩、哺乳是妇女的生理特点，这都是脏腑、经络、气血乃至天癸的化生功能作用于胞宫的结果，特别是与肾气、天癸的主导作用是分不开的。

因此，脏腑功能失常、气血失调，导致冲任损伤，产生的经、带、胎、产、杂诸病，常用补肾滋肾、疏肝养肝、健脾和胃、调理气血诸法来调补冲任，这是妇科疾病治疗的基本原则。

二、月经先期

月经周期提前 1～2 周者，称为"月经先期"，亦称"经期超前"。本病相当于西医学排卵型功能失调性子宫出血病的黄体不健和盆腔炎症所致的子宫出血。月经先期不同证型的辨证依据及施治见表 4-1。

表 4-1　月经先期不同证型的辨证依据及施治

证型	辨证依据		施治	
	要点	主症	治法	方药
脾气虚证	神疲肢倦，气短懒言	经期提前，或兼经量多、色淡质稀，神疲肢倦，气短懒言，小腹空坠，纳少便溏，舌质淡红，苔薄白，脉缓弱	补脾益气，摄血调经	补中益气汤（黄芪 15g、升麻 6g、柴胡 6g、甘草 6g、生白芍 12g、党参 12g、当归 10g、白术 12g、陈皮 6g）

证型	辨证依据		施治	
	要点	主症	治法	方药
肾气虚证	腰酸腿软，头晕耳鸣	经期提前，经量少、色淡暗、质清稀，腰酸腿软，头晕耳鸣，小便频数，面色晦暗或有暗斑，舌质淡暗，苔薄白，脉沉细	补肾益气，固冲调经	固阴煎（人参10g、熟地黄10g、山药15g、山茱萸9g、远志6g、炙甘草6g、五味子10g、菟丝子10g）
阴虚血热证	颧赤唇红，手足心热	经期提前，经量少、色红、质稠，颧赤唇红，手足心热，咽干口燥，舌质红，苔少，脉细数	养阴清热，凉血调经	两地汤（生地黄12g、玄参10g、地骨皮15g、麦冬10g、阿胶10g、白芍12g）
阳盛血热证	渴喜冷饮，面色红赤	经期提前、量多、色紫红、质稠，心胸烦闷，渴喜冷饮，大便燥结，小便短赤，面色红赤，舌质红，苔黄，脉滑数	清热降火，凉血调经	清经散（牡丹皮10g、地骨皮15g、白芍12g、熟地黄10g、青蒿10g、黄柏10g、茯苓20g）
肝郁化热证	经前乳房胀痛，烦躁易怒	经期提前，经量多或少、经色紫红、质稠有块，经前乳房、胸胁、少腹胀痛，烦躁易怒，口苦咽干，舌质红，苔黄，脉弦数	清肝解郁，凉血调经	丹栀逍遥散（牡丹皮10g、炒栀子10g、当归6g、白芍12g、柴胡10g、茯苓20g、炙甘草6g）

三、月经后期

月经周期错后7天以上，甚至错后3～5个月一行，并且连续发生两个周期以上者，称为"月经后期"。本病相当于西医学的月经稀发。

月经后期如伴经量过少,常可发展为闭经。月经后期不同证型的辨证依据及施治见表4-2。

表4-2 月经后期不同证型的辨证依据及施治

证型	辨证依据		施治	
	要点	主症	治法	方药
肾虚证	腰酸腿软,头晕耳鸣	经期错后,经量少、色淡暗、质清稀,腰酸腿软,头晕耳鸣,带下清稀,面色晦暗,或面部暗斑,舌质淡暗,苔薄白,脉沉细	补肾益气,养血调经	大补元煎(人参10g、山药15g、熟地黄10g、杜仲10g、当归15g、山茱萸10g、枸杞子15g、炙甘草6g)
血虚证	经色淡、质稀,面色苍白	经期错后,经量少、色淡、质稀,小腹空痛,头晕眼花,心悸失眠,皮肤不润,面色苍白或萎黄,舌质淡,苔薄,脉细无力	补血养营,益气调经	人参养荣汤(人参10g、白术10g、茯苓20g、炙甘草6g、当归15g、白芍12g、熟地黄12g、肉桂6g、黄芪20g、五味子6g、远志6g、陈皮10g、生姜3片、大枣6枚)
虚寒证	喜热喜按,腰酸无力	经期错后,经量少、色淡、质稀,小腹隐痛,喜热喜按,腰酸无力,小便清长,面色㿠白,舌质淡,苔白,脉沉迟无力	温经扶阳,养血调经	大营煎(当归15g、熟地黄12g、枸杞子15g、炙甘草6g、杜仲10g、牛膝10g、肉桂6g)
实寒证	小腹冷痛拒按,得热痛减	经期错后,经量少、色紫暗有块,小腹冷痛拒按,得热痛减,畏寒肢冷,舌质暗,苔白,脉沉紧或沉迟	温经散寒,活血调经	温经汤(人参10g、当归15g、川芎15g、白芍10g、肉桂6g、莪术10g、牡丹皮10g、甘草6g、阿胶10g、吴茱萸10g)

证型	辨证依据		施治	
	要点	主症	治法	方药
气滞证	小腹胀痛，胸闷抑郁	经期错后，经量少、色暗红或有血块，小腹胀痛，精神抑郁、胸闷不舒，舌象正常，脉弦	理气行滞，活血调经	乌药汤（乌药15g、香附10g、木香6g、当归15g、甘草6g）
痰湿证	头晕体胖，舌胖苔腻	经期错后，经量少、色淡、质黏，头晕体胖，心悸气短，脘闷恶心，带下量多，舌质淡胖，苔白腻，脉滑	燥湿化痰，活血调经	芎归二陈汤（陈皮10g、半夏10g、茯苓20g、甘草6g、生姜3片、川芎10g、当归15g）

四、月经先后无定期

　　月经周期或前或后1～2周者，称为"月经先后无定期"，又称"经水先后无定期""月经愆期""经乱"。本病相当于西医学排卵型功能失调性子宫出血病的月经不规则。青春期初潮后1年内及更年期月经先后无定期者，如无其他证候，可不予治疗。月经先后无定期若伴有经量增多及经期紊乱，常可发展为崩漏。月经先后无定期不同证型的辨证依据及施治见表4-3。

表4-3　月经先后无定期不同证型的辨证依据及施治

证型	辨证依据		施治	
	要点	主症	治法	方药
肾虚证	腰酸腿软，头晕耳鸣	经行或先或后，经量少、色淡、质稀，头晕耳鸣，腰酸腿软，小便频数，舌质淡，苔薄，脉沉细	补肾益气，养血调经	固阴煎（人参10g、熟地黄10g、山药15g、山茱萸9g、远志6g、炙甘草6g、五味子10g、菟丝子10g）

证型	辨证依据		施治	
	要点	主症	治法	方药
脾虚证	神倦乏力，脘胀纳呆	经行或先或后，经量多、色淡、质稀，神倦乏力，脘腹胀满，纳呆食少，舌质淡，苔薄，脉缓	补脾益气，养血调经	归脾汤（人参10g、茯苓20g、白术10g、炙甘草6g、黄芪20g、当归6g、远志10g、木香6g、龙眼肉10g、仙鹤草20g）
肝郁证	胸胁、乳房、少腹胀痛，精神郁闷	经行或先或后，经量或多或少、色暗红、有血块，或经行不畅，胸胁、乳房、少腹胀痛，精神郁闷，时欲太息，嗳气食少，舌质正常，苔薄，脉弦	疏肝解郁，和血调经	逍遥散（当归6g、白芍12g、柴胡10g、茯苓20g、炙甘草6g）

五、月经过多

月经周期正常，经量明显多于既往者，称为"月经过多"，亦称"经水过多"。本病相当于西医学排卵型功能失调性子宫出血病引起的月经过多，或子宫肌瘤、盆腔炎症、子宫内膜异位症等疾病引起的月经过多。宫内节育器引起的月经过多，可按本病治疗。月经过多不同证型的辨证依据及施治见表4-4。

表4-4 月经过多不同证型的辨证依据及施治

证型	辨证依据		施治	
	要点	主症	治法	方药
气虚证	神疲体倦，气短懒言	行经量多、色淡红、质清稀，神疲体倦，气短懒言，小腹空坠，面色㿠白，舌质淡，苔薄，脉缓弱	补气升提，固冲止血	安冲汤加升麻（白术10g、黄芪20g、生龙骨30g、生牡蛎30g、生地黄10g、白芍12g、海螵蛸15g、茜草根20g、续断10g、升麻10g）

证型	辨证依据		施治	
	要点	主症	治法	方药
血热证	经色鲜红或深红,舌质红,脉数	经行量多、色鲜红或深红、质黏稠,口渴饮冷,心烦多梦,尿黄便结,舌质红,苔黄,脉滑数	清热凉血,固冲止血	保阴煎加炒地榆、槐花(生地黄15g、熟地黄10g、黄芩10g、黄柏10g、白芍10g、山药15g、续断10g、甘草6g、炒地榆20g、槐花15g)
血瘀证	经色紫暗有血块,经行腹痛	经行量多、色紫暗、质稠有血块,经行腹痛,或平时小腹胀痛,舌质紫暗或有瘀点,脉涩有力	活血化瘀,固冲止血	桃红四物汤加三七、茜草(当归6g、熟地黄10g、白芍10g、川芎10g、桃仁6g、红花5g、三七10g、茜草20g)

六、月经过少

月经周期正常,经量明显少于既往,经期不足2天,甚或点滴即净者,称"月经过少",亦称"经水涩少""经量过少"。本病相当于西医学性腺功能低下、子宫内膜结核、炎症或刮宫过深等引起的月经过少。月经过少不同证型的辨证依据及施治见表4-5。

表4-5　月经过少不同证型的辨证依据及施治

证型	辨证依据		施治	
	要点	主症	治法	方药
肾虚证	腰酸腿软,头晕耳鸣	经来量少,不日即净或点滴即止,血色淡暗、质稀,腰酸腿软,头晕耳鸣,小便频数,舌质淡,苔薄,脉沉细	补肾益精,养血调经	当归地黄饮加紫河车、丹参(当归15g、熟地黄10g、山茱萸10g、杜仲10g、山药15g、牛膝10g、甘草6g、紫河车5g、丹参20g)

证型	辨证依据		施治	
	要点	主症	治法	方药
血虚证	经色淡红、质稀,面色萎黄	经来量少,不日即净或点滴即止,经色淡红、质稀,头晕眼花,心悸失眠,皮肤不润,面色萎黄,舌质淡,苔薄,脉细无力	补血益气调经	滋血汤(人参10g、山药15g、黄芪20g、白茯苓20g、川芎10g、当归15g、白芍10g、熟地黄10g)
血瘀证	经色紫暗、有血块,经行腹痛	经行涩少、色紫黑有块,小腹刺痛拒按,血块下后痛减,或胸胁胀痛,舌质紫暗或有瘀斑紫点,脉涩有力	活血化瘀,理气调经	通瘀煎(当归尾15g、山楂20g、香附10g、红花6g、乌药10g、青皮6g、木香6g、泽泻10g)
血寒证	小腹冷痛,得热痛减	经行量少、色暗红,小腹冷痛,得热痛减,畏寒肢冷,面色青白,舌质暗,苔白,脉沉紧	温经散寒,活血调经	温经汤(人参10g、当归15g、川芎15g、白芍10g、肉桂6g、莪术10g、牡丹皮10g、甘草6g、阿胶10g、吴茱萸10g)

七、经间期出血

月经周期基本正常,在两次月经之间氤氲之时,发生周期性出血者,称为"经间期出血"。本病相当于西医学排卵期出血,若出血期长、血量增多,不及时治疗,进一步发展可致崩漏。经间期出血不同证型的辨证依据及施治见表4-6。

表 4-6　经间期出血不同证型的辨证依据及施治

证型	辨证依据		施治	
	要点	主症	治法	方药
肾阴虚证	腰酸腿软，头晕耳鸣	经间期出血，血量少、色鲜红、质稠，头晕耳鸣，腰腿酸软，手足心热，夜寐不宁，舌质红，苔少，脉细数	滋肾益阴，固冲止血	加减一贯煎（生地黄15g、白芍10g、麦冬15g、熟地黄15g、甘草6g、知母10g、地骨皮10g）
脾气虚证	神疲体倦，气短懒言	经间期出血，血量少、色淡、质稀，神疲体倦，气短懒言，食少腹胀，舌质淡，苔薄，脉缓弱	健脾益气，固冲摄血	归脾汤（人参10g、茯苓20g、白术10g、炙甘草6g、黄芪20g、当归6g、远志10g、木香6g、龙眼肉10g、仙鹤草20g）
血瘀证	经色紫暗有血块，经行腹痛	经间期出血，血色紫暗、夹有血块，小腹疼痛拒按，情志抑郁，舌质紫暗或有瘀点，脉涩有力	活血化瘀，理血归经	逐瘀止血汤（大黄8g、生地黄15g、当归尾12g、赤芍15g、牡丹皮10g、枳壳10g、龟甲10g、桃仁6g）
湿热证	带下量多、色黄，舌质红，苔黄腻	经间期出血，血色深红、质稠，平时带下量多、色黄，小腹时痛，心烦口渴，口苦咽干，舌质红，苔黄腻，脉滑数	清热除湿，凉血止血	清肝止淋汤加减（白芍12g、生地黄10g、当归10g、阿胶10g、牡丹皮10g、黄柏15g、牛膝15g、香附10g、小黑豆20g、茯苓15g、炒地榆20g）

八、崩漏

妇女不在行经期间，阴道突然大量出血或淋漓下血不断者称为

"崩漏",前者称为"崩中",后者称为"漏下"。若经期延长达2周以上者,应属崩漏范畴,称为"经崩"或"经漏"。本病相当于西医学无排卵型功能失调性子宫出血病。生殖器炎症和某些生殖器肿瘤引起的不规则阴道出血亦可参照本病辨证治疗。崩漏不同证型的辨证依据及施治见表4-7。

表4-7 崩漏不同证型的辨证依据及施治

证型	辨证依据		施治	
	要点	主症	治法	方药
肾阴虚证	腰酸腿软,头晕耳鸣,舌质红,苔少	经血非时而下,出血量少或多、淋漓不断,血色鲜红、质稠,头晕耳鸣,腰酸膝软,手足心热,颧赤唇红,舌质红,苔少,脉细数	滋肾益阴,固冲止血	左归丸去川牛膝,加墨旱莲、炒地榆(熟地黄10g、山药15g、枸杞子15g、山茱萸10g、菟丝子10g、鹿角胶10g、龟甲胶10g、墨旱莲15g、炒地榆15g)
肾阳虚证	腰痛如折,畏寒肢冷,小便清长	经血非时而下、量多、淋漓不尽、色淡、质稀,腰痛如折,畏寒肢冷,小便清长,大便溏薄,面色晦暗,舌质淡暗,苔薄白,脉沉弱	温肾助阳,固冲止血	大补元煎,酌加补骨脂、鹿角胶、艾叶炭(人参10g、山药15g、熟地黄10g、杜仲10g、当归15g、山茱萸10g、枸杞子15g、炙甘草6g、补骨脂10g、鹿角胶10g、艾叶炭15g)
脾虚证	神疲体倦,气短懒言,不思饮食	经血非时而下、量多如崩或淋漓不断、色淡、质稀,神疲体倦,气短懒言,不思饮食,四肢不温,或面浮肢肿,面色淡黄,舌质淡胖,苔薄白,脉缓弱	健脾益气,固冲止血	固冲汤(白术10g、黄芪20g、煅龙骨30g、煅牡蛎30g、山茱萸10g、白芍10g、海螵蛸15g、茜草根20g、棕榈炭10g、五倍子10g)

证型	辨证依据		施治	
	要点	主症	治法	方药
血热证	量多如崩，渴喜冷饮，舌质红，苔黄脉数	经血非时而下、量多如崩或淋漓不断，血色深红、质稠，心烦少寐，渴喜冷饮，头晕面赤，舌质红，苔黄，脉滑数	清热凉血，固冲止血	清热固经汤（生地黄 15g、地骨皮 10g、炙龟甲 10g、牡蛎粉 30g、阿胶 10g、黄芩 10g、藕节 10g、棕榈炭 10g、甘草 6g、焦栀子 6g、地榆 20g）
血瘀证	经色紫暗、有血块，经行腹痛、拒按	经血非时而下、量多或少、淋漓不尽、色紫暗、有血块，小腹疼痛、拒按，舌质紫暗或有瘀点，脉涩或弦涩有力	活血祛瘀，固冲止血	逐瘀止崩汤（当归 15g、川芎 10g、三七 10g、没药 6g、五灵脂 15g、牡丹皮炭 10g、炒丹参 15g、炒艾叶 10g、阿胶 10g、龙骨 30g、牡蛎 30g、海螵蛸 15g）

九、闭经

　　女子年逾18周岁，月经尚未来潮，或月经来潮后又中断6个月以上者，称为"闭经"，前者称原发性闭经，后者称继发性闭经，古称"女子不月""月事不来""经水不通""经闭"等。妊娠期、哺乳期或更年期的月经停闭属生理现象，不作闭经论；有的少女初潮2年内偶尔出现月经停闭现象，可不予治疗。闭经不同证型的辨证依据及施治见表4-8。

表 4-8 闭经不同证型的辨证依据及施治

证型	辨证依据		施治	
	要点	主症	治法	方药
肾气虚证	腰酸腿软，头晕耳鸣，性欲淡漠	月经初潮来迟，或月经后期量少，渐至闭经，头晕耳鸣，腰酸腿软，小便频数，性欲淡漠，舌质淡红，苔薄白，脉沉细	补肾益气，养血调经	大补元煎加丹参、牛膝(人参 10g、山药 15g、熟地黄 10g、杜仲 10g、当归 15g、山茱萸 10g、枸杞子 15g、炙甘草 6g、丹参 20g、牛膝 10g)
肾阴虚证	腰酸腿软，头晕耳鸣，舌质红，苔少	月经初潮来迟，或月经后期量少，渐至闭经，头晕耳鸣，腰膝酸软，或足跟痛，手足心热，甚则潮热盗汗，心烦少寐，颧红唇赤，舌质红，苔少或无苔，脉细数	滋肾益阴，养血调经	左归丸(熟地黄 10g、山药 15g、枸杞子 15g、山茱萸 10g、菟丝子 10g、鹿角胶 10g、龟甲胶 10g)
肾阳虚证	腰痛如折，畏寒肢冷，小便清长	月经初潮来迟，或月经后期量少，渐至闭经，头晕耳鸣，腰痛如折，畏寒肢冷，小便清长，夜尿多，大便溏薄，面色晦暗，或目眶暗黑，舌质淡，苔白，脉沉弱	温肾助阳，养血调经	十补丸(熟地黄 12g、山药 15g、山茱萸 10g、泽泻 10g、茯苓 20g、牡丹皮 10g、肉桂 6g、五味子 10g、炮附子 10g、鹿茸 10g)
脾虚证	神疲体倦，脘腹胀闷，不思饮食	月经停闭数月，肢倦神疲，食欲不振，脘腹胀闷，大便溏薄，面色淡黄，舌质淡胖有齿痕，苔白腻，脉缓弱	健脾益气，养血调经	参苓白术散(人参 10g、白术 10g、茯苓 20g、甘草 6g、砂仁 6g、陈皮 10g、桔梗 10g、扁豆 10g、山药 15g、莲子肉 6g、薏苡仁 20g)
血虚证	头晕目花，皮肤不润，面色萎黄	月经停闭数月，头晕目花，心悸怔忡，少寐多梦，皮肤不润，面色萎黄，舌质淡，苔少，脉细	补血养血，活血调经	小营煎加鸡内金、鸡血藤(当归 15g、熟地黄 10g、白芍 12g、山药 15g、枸杞子 10g、炙甘草 6g、鸡内金 10g、鸡血藤 15g)

证型	辨证依据		施治	
	要点	主症	治法	方药
气滞血瘀证	小腹胀痛拒按,精神抑郁,胸胁胀满	月经停闭数月,小腹胀痛拒按,精神抑郁,烦躁易怒,胸胁胀满,嗳气叹息,舌质紫暗或有瘀点,脉沉弦或涩而有力	行气活血,祛瘀通络	膈下逐瘀汤(当归10g、川楝子10g、五灵脂10g、赤芍15g、桃仁10g、红花6g、乌药10g、延胡索10g、香附10g、枳壳10g、甘草6g)
寒凝血瘀证	小腹冷痛拒按,得热则痛缓	月经停闭数月,小腹冷痛拒按,得热则痛缓,形寒肢冷,面色青白,舌质紫暗,苔白,脉沉紧	温经散寒,活血调经	温经汤(人参10g、当归15g、川芎15g、白芍10g、肉桂6g、莪术10g、牡丹皮10g、甘草6g、阿胶10g、吴茱萸10g)
痰湿阻滞证	体胖目眩,胸脘满闷,舌质淡胖,苔腻	月经停闭数月,带下量多、色白质稠,形体肥胖,或面浮肢肿,神疲肢倦,头晕目眩,心悸气短,胸脘满闷,舌质淡胖,苔白腻,脉滑	豁痰除湿,活血通经	丹溪治湿痰方(苍术10g、白术10g、半夏10g、茯苓20g、滑石15g、香附6g、川芎15g、当归15g)

十、痛经

凡在经期或经行前后,出现周期性小腹疼痛,或痛引腰骶,甚至剧痛晕厥者,称为"痛经",亦称"经行腹痛"。西医学把痛经分为原发性痛经和继发性痛经,前者又称功能性痛经,系指生殖器官无明显器质性病变者;后者多继发于生殖器官某些器质性病变,如盆腔子宫内膜异位症、子宫腺肌病、慢性盆腔炎等。痛经不同证型的辨证依据及施治见表4-9。

表 4-9　痛经不同证型的辨证依据及施治

证型	辨证依据		施治	
	要点	主症	治法	方药
肾气亏损证	小腹隐痛、喜按,经量少、色淡、质稀,腰酸耳鸣	经期或经后小腹隐隐作痛、喜按,月经量少、色淡质稀,头晕耳鸣,腰酸腿软,小便清长,面色晦暗,舌质淡,苔薄,脉沉细	补肾填精,养血止痛	调肝汤（当归15g、白芍 15g、山茱萸 10g、巴戟天 10g、甘草 6g、山药 15g、阿胶 10g）
气血虚弱证	小腹隐痛、喜按,经量少、色淡、质稀,面色苍白	经期或经后小腹隐痛、喜按,月经量少、色淡、质稀,神疲乏力,头晕心悸,失眠多梦,面色苍白,舌质淡,苔薄,脉细弱	补气养血,和中止痛	黄芪建中汤加当归、党参[黄芪 15g、桂枝 10g、白芍 12g、饴糖 30g(冲服)、生姜 3 片、大枣 3 枚、当归 15g、党参 15g]
气滞血瘀证	胀痛拒按,经色紫暗有血块,块下痛减	经前或经期小腹胀痛拒按,胸胁、乳房胀痛,经行不畅,经色紫暗、有血块,块下痛减,舌紫暗,或有瘀点,脉弦或弦涩有力	行气活血,祛瘀止痛	膈下逐瘀汤（当归10g、川楝子 10g、五灵脂 10g、赤芍 15g、桃仁 10g、红花 6g、乌药 10g、延胡索 10g、香附 10g、枳壳 10g、甘草 6g）
寒凝血瘀证	小腹冷痛、拒按,得热则痛缓	经前或经期小腹冷痛、拒按,得热则痛减,经血量少、色暗有块,畏寒肢冷,面色青白,舌质暗,苔白,脉沉紧	温经散寒,祛瘀止痛	温经汤（人参10g、当归 15g、川芎 15g、白芍 10g、肉桂 6g、莪术 10g、牡丹皮 10g、甘草 6g、阿胶 10g、吴茱萸 10g）
湿热蕴结证	小腹灼痛、拒按,平素带下量多、黄稠、臭秽,舌质红,苔黄腻	经前或经期小腹灼痛、拒按,痛连腰骶,或平时小腹痛,至经前疼痛加剧,经量多或经期长,经色紫红、质稠或有血块,平素带下量多、黄稠、臭秽,或伴低热,小便黄赤,舌质红,苔黄腻,脉滑数或濡数	清热除湿,化瘀止痛	清热调血汤加大血藤、败酱草、薏苡仁(牡丹皮 10g、黄连 6g、生地黄 10g、当归 15g、白芍 10g、川芎 15g、红花 6g、桃仁 6g、莪术 6g、香附 10g、延胡索 20g、大血藤 15g、败酱草 15g、薏苡仁 20g)

十一、经行发热

每值经期或经行前后出现以发热为主的病症，称"经行发热"。本病与西医学的慢性盆腔炎、生殖器结核、子宫内膜异位症及临床症状不明显的感染有关。经行发热不同证型的辨证依据及施治见表 4-10。

表 4-10　经行发热不同证型的辨证依据及施治

证型	辨证依据		施治	
	要点	主症	治法	方药
阴虚证	午后发热，五心烦热，舌质红，苔少	经期或经后午后发热，五心烦热，咽干口燥，两颧潮红，经量少、色鲜红，舌质红，苔少，脉细数	滋阴清热，凉血调经	蒿芩地丹四物汤（青蒿 20g、黄芩 10g、地骨皮 10g、牡丹皮 10g、生地黄 12g、川芎 10g、当归 10g、白芍 10g）
肝郁证	烦躁易怒，乳房、胸胁胀痛	经前或经期发热，头晕目眩，口苦咽干，烦躁易怒，乳房、胸胁、少腹胀痛，经量或多或少，经色深红，舌质红，苔微腻，脉弦数	疏肝解郁，清热调经	丹栀逍遥散（牡丹皮 10g、栀子 10g、柴胡 10g、当归 6g、白芍 12g、白术 10g、茯苓 15g、甘草 6g）
血瘀证	小腹疼痛、拒按，经色紫暗	经前或经期发热，乍寒乍热，小腹疼痛、拒按，经色紫暗、夹有血块，舌质紫暗或舌边有瘀点，脉沉弦或沉涩有力	活血化瘀，清热调经	血府逐瘀汤（桃仁 10g、红花 6g、当归 10g、生地黄 12g、川芎 10g、赤芍 12g、柴胡 10g、桔梗 10g、枳壳 10g、牛膝 10g）

十二、经行头痛

每值经期或经行前后，出现以头痛为主的病症，称为"经行头痛"。本病属西医学经前期紧张综合征的范畴。慢性盆腔炎患者发生经行头痛,可按本病论治。经行头痛不同证型的辨证依据及施治见表4-11。

表4-11 经行头痛不同证型的辨证依据及施治

证型	辨证依据		施治	
	要点	主症	治法	方药
气血虚弱证	神疲体倦,经量少、色淡	经期或经后头痛,心悸气短,神疲体倦,月经量少、色淡、质稀,面色苍白,舌质淡,苔薄,脉细弱	益气养血,活络止痛	八珍汤加蔓荆子、鸡血藤(人参10g、白术12g、茯苓10g、炙甘草5g、熟地黄12g、白芍10g、当归12g、川芎10g、蔓荆子10g、鸡血藤30g)
阴虚阳亢证	烦躁易怒,手足心热,舌质红,苔少	经期或经后头痛,或巅顶痛,头晕目眩,口苦咽干,烦躁易怒,腰酸腿软,手足心热,经量少、色鲜红,舌质红,苔少,脉细数	滋阴潜阳,疏风止痛	杞菊地黄丸加钩藤、石决明(熟地黄15g、山茱萸10g、山药30g、泽泻15g、茯苓10g、牡丹皮10g、枸杞子15g、菊花10g、钩藤15g、石决明15g)
瘀血阻滞证	小腹疼痛、拒按,经色紫暗	经前或经期头痛,小腹疼痛、拒按,胸闷不舒,经色紫暗、有块,舌质紫暗、边尖有瘀点,脉沉弦或涩而有力	活血化瘀,通窍止痛	通窍活血汤[赤芍10g、川芎10g、桃仁10g、红花6g、麝香1g(冲服)、老葱7根、黄酒30ml、大枣5枚]
痰湿中阻证	头晕目眩,胸闷泛恶,带下量多、黏稠	经前或经期头痛,头晕目眩,形体肥胖,胸闷泛恶,平日带下量多、黏稠,月经量少、色淡,面色㿠白,舌质淡胖,苔白腻,脉滑	燥湿化痰,通络止痛	半夏白术天麻汤加葛根、丹参(半夏10g、白术10g、天麻10g、茯苓15g、橘红15g、甘草6g、生姜3片、大枣3枚、蔓荆子10g、葛根20g、丹参15g)

十三、经行乳房胀痛

每值经前或经期乳房作胀，甚至胀满疼痛，或乳头痒痛者，称"经行乳房胀痛"。本病属西医学经前期紧张综合征范畴，多见于青壮年妇女，是常见病。乳痛症（乳腺结构不良症中的常见轻型病变）也可按本病论治。经行乳房胀痛不同证型的辨证依据及施治见表4-12。

表4-12　经行乳房胀痛不同证型的辨证依据及施治

证型	辨证依据		施治	
	要点	主症	治法	方药
肝郁气滞证	胸胁胀满，烦躁易怒	经前乳房胀痛或乳头痒痛，痛甚不可触衣、拒按，经行小腹胀痛，胸胁胀满，烦躁易怒，经行不畅、色暗红，舌质红，苔薄，脉弦	疏肝理气，通络止痛	柴胡疏肝散加王不留行、川楝子（柴胡12g、枳壳10g、炙甘草5g、白芍12g、川芎10g、香附10g、陈皮10g、王不留行10g、川楝子10g）
胃虚痰滞证	胸闷痰多，食少纳呆	经前或经期乳房胀痛或乳头痒痛，痛甚不可触衣，胸闷痰多，食少纳呆，平素带下量多、色白黏稠，月经量少、色淡，舌质淡胖，苔白腻，脉缓滑	健胃祛痰，活血止痛	四物合二陈汤去甘草（当归12g、赤芍10g、川芎10g、生地黄12g、陈皮10g、半夏10g、茯苓15g、海藻15g、红花6g、香附10g、牡丹皮10g）

十四、经断前后诸证

妇女在绝经前后出现烘热面赤，进而汗出，精神倦怠，烦躁易怒，头晕目眩，耳鸣心悸，失眠健忘，腰背酸痛，手足心热，或伴有月经紊乱等与绝经有关的症状，称"经断前后诸证"，又称"经绝前后诸证"。这些证候常参差出现，发作次数和时间无规律性，病程长短不一，短者数月，长者可迁延数年以至十数年不等。本病相当于西医学更年期综合征，双侧卵巢切除或放射治疗后双侧卵巢功能衰竭者，也可出现更年期综合征的表现。经断前后诸证不同证型的辨证依据及施治见表 4-13。

表 4-13　经断前后诸证不同证型的辨证依据及施治

证型	辨证依据		施治	
	要点	主症	治法	方药
肾阴虚证	腰酸腿软，五心烦热	经断前后，头晕耳鸣，腰酸腿软，烘热汗出，五心烦热，失眠多梦，口燥咽干，或皮肤瘙痒，月经周期紊乱，经量少或多、色鲜红，舌质红苔少，脉细数	滋肾益阴，育阴潜阳	六味地黄丸加味（熟地黄 15g、山药 15g、山茱萸 10g、茯苓 10g、牡丹皮 10g、泽泻 10g、生龟甲 15g、生牡蛎 15g、石决明 10g）
肾阳虚证	腹冷阴坠，形寒肢冷	经断前后，头晕耳鸣，腰痛如折，腹冷阴坠，形寒肢冷，小便频数或失禁，带下量多，月经不调、量多或少、色淡、质稀，精神萎靡，面色晦暗，舌质淡，苔白滑，脉沉细而迟	温肾壮阳，填精养血	右归丸加减[熟地黄 15g、附子（炮附片）10g、肉桂 6g、山药 15g、山茱萸 10g、菟丝子 10g、鹿角胶 10g、枸杞子 10g、当归 10g、杜仲 10g]

十五、带下病

带下的量明显增多，色、质、气味发生异常，或伴全身、局部症状者，称为"带下病"，又称"下白物""流秽物"。本病相当于西医学的阴道炎、宫颈炎、盆腔炎、妇科肿瘤等疾病引起的带下增多。带下病不同证型的辨证依据及施治见表 4-14。

表 4-14　带下病不同证型的辨证依据及施治

证型	辨证依据		施治	
	要点	主症	治法	方药
脾阳虚证	带下色淡质稀,神疲倦怠,纳少便溏	带下量多、色白或淡黄、质稀薄、无臭气、绵绵不断,神疲倦怠,四肢不温,纳少便溏,两足跗肿,面色㿠白,舌质淡,苔白腻,脉缓弱	健脾益气,升阳除湿	完带汤(白术30g、山药30g、人参10g、白芍12g、苍术10g、甘草6g、陈皮10g、黑芥穗10g、柴胡10g、车前子10g)
肾阳虚证	带下清冷、稀薄如水,腰痛如折,畏寒肢冷	带下量多、色白清冷、稀薄如水、淋漓不断,头晕耳鸣,腰痛如折,畏寒肢冷,小腹冷感,小便频数、夜间尤甚,大便溏薄,面色晦暗,舌质淡润,苔薄白,脉沉细而迟	温肾助阳,涩精止带	内补丸(鹿茸10g、菟丝子10g、沙苑子10g、黄芪20g、白蒺藜10g、紫菀10g、肉桂6g、桑螵蛸15g、肉苁蓉15g、制附子10g)
阴虚夹湿证	带下质稠,头晕耳鸣,五心烦热	带下量不甚多、色黄或赤白相兼、质稠或有臭气,阴部干涩不适或有灼热感,腰膝酸软,头晕耳鸣,颧赤唇红,五心烦热,失眠多梦,舌质红,苔少或黄腻,脉细数	滋阴益肾,清热祛湿	知柏地黄丸加芡实、金樱子(熟地黄12g、山茱萸10g、山药12g、茯苓20g、泽泻10g、牡丹皮10g、芡实10g、金樱子30g)
湿热下注证	带下量多、色黄、质黏稠、有臭气,舌质红,苔黄腻	带下量多、色黄、质黏稠、有臭气,或伴阴部瘙痒、胸闷心烦、口苦咽干、纳食较差,小腹或少腹作痛,小便短赤,舌质红,苔黄腻,脉濡数	清热利湿止带	止带方(猪苓15g、茯苓20g、车前子10g、泽泻10g、茵陈20g、赤芍10g、牡丹皮10g、黄柏10g、栀子10g、牛膝10g)
湿毒蕴结证	带下量多、黄绿如脓、臭秽难闻	带下量多、黄绿如脓,或赤白相兼,或五色杂下、状如米泔,臭秽难闻,小腹疼痛,腰骶酸痛,口苦咽干,小便短赤,舌质红,苔黄腻,脉滑数	清热解毒除湿	五味消毒饮加土茯苓、薏苡仁(蒲公英20g、金银花15g、野菊花10g、紫花地丁15g、天葵子15g、土茯苓30g、薏苡仁30g)

十六、妊娠恶阻

妊娠早期，出现严重的恶心呕吐、头晕厌食，甚则食入即吐者，称为"妊娠恶阻"。本病相当于西医学的妊娠剧吐。妊娠恶阻不同证型的辨证依据及施治见表4-15。

表4-15　妊娠恶阻不同证型的辨证依据及施治

证型	辨证依据		施治	
	要点	主症	治法	方药
胃虚证	脘腹胀闷，不思饮食	妊娠早期，恶心呕吐，吐出食物，甚则食入即吐，脘腹胀闷，不思饮食，头晕体倦，怠惰思睡，舌质淡，苔白，脉缓滑无力	健胃和中，降逆止呕	香砂六君子汤(党参12g、白术12g、茯苓12g、甘草6g、陈皮6g、半夏10g、香附10g、砂仁6g)
肝热证	胸胁满闷，嗳气叹息	妊娠早期，呕吐酸水或苦水，胸胁满闷，嗳气叹息，头晕目眩，口苦咽干，渴喜冷饮，便秘溲赤，舌质红，苔黄燥，脉弦滑数	清肝和胃，降逆止呕	加味温胆汤(半夏10g、陈皮10g、竹茹10g、茯苓20g、枳实10g、黄芩10g)
痰滞证	呕吐痰涎，胸膈满闷，苔白腻	妊娠早期，呕吐痰涎，胸膈满闷，不思饮食，口中淡腻，头晕目眩，心悸气短，舌质淡胖，苔白腻，脉滑	化痰除湿，降逆止呕	青竹茹汤(鲜竹茹10g、橘皮10g、白茯苓20g、半夏10g、生姜6片)

十七、妊娠腹痛

妊娠期间，出现以小腹疼痛为主的病症，称为"妊娠腹痛"，亦称"胞阻"。妊娠腹痛是孕期常见病，若不伴有下血症状，一般预后良好。若痛久不止，病势日进，也可损伤胎元，甚则发展为堕胎、小产。妊娠腹痛不同证型的辨证依据及施治见表4-16。

表4-16　妊娠腹痛不同证型的辨证依据及施治

证型	辨证依据		施治	
	要点	主症	治法	方药
血虚证	面色萎黄，舌质淡脉细	妊娠小腹绵绵作痛，头晕心悸，失眠多梦，面色萎黄，舌质淡，苔薄白，脉细滑	补血养血，止痛安胎	当归芍药散加减（党参12g、白术12g、茯苓12g、当归10g、白芍20g、川芎10g、炙甘草6g）
虚寒证	小腹冷痛、喜温喜按	妊娠小腹冷痛、喜温喜按，形寒肢冷，倦怠无力，面色㿠白，舌质淡，苔白，脉细滑	暖宫止痛，养血安胎	胶艾汤（阿胶10g、艾叶10g、当归10g、川芎10g、白芍20g、干地黄10g、甘草5g）
气郁证	情志抑郁，烦躁易怒	妊娠小腹胀痛，情志抑郁，或烦躁易怒，伴胸胁胀满，舌质红，苔薄，脉弦滑	疏肝解郁，止痛安胎	逍遥散加苏梗、陈皮（当归6g、白芍12g、柴胡10g、茯苓20g、苏梗10g、陈皮6g、炙甘草6g）

十八、胎动不安

　　妊娠期出现腰酸腹痛、胎动下坠，或阴道少量流血者，称为"胎动不安"，又称"胎气不安"。本病类似于西医学的先兆流产、先兆早产。胎动不安是临床常见的妊娠病之一，经过安胎治疗，腰酸、腹痛症状消失，出血迅速停止，多能继续妊娠。若因胎元有缺陷而致胎动不安者，胚胎不能成形，故不宜进行保胎治疗。若胎动不安病情发展以致流产者，称为"堕胎"或"小产"。若妊娠在12周以内，胎儿未成形而自然殒堕者，称为"堕胎"；若妊娠12～28周内，胎儿已成形而自然殒堕者，称为"小产"。胎动不安不同证型的辨证依据及施治见表4-17。

表4-17　胎动不安不同证型的辨证依据及施治

证型	辨证依据		施治	
	要点	主症	治法	方药
肾虚证	头晕耳鸣，两膝酸软	妊娠期，腰酸腹痛，胎动下坠，或伴阴道少量流血、色暗淡，头晕耳鸣，两膝酸软，小便频数，或曾屡有堕胎，舌质淡，苔白，脉沉细而滑	补肾益气，固冲安胎	寿胎丸加人参、白术（杜仲10g、续断10g、阿胶10g、菟丝子10g、补骨脂10g、桑寄生10g、人参10g、白术10g）
气虚证	精神倦怠，气短懒言	妊娠期，腰酸腹痛、小腹空坠，或阴道少量流血、色淡、质稀，精神倦怠，气短懒言，面色㿠白，舌质淡，苔薄，脉缓滑	益气固冲安胎	举元煎加续断、桑寄生、阿胶（人参10g、炙黄芪20g、炙甘草6g、升麻6g、白术10g、续断10g、桑寄生10g、阿胶10g）
血虚证	头晕眼花，心悸失眠	妊娠期，腰酸腹痛，胎动下坠，阴道少量流血，头晕眼花，心悸失眠，面色萎黄，舌质淡，苔少，脉细滑	补血固冲安胎	苎根汤加川续断、桑寄生（干地黄10g、苎麻根20g、当归10g、白芍10g、阿胶10g、甘草6g、川续断10g、桑寄生10g）
血热证	流血深红或鲜红，舌质红，苔黄，脉滑数	妊娠期，腰酸腹痛，胎动下坠，或阴道少量流血、色深红或鲜红，心烦少寐，渴喜冷饮，便秘溲赤，舌质红，苔黄，脉滑数	清热凉血，固冲安胎	保阴煎（生地黄、熟地黄、白芍各10g、山药15g、川续断10g、黄芩10g、黄柏10g、生甘草6g）
外伤	跌仆闪挫，或劳力过度	妊娠期，跌仆闪挫，或劳力过度，继发腰腹疼痛，胎动下坠，或伴阴道流血，精神倦怠，脉滑无力	益气养血，固肾安胎	加味圣愈汤（当归6g、白芍12g、川芎6g、熟地黄10g、人参10g、黄芪15g、杜仲10g、续断10g、砂仁6g）

证型	辨证依据		施治	
	要点	主症	治法	方药
癥瘕伤胎	下血暗红,舌质暗、有瘀斑	孕后阴道不时少量下血、色红或暗红,胸腹胀满,少腹拘急,甚则腰酸,胎动下坠,皮肤粗糙,口干不欲饮,舌质暗红或边尖有瘀斑,苔白,脉沉弦或沉涩	祛瘀消癥,固冲安胎	桂枝茯苓丸加续断、杜仲(桂枝10g、茯苓20g、赤芍10g、牡丹皮10g、桃仁6g、续断10g、杜仲10g)

十九、滑胎

　　凡堕胎、小产连续发生 3 次以上者,称为"滑胎",亦称"数堕胎"。本病类似于西医学的习惯性流产。但有些古代医者所言滑胎,是指临产催生的方法,不是"滑胎"病证,不属本节讨论范围。滑胎不同证型的辨证依据及施治见表 4-18。

表 4-18　滑胎不同证型的辨证依据及施治

证型	辨证依据		施治	
	要点	主症	治法	方药
肾气亏损证	头晕耳鸣,腰酸膝软	屡孕屡堕,甚或如期而堕,头晕耳鸣,腰酸膝软,精神萎靡,夜尿频多,目眶暗黑,或面色晦暗,舌质淡,苔白,脉沉弱	补肾固冲安胎	补肾固冲汤(菟丝子15g、续断10g、巴戟天10g、杜仲10g、当归10g、熟地黄15g、鹿角霜10g、枸杞子15g、阿胶10g、党参15g、白术10g、大枣3枚、砂仁6g)

续表

证型	辨证依据		施治	
	要点	主症	治法	方药
气血两虚证	神倦乏力,面色苍白	屡孕屡堕,头晕眼花,神倦乏力,心悸气短,面色苍白,舌质淡,苔薄,脉细弱	益气养血安胎	泰山磐石散(人参10g、黄芪20g、当归10g、续断10g、黄芩10g、川芎10g、白芍10g、熟地黄15g、白术10g、炙甘草6g、砂仁6g、淮山药30g)

二十、妊娠肿胀

妊娠中晚期,肢体面目发生肿胀者,称为"妊娠肿胀",亦称"子肿"。《医宗金鉴》根据肿胀部位及程度之不同,分别有"子气""子肿""皱脚""脆脚"等名称。如在妊娠7～8个月后,只是脚部轻度浮肿,无其他不适者,为妊娠晚期常见现象,可不必治疗,产后自消。本病类似于西医学的妊娠高血压综合征轻症、妊娠水肿。妊娠肿胀是孕妇多发病,做好产前检查、加强营养、适当休息对减轻本病的发展程度有重要意义。若不伴有高血压、蛋白尿者,预后良好。严重者可致子晕、子痫。妊娠肿胀不同证型的辨证依据及施治见表4-19。

表4-19 妊娠肿胀不同证型的辨证依据及施治

证型	辨证依据		施治	
	要点	主症	治法	方药
脾虚证	脘腹胀满,气短懒言,食欲不振	妊娠数月,面浮肢肿,甚则遍身俱肿、皮薄光亮、按之凹陷,脘腹胀满,气短懒言,口中淡腻,食欲不振,小便短少,大便溏薄,舌体胖嫩、边有齿痕,苔薄白或薄腻,脉缓滑无力	健脾除湿,行水消肿	白术散(白术15g、茯苓20g、大腹皮10g、生姜皮10g、橘皮10g)

证型	辨证依据		施治	
	要点	主症	治法	方药
肾虚证	头晕耳鸣，腰酸无力	妊娠数月，面浮肢肿、下肢尤甚、按之没指，头晕耳鸣，腰酸无力，下肢逆冷，心悸气短，小便不利，面色晦暗，舌质淡，苔白滑，脉沉迟	补肾温阳，化气行水	五苓散加味（山药30g、菟丝子15g、桂枝6g、白术10g、茯苓20g、猪苓15g、泽泻20g）
气滞证	头晕胀痛，胸胁胀满	妊娠数月，肢体肿胀，始肿两足，渐及于腿，皮色不变，压痕不显，头晕胀痛，胸胁胀满，饮食减少，苔薄腻，脉弦滑	理气行滞，化湿消肿	天仙藤散（天仙藤15g、香附10g、陈皮10g、甘草6g、乌药10g、生姜3片、木瓜15g、紫苏叶10g）

二十一、妊娠小便淋痛

妊娠期间，尿频、尿急、淋漓涩痛者，称为"妊娠小便淋痛"，亦称"子淋"。本病相当于西医学的妊娠合并尿道炎、膀胱炎、肾盂肾炎等尿路感染的疾病。妊娠小便淋痛是临床常见的妊娠合并症。妊娠小便淋痛不同证型的辨证依据及施治见表4-20。

表4-20　妊娠小便淋痛不同证型的辨证依据及施治

证型	辨证依据		施治	
	要点	主症	治法	方药
阴虚津亏证	小便淋漓涩痛，午后潮热，舌质红，苔少	妊娠期间，小便频数、淋漓涩痛、量少、色黄，午后潮热，手足心热，大便干结，颧赤唇红，舌质红，苔少或无苔，脉细滑而数	滋阴清热，润燥通淋	知柏地黄丸（知母15g、黄柏20g、生地黄10g、淮山药20g、山茱萸10g、茯苓10g、泽泻15g、牡丹皮10g）

证型	辨证依据		施治	
	要点	主症	治法	方药
心火偏亢证	面赤心烦，口舌生疮	妊娠期间，小便频数、艰涩而痛，尿量少、色深黄，面赤心烦，甚者口舌生疮，舌质红，苔薄黄，脉细滑数	清心泻火，润燥通淋	导赤清心汤（生地黄10g、茯神15g、细木通10g、麦冬15g、牡丹皮10g、滑石粉15g、淡竹叶10g、灯心草5g、莲子心10g、甘草6g）
下焦湿热证	尿色黄赤，灼热刺痛，苔黄腻	妊娠期间，突感小便频急，尿色黄赤、艰涩不利、灼热刺痛，甚或腰痛，口苦咽干，渴喜冷饮，胸闷食少，面色黄垢，舌质红，苔黄腻，脉滑数	清热利湿，润燥通淋	加味五淋散（黑栀子10g、赤茯苓15g、当归10g、白芍15g、黄芩10g、甘草梢6g、生地黄10g、泽泻15g、车前子20g、木通10g、滑石20g）

二十二、产后腹痛

产妇分娩后，小腹疼痛者，称为"产后腹痛"。本病相当于西医学的产后宫缩痛及产褥感染引起的腹痛。产后腹痛不同证型的辨证依据及施治见表 4-21。

表 4-21 产后腹痛不同证型的辨证依据及施治

证型	辨证依据		施治	
	要点	主症	治法	方药
血虚证	恶露量少、色淡	产后小腹隐隐作痛，喜揉喜按，恶露量少、色淡，头晕眼花，心悸征忡，大便秘结，舌质淡红，苔薄白，脉细弱	养血益气	肠宁汤（当归10g、熟地黄10g、阿胶10g、人参10g、山药15g、续断10g、麦冬15g、肉桂6g、甘草6g）

证型	辨证依据		施治	
	要点	主症	治法	方药
血瘀证	小腹疼痛拒按,恶露色紫暗,夹有血块	产后小腹疼痛拒按,得热痛减,恶露量少、色紫暗,夹有血块,块下痛减,形寒肢冷,面色青白,舌质淡暗,脉沉紧或沉弦	温经活血,祛瘀止痛	生化汤(当归15g、川芎10g、桃仁6g、炮姜20g、炙甘草6g)
热结证	恶露色如败脓,其气秽臭,舌质红绛,苔黄而燥	产后小腹疼痛拒按或灼热疼痛,恶露初则量多、继则量少、色紫暗或如败脓、气秽臭,高热不退,口渴欲饮,大便秘结,小便短赤,舌质红绛,苔黄而燥或起芒刺,脉弦数	泄瘀逐瘀,活血止痛	大黄牡丹汤(大黄10g、牡丹皮10g、桃仁6g、冬瓜仁30g、芒硝10g)

二十三、产后发热

产褥期内,高热寒战或发热持续不退,并伴有其他症状者,称为"产后发热"。本病感染邪毒型发热,相当于西医学产褥感染,其重症可危及产妇的生命,应予重视。产后发热不同证型的辨证依据及施治见表4-22。

表4-22　产后发热不同证型的辨证依据及施治

证型	辨证依据		施治	
	要点	主症	治法	方药
感染邪毒证	恶露色如败脓,其气秽臭,舌质红,苔黄而干	产后发热恶寒或高热寒战,小腹疼痛拒按,恶露初时量多、继则量少、色紫暗或如败脓、气臭秽,心烦不宁,口渴喜饮,小便短赤,大便燥结,舌质红,苔黄而干,脉数有力	清热解毒,凉血化瘀	解毒活血汤加金银花、黄芩(连翘10g、葛根20g、柴胡10g、枳壳10g、当归15g、赤芍10g、生地黄10g、红花6g、桃仁6g、甘草6g、金银花10g、黄芩10g)

证型	辨证依据		施治	
	要点	主症	治法	方药
外感风寒证	发热恶寒，鼻塞流涕	产后发热恶寒，头身疼痛，鼻塞流涕，咳嗽，苔薄白，脉浮紧	养血祛风，散寒解表	荆防四物汤加紫苏叶（荆芥10g，防风10g，川芎10g，当归15g，白芍15g，地黄10g，紫苏叶10g）
血虚证	产后失血过多，恶露色淡、质稀	产后失血过多，身有微热，头晕眼花，心悸少寐，恶露或多或少、色淡、质稀，小腹绵绵作痛、喜按，舌质淡红，脉细弱	养血益气，和营退热	八珍汤加黄芪、地骨皮（当归10g，川芎15g，白芍12g，生地黄10g，人参10g、白术10g，茯苓20g，炙甘草6g，黄芪20g、地骨皮20g）
血瘀证	恶露色紫暗有块，小腹疼痛拒按	产后乍寒乍热，恶露不下或下亦甚少、色紫暗有块，小腹疼痛拒按，舌质紫暗或有瘀点瘀斑，脉弦涩有力	活血祛瘀，和营除热	血府逐瘀汤（桃仁10g、红花6g、当归10g、生地黄12g、川芎10g、赤芍12g、柴胡10g、桔梗10g、枳壳10g、牛膝10g）

二十四、恶露不绝

产后恶露持续3周以上，仍淋漓不尽者，称为"恶露不绝"，又称"恶露不净"。本病相当于西医学产后晚期出血。恶露不绝不同证型的辨证依据及施治见表4-23。

表 4-23　恶露不绝不同证型的辨证依据及施治

证型	辨证依据		施治	
	要点	主症	治法	方药
气虚证	精神倦怠,气短懒言	产后恶露过期不止、量多、色淡红、质稀、无臭味,精神倦怠,四肢无力,气短懒言,小腹空坠,面色㿠白,舌质淡,苔薄白,脉缓弱	益气摄血	补中益气汤加阿胶、艾叶、海螵蛸(黄芪 15g、升麻 6g、柴胡 6g、甘草 6g、生白芍 12g、党参 12g、当归 10g、白术 12g、陈皮 6g、阿胶 10g、艾叶 10g、海螵蛸 20g)
血热证	恶露量多、色红,口燥咽干	产后恶露过期不止、量较多、色深红、质黏稠、气臭秽,口燥咽干,面色潮红,舌质红,苔少,脉细数无力	养阴清热,凉血止血	保阴煎加煅牡蛎、炒地榆(生地黄、熟地黄、白芍各 10g,山药 15g,川续断 10g,黄芩 10g,黄柏 10g,生甘草 6g,煅牡蛎 30g,炒地榆 20g)
血瘀证	小腹疼痛拒按,块下痛减	产后恶露过期不止、淋漓量少、色暗有块,小腹疼痛拒按,块下痛减,舌质紫暗或有瘀点,脉弦涩	活血化瘀,理血归经	生化汤加牡蛎、茜草、三七、益母草(当归 15g、川芎 10g、桃仁 6g、炮姜 20g、炙甘草 6g、牡蛎 30g、茜草 20g、三七 10g、益母草 30g)

二十五、缺乳

　　哺乳期间,产妇乳汁甚少或全无,称为"缺乳"。缺乳不同证型的辨证依据及施治见表 4-24。

表 4-24　缺乳不同证型的辨证依据及施治

证型	辨证依据		施治	
	要点	主症	治法	方药
气血虚弱证	乳房无胀满感,神倦食少	产后乳少,甚或全无,乳汁清稀,乳房柔软、无胀满感,神倦食少,面色无华,舌质淡,苔少,脉细弱	补气养血,佐以通乳	通乳丹(人参10g、生黄芪20g、当归15g、麦冬10g、木通10g、桔梗10g、七孔猪蹄1只)
肝气郁滞证	乳房胀硬疼痛,胸胁胀闷	产后乳汁涩少、浓稠,或乳汁不下,乳房胀硬疼痛,情志抑郁,胸胁胀闷,食欲不振,或身有微热,舌质正常,苔薄黄,脉弦细或弦数	疏肝解郁,活络通乳	下乳涌泉散(当归15g、川芎10g、天花粉10g、白芍10g、生地黄10g、柴胡10g、青皮6g、漏芦20g、桔梗10g、通草6g、白芷10g、穿山甲5g、王不留行15g、甘草6g)

二十六、不孕症

女子婚后,夫妇同居 2 年以上,配偶生殖功能正常,未避孕而未受孕者,或曾孕育过,未避孕又 2 年以上未再受孕者,称为"不孕症",前者称为"原发性不孕症",后者称为"继发性不孕症"。西医学认为女性原因引起的不孕症,主要与排卵功能障碍、盆腔炎症、盆腔肿瘤和生殖器官畸形等疾病有关。不孕症不同证型的辨证依据及施治见表 4-25。

表4-25　不孕症不同证型的辨证依据及施治

| 证型 | 辨证依据 | | 施治 | |
	要点	主症	治法	方药
肾气虚证	腰酸腿软,精神疲倦,脉沉细	婚久不孕,月经不调,经量或多或少,头晕耳鸣,腰酸腿软,精神疲倦,小便清长,舌质淡,苔薄,脉沉细、两尺尤甚	补肾益气,填精益髓	毓麟珠(人参10g、白术10g、茯苓20g、白芍10g、川芎10g、炙甘草6g、当归15g、熟地黄10g、菟丝子10g、鹿角霜10g、杜仲10g、川椒6g)
肾阳虚证	腰痛如折,腹冷肢寒,性欲淡漠	婚久不孕,月经后期、量少、色淡,甚则闭经,平时白带量多,腰痛如折,腹冷肢寒,性欲淡漠,小便频数或失禁,面色晦暗,舌质淡,苔白滑,脉沉细而迟或沉迟无力	温肾助阳,化湿固精	温胞饮(巴戟天10g、补骨脂10g、菟丝子10g、肉桂5g、附子10g、杜仲10g、白术10g、山药15g、芡实10g、人参10g)
肾阴虚证	腰酸腿软,眼花心悸,苔少	婚久不孕,月经错后、量少、色淡,头晕耳鸣,腰酸腿软,眼花心悸,皮肤不润,面色萎黄,舌质淡,苔少,脉沉细	滋肾养血,调补冲任	养精种玉汤(熟地黄15g、当归15g、白芍10g、山茱萸10g)
肝郁证	经前乳房胀痛,胸胁不舒	多年不孕,月经愆期、量多少不定,经前乳房胀痛、胸胁不舒、小腹胀痛、精神抑郁,或烦躁易怒,舌质红,苔薄,脉弦	疏肝解郁,理血调经	百灵调肝汤(当归15g、赤芍10g、牛膝10g、通草6g、川楝子10g、瓜蒌15g、皂角刺10g、枳实10g、青皮6g、甘草6g、王不留行15g)

证型	辨证依据		施治	
	要点	主症	治法	方药
痰湿证	形体肥胖，带下量多，苔白腻	婚久不孕，形体肥胖，经行延后，甚或闭经，带下量多、色白、质黏无臭，头晕心悸，胸闷泛恶，面色㿠白，苔白腻，脉滑	燥湿化痰，理气调经	启宫丸（经验方）（制半夏10g、苍术10g、香附10g、茯苓20g、神曲10g、陈皮10g、川芎10g）
血瘀证	经有血块，少腹疼痛拒按	多年不孕，月经后期、量少或多、色紫黑、有血块，经行不畅，甚或漏下不止，少腹疼痛拒按、经前痛剧，舌质紫暗或舌边有瘀点，脉弦涩	活血化瘀，温经通络	少腹逐瘀汤（小茴香10g、干姜10g、延胡索20g、没药6g、当归10g、川芎10g、肉桂6g、赤芍10g、蒲黄10g、五灵脂10g）

二十七、子宫脱垂

子宫从正常位置向下移位，甚至完全脱出于阴道口外，称为"子宫脱垂"。本病常发生于劳动妇女，以产后损伤为多见。子宫脱垂不同证型的辨证依据及施治见表4-26。

表4-26 子宫脱垂不同证型的辨证依据及施治

证型	辨证依据		施治	
	要点	主症	治法	方药
气虚证	子宫下移，劳则加剧，神倦乏力，少气懒言	子宫下移或脱出阴道口外、劳则加剧，小腹下坠，神倦乏力，少气懒言，小便频数，或带下量多、色白质稀，面色少华，舌质淡，苔薄，脉缓弱	补气升提	补中益气汤加枳壳（黄芪15g、升麻6g、柴胡6g、甘草6g、生白芍12g、党参12g、当归10g、白术12g、陈皮6g、枳壳20g）

证型	辨证依据		施治	
	要点	主症	治法	方药
肾虚证	腰酸腿软,头晕耳鸣	子宫下移或脱出阴道口外,小腹下坠,小便频数,腰酸腿软,头晕耳鸣,舌质淡,苔薄,脉沉细	补肾固脱	大补元煎加鹿角胶、升麻、枳壳(人参10g、山药15g、熟地黄10g、杜仲10g、当归15g、山茱萸10g、枸杞子15g、炙甘草6g、升麻10g、鹿角胶10g、枳壳15g)

第五章

儿科疾病辨证施治

一、概述

1. 儿科病因特点

小儿疾病的发病原因，与成人有同有异，具有儿科自身的特点。小儿外多伤于六淫及疫疠之邪，内多伤于乳食，先天因素致病是特有的病因，情志失调致病相对略少，意外性伤害和医源性伤害需要引起重视。

（1）先天因素　先天因素即胎产因素，指小儿出生前已形成的病因。怀孕之后，若不注意养胎护胎，也易于造成先天性疾病。诸如孕妇营养不足、饮食失节、情志失调、劳逸不当、感受外邪、接触污物、遭受外伤、房事不节、患有疾病、用药犯忌等因素，都可能损伤胎儿。分娩时难产、窒息、感染、产伤等，也会成为许多疾病的病因。

（2）外感因素　小儿由于外感因素致病者最为多见。外感因素包括风、寒、暑、湿、燥、火六淫和疫疠之气。风性善行数变，小儿肺常不足，最易为风邪所伤，发生肺系疾病；风为百病之长，他邪常与风邪相合为患。风寒、风热犯人，常见外感表证，正气不足则由表入里。暑为阳邪，其性炎热，易伤气阴；暑多夹湿，困遏脾气，缠绵难解。风寒湿或风湿热三气杂至，合为痹证。燥性干涩，化火最速，易伤肺胃阴津。火为热之极，六气皆从火化，小儿又易于感受外邪，故小儿所患之热病最多。

(3) 食伤因素　小儿脾常不足，饮食不知自节，或家长喂养不当，易被饮食所伤，产生脾胃病证。

小儿幼稚，不能自调饮食，挑食偏食，饮食营养不均衡，或过寒伤阳、过热伤阴、过辛伤肺、甘腻伤脾、肥厚生痰，某些食品致过敏等，都易于造成脾气不充甚至受损而运化不健，好发脾胃病证。

饮食不洁也是儿科常见病因。小儿缺乏卫生知识，以脏手取食，或误食污染食物，常引起肠胃疾病，如吐泻、腹痛、肠道虫症，甚至细菌性痢疾、伤寒、病毒性肝炎等传染病。

(4) 情志因素　小儿思想相对单纯，接触社会较成人少，受七情六欲之伤也就不及成人多见。但是，儿科情志失调致病也不容忽视。例如，婴幼儿乍见异物、骤闻异声，易致惊伤心神，或使已有的肝风惊厥发作加剧；所欲不遂，思念伤脾，会造成食欲下降，产生厌食或食积。另外，家长期望值过高，儿童学习负担过重，会造成忧虑、恐惧，产生头痛、疲乏、失眠、厌食，或精神行为异常等。近年来，儿童精神行为障碍性疾病发病率呈上升趋势，值得引起重视。

(5) 外伤因素　小儿缺少生活经验和自理能力，对外界的危险事物和潜在的危险因素缺乏识别与防范，加之生性好奇，常活泼好动，因而容易遭受意外伤害。

(6) 医源因素　进入现代社会，儿童的医源性损害日益受到重视。儿科感染性疾病较多，对住院患儿要尽可能按病种类别安排病室，对传染病患儿更要做到隔离，防止交叉感染。某些西药的毒副作用较多，如糖皮质激素的库欣综合征、一些抗生素的胃肠道反应、抑制造血功能、肝肾功能损害、神经系统损害等毒副作用，都为临床所常见。

2. 儿科病理特点

小儿在病理方面，也有着与成人不同的特点，主要表现在两个方面。

(1) 发病容易，传变迅速　在生理方面，小儿脏腑娇嫩，形气未充，机体的物质和功能均未发育完善，称之为"稚阴稚阳"。这一生理特点决定了他们体质嫩弱，御邪能力不强，不仅容易被外感、内伤诸种病因伤害而致病，而且一旦发病之后，病情变化多而又迅速。

小儿不仅易于发病，既病后又易于传变。小儿发病后传变迅速的病理特点，主要表现为寒热虚实的迅速转化，即易虚易实、易寒易热。例如，小儿不慎感受外邪而患感冒，可迅速发展而成肺炎喘嗽，皆属实证；若邪热壅盛，正气不支，可能产生正虚邪陷，心阳虚衰的虚证变证。又如阴水脾肾阳虚证，若是不慎感受外邪，可在一段时间内表现为阳水实证证候，或者本虚标实的虚实夹杂证候等，均属临证常见。

寒热是两种不同性质的疾病证候属性。小儿由于"稚阴未长"，故易见阴伤阳亢，表现为热证；又由于"稚阳未充"，故易见阳气虚衰，表现为寒证。寒热和虚实之间也易于兼夹与转化。例如，风寒外束之实寒证，可迅速转化成风热伤卫，甚至邪热入里之实热证；若是正气素虚，又易于转成阳气虚衰的虚寒证或者阴伤内热之虚热证。湿热泻暴泻不止易于产生热盛阴伤之变证，迁延不愈又易于转为脾肾阳虚之阴寒证等。

(2) 脏气清灵，易趋康复 与成人相比，小儿易于发病，既病后又易于传变，这是小儿病理特点的一个方面；另一方面，小儿患病之后，常常病情好转也比成人快，治愈率也比成人高。例如，儿科急性病感冒、咳嗽、泄泻、口疮等多数好转比成人要快；慢性病哮喘、癫痫、紫癜、阴水等的预后也相对好于成人；即使是心阳虚衰、阴伤液竭、惊风神昏、内闭外脱等危重证候，只要抢救及时，能够挽回危急，进而顺利康复的机会也大于成人。

二、胎黄

胎黄以婴儿出生后皮肤面目出现黄疸为特征。由于与胎禀因素有关，故称"胎黄"或"胎疸"。胎黄分为生理性与病理性两类。生理性胎黄大多在生后2～3天出现，4～6天达高峰，7～10天消退；早产儿持续时间较长，除有轻微食欲不振外，一般无其他临床症状。若生后24小时内即出现黄疸，3周后仍不消退，甚或持续加深，或消退后复现，均为病理性黄疸。西医学称胎黄为新生儿黄疸，包括了新生儿生理性黄疸和血清胆红素增高的一系列疾病，如溶血性黄疸、胆道畸形、胆汁淤积、肝细胞性黄疸等。胎黄不同证型的辨证依据及施治见表 5-1。

表 5-1　胎黄不同证型的辨证依据及施治

证型	辨证依据		施治	
	要点	主症	治法	方药
湿热郁蒸证	色泽鲜明如橘皮色，舌质红，苔黄腻	面目皮肤发黄、色泽鲜明如橘皮色，哭声响亮，不欲吮乳，口渴唇干，或有发热，大便秘结，小便深黄，舌质红，苔黄腻	清热利湿	茵陈蒿汤(茵陈 3～10g、栀子 3～5g、大黄 2～5g、泽泻 3～5g、车前子 3～5g、黄芩 3～5g、金钱草 5～10g)
寒温阻滞证	色泽晦暗，舌质淡，苔白腻	面目皮肤发黄、色泽晦暗、持久不退，精神萎靡，四肢欠温，纳呆，大便溏薄、色灰白，小便短少，舌质淡，苔白腻	温中化湿	茵陈理中汤加减(茵陈 3～10g、干姜 2～5g、白术 3～10g、甘草 2～5g、党参 3～10g、薏苡仁 5～15g、茯苓 5～10g)
气滞淤积证	胁下痞块，腹部膨胀	面目皮肤发黄、颜色逐渐加深、晦暗无华，右胁下痞块质硬，腹部膨胀，青筋显露，或见瘀斑、衄血，唇色暗红，舌见瘀点，苔黄	化瘀消积	血府逐瘀汤加减(柴胡 3～6g、郁金 3～5g、枳壳 3～5g、桃仁 2～5g、当归 3～5g、赤芍 3～5g、丹参 5～10g)

1. 诊断要点

① 黄疸出现早（出生 24 小时内），发展快，黄色明显，也可消退后再次出现；或黄疸出现迟，持续不退，日渐加重。肝脾可见肿大，精神倦怠，不欲吮乳，大便或呈灰白色。

② 血清胆红素、黄疸指数显著增高。

③ 尿胆红素阳性，尿胆原试验阳性或阴性。

④ 母子血型测定，检测 ABO 或 Rh 血型不合引起的溶血性黄疸。

⑤ 肝功能可正常。

⑥ 肝炎综合征应做肝炎相关抗原抗体系统检查。

2. 其他治疗方法

(1) 外治法 黄柏30g，茵陈30g。煎水去渣，水温适宜时，让患儿浸浴，反复擦洗10分钟。1天1～2次。

(2) 推拿疗法 胆红素脑病后遗症见肢体瘫痪、肌肉萎缩者，可用推拿疗法，每天或隔天1次。方法：在瘫痪肢体上以㨰法来回㨰5～10分钟，按揉松弛关节3～5分钟，局部可用搓法搓热，并在相应的脊柱部位搓㨰5～10分钟。

三、水痘

水痘是由外感时行邪毒引起的急性发疹性时行疾病。以发热，皮肤分批出现丘疹、疱疹、结痂为特征。因其疱疹内含水液，形态椭圆，状如豆粒，故称水痘。也称水花、水疮、水疱。西医学亦称水痘。水痘不同证型的辨证依据及施治见表5-2。

表5-2　水痘不同证型的辨证依据及施治

证型	辨证依据		施治	
	要点	主症	治法	方药
邪伤肺卫证	发热轻，疹色红润，疱浆清亮	发热轻微，或无发热，鼻塞流涕，伴有喷嚏及咳嗽，1～2天皮肤出疹，疹色红润、疱浆清亮、根盘红晕不明显，点粒稀疏，此起彼伏，以躯干为多，舌苔薄白，脉浮数	疏风清热，利湿解毒	银翘散加减(金银花3～15g、连翘3～15g、竹叶3～10g、薄荷3～10g、牛蒡子3～10g、桔梗3～10g、甘草3～5g、车前子3～10g、滑石3～10g)

| 证型 | 辨证依据 | | 施治 | |
	要点	主症	治法	方药
毒炽气营证	壮热烦渴，疹色紫暗、疱浆混浊	壮热不退，烦躁不安，口渴欲饮，面红目赤，水痘分布较密、根盘红晕显著，疹色紫暗，疱浆混浊，大便干结，小便黄赤，舌质红或绛，苔黄糙而干，脉洪数	清热凉营，解毒渗湿	清胃解毒汤加减(升麻3～10g、石膏10～50g、黄芩3～10g、黄连3～10g、牡丹皮3～10g、生地黄3～10g、紫草3～10g、山栀子3～10g、木通3～5g)

1. 诊断要点

① 起病2～3周前有水痘接触史。

② 临床表现初起有发热、流涕、咳嗽、不思饮食等症，发热大多不高；发热1～2天内，头面、发际及全身其他部位出现红色斑丘疹，以躯干部位较多，四肢部位较少。疹点出现后，很快变为疱疹，呈椭圆形，大小不一，内含水液，周围红晕，疱壁薄易破，常伴瘙痒，继则结成痂盖脱落，不留瘢痕。

③ 皮疹分批出现，此起彼落，在同一时期，丘疹、疱疹、干痂并见。

④ 实验室检查见周围血白细胞总数正常或偏低。刮取新鲜疱疹基底物，用瑞氏或吉姆萨染色检查多核巨细胞，用酸性染色检查核内包涵体。

2. 其他治疗方法

① 苦参、芒硝各30g，浮萍15g。煎水外洗，1天2次。用于水痘皮疹较密、瘙痒明显者。

② 将青黛散用麻油调后外敷，1天1次，用于疱疹破溃、焮红化

脓者。

四、痄腮

痄腮是因感受风温邪毒，壅阻少阳经脉引起的时行疾病。以发热、耳下腮部漫肿疼痛为临床主要特征。西医学称为流行性腮腺炎。痄腮不同证型的辨证依据及施治见表5-3。

表5-3　痄腮不同证型的辨证依据及施治

证型	辨证依据		施治	
	要点	主症	治法	方药
邪犯少阳证	轻微发热恶寒，腮部漫肿疼痛	轻微发热恶寒，一侧或两侧耳下腮部漫肿疼痛，咀嚼不便，或伴头痛、咽痛、纳少，舌质红，苔薄白或淡黄，脉浮数	疏风清热，散结消肿	银翘散加减（牛蒡子3~10g、荆芥3~10g、桔梗3~10g、甘草3~5g、连翘3~15g、金银花3~15g、板蓝根3~10g、夏枯草3~10g、赤芍3~10g、僵蚕3~10g）
毒炽气营证	高热不退，腮部胀痛坚硬	高热不退，腮部肿胀疼痛、坚硬拒按，张口、咀嚼困难，烦躁不安，口渴引饮，或伴头痛、呕吐、咽部红肿、食欲不振，尿少黄赤，舌质红苔黄，脉滑数	清热解毒，软坚散结	普济消毒饮加减（黄芩3~10g、黄连3~10g、连翘3~10g、板蓝根3~10g、升麻3~10g、柴胡3~10g、牛蒡子3~10g、马勃3~10g、玄参3~10g、桔梗3~10g、薄荷3~10g、甘草3~5g、陈皮3~10g、僵蚕3~10g）

证型	辨证依据		施治	
	要点	主症	治法	方药
邪陷心肝证	高热不退,神昏抽风	高热不退,神昏,嗜睡,项强,反复抽风,腮部肿胀疼痛、坚硬拒按,头痛,呕吐,舌质红,苔黄,脉洪数	清热解毒,息风开窍	凉营清气汤加减(山栀子 3～10g、黄连 3～10g、连翘 3～10g、生甘草 3～5g、水牛角 10～30g、生地黄 3～10g、牡丹皮 3～10g、赤芍 3～10g、竹叶 3～10g、玄参 3～10g、芦根 10～30g、薄荷 3～10g)
毒窜睾腹证	一侧或两侧睾丸肿胀疼痛	病至后期,腮部肿胀渐消,一侧或两侧睾丸肿胀疼痛,或伴少腹疼痛,痛甚者拒按,舌质红,苔黄,脉数	清肝泻火,活血止痛	龙胆泻肝汤加减(龙胆草 3～5g、山栀子 3～10g、黄芩 3～10g、黄连 3～10g、柴胡 3～10g、川楝子 3～10g、延胡索 3～10g、荔枝核 3～10g、桃仁 3～5g)

1. 诊断要点

① 当地有腮腺炎流行,发病前 2～3 周有流行性腮腺炎接触史。

② 临床表现初病时可有发热,1～2 天后,以耳垂为中心腮部漫肿、边缘不清、皮色不红、压之疼痛或有弹性,通常先发于一侧,继发于另一侧。口腔内颊黏膜腮腺管口可见红肿。

③ 腮腺肿胀约经 4～5 天开始消退,整个病程约 1～2 周。

④ 常见并发症有睾丸炎、卵巢炎、胰腺炎等,也有并发脑膜炎者。

⑤ 实验室检查见周围血白细胞总数正常或降低,淋巴细胞相对增多。尿、血淀粉酶增多。

2. 其他治疗方法

① 青黛散、紫金锭、如意金黄散，任选一种。以醋或水调匀后外敷患处，1天2次。适用于腮部肿痛。

② 鲜蒲公英、鲜马齿苋、鲜仙人掌（去刺），任选一种。捣烂外敷患处，1天2次。适用于腮部肿痛。

五、感冒

感冒是小儿时期常见的外感性疾病之一，临床以发热恶寒、头痛鼻塞、流涕咳嗽、喷嚏为特征。感冒又称伤风。感冒可分为两种，普通感冒为感受风邪所致，一般病邪轻浅，以肺系症状为主，不造成流行；时行感冒为感受时邪病毒所致，病邪较重，具有流行特征。西医学将感冒分为普通感冒和流行性感冒，后者即相当于中医学时行感冒。感冒不同证型的辨证依据及施治见表5-4。

表5-4 感冒不同证型的辨证依据及施治

证型	辨证依据		施治	
	要点	主症	治法	方药
主证-风寒感冒	恶寒发热，舌质淡，苔薄白	恶寒发热，无汗，头痛，鼻塞流涕，喷嚏，咳嗽，喉痒，舌质淡，苔薄白，脉浮紧	辛温解表	荆防败毒散、葱豉汤加减（葱白 3～10g、紫苏叶 3～10g、豆豉 3～10g、荆芥 3～10g、防风 3～10g、杏仁 3～10g、前胡 3～10g、桔梗 3～10g、甘草 3～5g）
主证-风热感冒	发热重，恶风，舌质红，苔薄白或黄	发热重，恶风，有汗或无汗，头痛，鼻塞流脓涕，喷嚏，咳嗽，痰黄黏，咽红或肿，口干而渴，舌质红，苔薄白或黄，脉浮数	辛凉解表	银翘散或桑菊饮加减（金银花 5～15g、菊花 3～10g、连翘 5～15g、薄荷 3～10g、牛蒡子 3～10g、豆豉 3～10g、桔梗 3～10g、前胡 3～10g）

证型	辨证依据		施治	
	要点	主症	治法	方药
主证-暑邪感冒	发热无汗,舌质红,苔黄腻	发热无汗,头痛鼻塞,身重困倦,咳嗽不剧,胸闷泛恶,食欲不振,或有呕吐泄泻,舌质红,苔黄腻,脉数	清暑解表	新加香薷饮加减(香薷3~10g、金银花3~10g、连翘3~10g、藿香3~10g、佩兰3~10g、厚朴3~10g、白豆蔻3~10g、扁豆花3~10g)
主证-时行感冒	壮热,汗出热不解,舌质红,苔黄	全身症状较重,壮热嗜睡,汗出热不解,目赤咽红,肌肉酸痛,或有恶心呕吐,或见疹点散布,舌质红,苔黄,脉数	疏风清热解毒	银翘散合普济消毒饮加减(金银花3~10g、连翘3~10g、荆芥3~10g、羌活3~10g、山栀子3~10g、黄芩3~10g、板蓝根3~10g、贯众3~10g、重楼3~10g、薄荷3~10g)
兼证-夹痰	咳声重浊,喉中痰鸣	感冒兼见咳嗽较剧,咳声重浊,喉中痰鸣,苔滑腻,脉浮数而滑	宣肺化痰,清肺化痰	偏于风寒者配用二陈汤加减(半夏3~10g、陈皮3~10g、白前3~10g、枳壳3~10g);偏于风热者配用黛蛤散加减(青黛3~10g、海蛤壳3~10g、浙贝母3~10g、瓜蒌皮3~10g)
兼证-夹滞	脘腹胀满,不思饮食	感冒兼见脘腹胀满,不思饮食,呕吐酸腐,口气秽浊,大便酸臭,或腹痛泄泻,或大便秘结,舌苔垢腻,脉滑	解表合消食导滞	佐用保和丸(山楂3~10g、鸡内金3~10g、麦芽3~10g、莱菔子3~10g、枳壳3~10g)

续表

证型	辨证依据		施治	
	要点	主症	治法	方药
兼证-夹惊	惊惕啼叫,甚则惊厥抽风	兼见惊惕啼叫,夜卧不安、磨牙,甚则惊厥抽风,舌尖红,脉弦	解表清热,镇惊息风	可加用钩藤 3～10g、蝉蜕 3～10g、僵蚕 3～10g 平肝息风,煅龙骨 10～30g、茯苓 3～10g 宁心安神
复感证-肺卫不固	自汗,恶风怕冷	面色欠华,常自汗,恶风怕冷、鼻塞流涕,发热不甚,反复感邪,舌质淡,苔薄白,脉缓弱	益气固表	玉屏风散加味(黄芪 10～30g、白术 3～10g、防风 3～10g、紫苏叶 3～10g、生牡蛎 10～30g)
复感证-营卫不和	汗多,汗出不温	平素汗多,汗出不温,面色㿠白,肌肉松弛,肢凉畏寒,舌质淡红,苔薄白或花剥,脉无力	调和营卫	黄芪桂枝五物汤加味(黄芪 10～30g、桂枝 3～10g、白芍 3～10g、炙甘草 3～5g、生姜 3片、大枣 3～5g)
复感证-肺阴不足	潮热盗汗,舌质红,苔少	面色潮红,形体消瘦,潮热盗汗,口渴咽干,手足心热,舌质红少津,苔少或花剥,脉细	滋阴养肺	百合固金汤加减(百合 3～10g、麦冬 3～10g、玄参 3～10g、生地黄 3～10g、白芍 3～10g、五味子 3～10g、桔梗 3～10g、甘草 3～5g)

1. 诊断要点

① 发热恶寒、鼻塞流涕、喷嚏等症为主,多兼咳嗽,可伴呕吐、腹泻,或发生高热惊厥。

② 四时均有,多见于冬春季,常因气候骤变而发病。

③ 血白细胞总数正常或减少,中性粒细胞减少,淋巴细胞相对增多,单核细胞增加。

第五章　儿科疾病辨证施治　239

2. 其他治疗方法

葱白头（连须）3～7个，生姜3～5片。浓煎后加糖适量。用于
风寒感冒。

六、咳嗽

凡因感受外邪或脏腑功能失调，影响肺的正常宣肃功能，造成肺
气上逆作咳、咳吐痰涎，即称"咳嗽"。本病相当于西医学所称的气
管炎、支气管炎。咳嗽不同证型的辨证依据及施治见表5-5。

表5-5 咳嗽不同证型的辨证依据及施治

证型	辨证依据		施治	
	要点	主症	治法	方药
风寒咳嗽	痰白清稀，鼻塞恶寒	咳嗽频作，咽痒声重，痰白清稀，鼻塞流涕，恶寒少汗，或有发热头痛、全身酸痛，舌苔薄白，脉浮紧，指纹浮红	散寒宣肺	金沸草散加减（旋覆花3～10g、前胡3～10g、荆芥3～10g、细辛1～3g、半夏3～10g、茯苓3～10g）
风热咳嗽	痰黄黏稠，口渴咽痛，伴发热	咳嗽不爽，痰黄黏稠、不易咳出，口渴咽痛，鼻流浊涕，伴有发热头痛、恶风、微汗出，舌质红，苔薄黄，脉浮数，指纹红紫	疏风肃肺	桑菊饮（桑叶3～10g、菊花3～10g、薄荷3～10g、连翘3～10g、杏仁3～10g、桔梗3～10g、芦根10～30g、甘草3～10g）
痰热咳嗽	咳嗽痰黄、黏稠难咳	咳嗽痰黄、黏稠难咳，面赤唇红，口苦作渴，或有发热、烦躁不宁，尿少色黄，舌质红，苔黄腻，脉滑数，指纹色紫	清肺化痰	清宁散加减（桑白皮3～10g、前胡3～10g、瓜蒌皮3～10g、葶苈子3～10g、茯苓3～10g、浙贝母3～10g、车前子3～10g、黄芩3～10g、鱼腥草3～10g、甘草3～10g）

| 证型 | 辨证依据 | | 施治 | |
	要点	主症	治法	方药
痰湿咳嗽	咳嗽重浊，痰多壅盛	咳嗽重浊，痰多壅盛、色白而稀，胸闷纳呆，苔白腻，脉濡	化痰燥湿	二陈汤合三子养亲汤(陈皮 3～10g、半夏 3～10g、茯苓 3～10g、甘草 3～10g、紫苏子 3～10g、莱菔子 3～10g、白芥子 3～5g)
阴虚咳嗽	干咳无痰，舌质红少苔	干咳无痰，或痰少而黏、不易咳出，口渴咽干，喉痒声嘶，手足心热，或咳嗽带血，午后潮热，舌质红少苔，脉细数	滋阴润肺，兼清余热	沙参麦冬汤加减(南沙参 3～10g、麦冬 3～10g、玉竹 3～10g、天花粉 3～10g、生扁豆 3～10g、桑叶 3～10g、生甘草 3～10g)
气虚咳嗽	咳而无力，气短懒言	咳而无力，痰白清稀，面色苍白，气短懒言，语声低微，喜温畏寒，体虚多汗，舌质淡嫩，脉细少力	健脾补肺，益气化湿	六君子汤加味(党参 3～10g、白术 3～10g、茯苓 3～10g、甘草 3～10g、陈皮 3～10g、半夏 3～10g)

1. 诊断要点

① 咳嗽为主要症状，多继发于感冒之后，常因气候变化而发生。
② 好发于冬春季节。
③ 肺部听诊两肺呼吸音粗糙，或可闻干啰音。
④ X线摄片或透视检查，示肺纹理增粗。

2. 其他治疗方法

① 紫苏、陈皮各 10g，白萝卜汁 12g。加水 120ml，煎成 60ml，加红糖 10g，趁热温服。用于风寒咳嗽。

② 枇杷叶、桑白皮各 10g，桔梗、白前各 6g。水煎服。用于痰热咳嗽。

③ 川贝母 6g，雪梨 1 个，冰糖 15g。蒸服。用于阴虚咳嗽。

七、肺炎喘嗽

肺炎喘嗽是小儿时期常见的肺系疾病之一，以发热、咳嗽、痰壅、气急、鼻煽为主要症状，重者涕泪俱闭、面色苍白、发绀。本病包括西医学所称的支气管肺炎、间质性肺炎、大叶性肺炎等。肺炎喘嗽不同证型的辨证依据及施治见表5-6。

表 5-6 肺炎喘嗽不同证型的辨证依据及施治

证型	辨证依据		施治	
	要点	主症	治法	方药
常证-风寒闭肺证	恶寒发热，痰稀色白	恶寒发热，无汗不渴，咳嗽气急，痰稀色白，舌质淡红，苔薄白，脉浮紧	辛温开肺化痰止咳	三拗汤合葱豉汤(麻黄 3～8g、杏仁 3～10g、甘草 3～6g、荆芥 3～10g、豆豉 3～10g、桔梗 3～10g、防风 3～10g)
常证-风热犯肺证	痰黄黏稠，口渴咽痛，伴发热	咳嗽不爽，痰黄黏稠、不易咳出，口渴咽痛、鼻流浊涕，伴有发热头痛、恶风、微汗出，舌质红，苔薄黄，脉浮数，指纹红紫	疏风肃肺	桑菊饮(桑叶 3～10g、菊花 3～10g、薄荷 3～10g、连翘 3～10g、杏仁 3～10g、桔梗 3～10g、芦根 10～30g、甘草 3～10g)
常证-风热闭肺证	发热恶风，咳嗽痰黄	发热恶风，微有汗出，口渴欲饮，咳嗽，痰稠色黄，呼吸急促，咽红，舌尖红，苔薄黄，脉浮数	辛凉宣肺清热化痰	银翘散合麻杏石甘汤加减(麻黄 3～6g、杏仁 3～10g、生石膏 15～60g、生甘草 3～10g、金银花 5～20g、连翘5～20g、薄荷 3～10g、桔梗 3～10g、牛蒡子3～10g)

证型	辨证依据		施治	
	要点	主症	治法	方药
常证-痰热闭肺证	壮热痰鸣，痰稠喘憋	壮热烦躁，喉间痰鸣，痰稠色黄，气促喘憋，鼻翼煽动，或口唇青紫，舌质红，苔黄腻，脉滑数	清热宣肺，涤痰定喘	五虎汤合葶苈大枣泻肺汤（麻黄 3～6g、杏仁 3～10g、生石膏 15～60g、生甘草 3～10g、细茶 3～10g、桑白皮 3～10g、葶苈子 3～10g、紫苏子 3～10g、前胡 3～10g、黄芩 3～10g、虎杖 3～15g）
常证-痰浊闭肺证	喉间痰鸣，咳吐痰涎	咳嗽气喘，喉间痰鸣，咳吐痰涎，胸闷气促，食欲不振，舌质淡，苔白腻，脉滑	温肺平喘，涤痰开闭	二陈汤合三子养亲汤加减（法半夏 3～10g、陈皮 3～10g、莱菔子 3～10g、紫苏子 3～10g、白芥子 3～6g、枳壳 3～10g、前胡 3～10g、杏仁 3～10g）
常证-阴虚肺热证	低热不退，干咳无痰	低热不退，面色潮红，干咳无痰，舌质红而干，苔光剥，脉数	养阴清肺，润肺止咳	沙参麦冬汤加减（南沙参 3～10g、麦冬 3～10g、玉竹 3～10g、天花粉 3～10g、桑叶 3～10g、款冬花 3～10g、生扁豆 3～6g、甘草 3～10g）
常证-肺脾气虚证	气短多汗，咳嗽无力	病程迁延，低热起伏，气短多汗，咳嗽无力，纳差、便溏，面色苍白，神疲乏力，四肢欠温，舌质偏淡，苔薄白，脉细无力	健脾益气，肃肺化痰	人参五味子汤加减（人参 3～10g、五味子 3～6g、茯苓 3～10g、白术 3～10g、百部 3～10g、橘红 3～10g、生甘草 3～10g）

続表

| 证型 | 辨证依据 | | 施治 | |
	要点	主症	治法	方药
变证-心阳虚衰证	面白、发绀,四肢厥冷	突然面色苍白、发绀,呼吸困难加剧,汗出不温,四肢厥冷,神萎淡漠或烦躁不宁,右胁下肝脏增大、质坚,舌淡紫,苔薄白,脉微弱虚数	温补心阳,救逆固脱	参附龙牡救逆汤加减(人参5~15g,附子10~15g,龙骨10~30g,牡蛎10~30g,白芍3~10g,甘草3~10g)
变证-内陷厥阴证	四肢抽搐,口噤项强	壮热神昏,烦躁谵语,四肢抽搐,口噤项强,两目上视,咳嗽气促,痰声辘辘,舌质红绛,指纹青紫达命关或透关射甲,脉弦数	平肝息风,清心开窍	羚角钩藤汤合牛黄清心丸加减(羚羊角3~5g,钩藤3~10g,茯神3~10g,白芍3~10g,甘草3~10g,生地黄3~10g)

1. 诊断要点

① 发病较急,轻证仅有发热咳嗽、喉间痰鸣,重证则见呼吸急促、鼻翼煽动。

② 病情严重时,痰壅气逆,喘促不安,烦躁不宁,面色苍白,唇口青紫、发绀。

③ 新生儿患本病时,常见不欲吮乳、精神萎靡、口吐白沫,可无上述典型证候。

④ 肺部听诊可闻细湿啰音;如病灶融合,可闻及管状呼吸音。

⑤ X线检查见肺纹理增多、紊乱,肺部透亮度降低或增强,可见小片状、斑片状阴影,也可出现不均匀的大片状阴影。

⑥ 实验室检查,细菌引起的肺炎,白细胞总数较高,中性粒细胞增多;若由病毒引起,白细胞总数减少、稍增或正常。

2. 其他治疗方法

板蓝根、大青叶、金银花各15g,百部、桑白皮各6g,玄参9g,

甘草 3g。1 天 1 剂。用于病毒性肺炎。

八、哮喘

哮喘是小儿时期的常见肺系疾病,以发作性喉间哮鸣气促、呼气延长为特征,严重者不能平卧。哮指声响,喘指气息,临床上哮常兼喘。本病包括了西医学所称的喘息性支气管炎、支气管哮喘。本病发作有明显的季节性,以冬季及气温多变季节发作为主,年龄以 1～6 岁多见。95% 的发病诱因为呼吸道感染。发病有明显的遗传倾向,起病愈早遗传倾向愈明显。临床上一般分为发作期与缓解期。哮喘不同证型的辨证依据及施治见表 5-7。

表 5-7 哮喘不同证型的辨证依据及施治

证型	辨证依据		施治	
	要点	主症	治法	方药
发作期-寒性哮喘	痰多白沫,形寒无汗	咳嗽气喘,喉间有痰鸣音,痰多白沫,形寒肢冷,鼻流清涕,面色淡白,恶寒无汗,舌质淡红,苔白滑,脉浮滑	温肺散寒,化痰定喘	小青龙汤合三子养亲汤加减(麻黄 3～10g、桂枝 3～10g、细辛 1～3g、干姜 3～5g、白芥子 3～6g、紫苏子 3～10g、莱菔子 3～10g、白芍 3～10g、五味子 3～9g)
发作期-热性哮喘	咳痰稠黄,身热面赤	咳嗽哮喘,声高息涌,咳痰稠黄,喉间哮吼痰鸣,胸膈满闷,身热,面赤,口干,咽红,尿黄便秘,舌质红,苔黄腻,脉滑数	清肺化痰,止咳平喘	麻杏石甘汤加味(麻黄 3～10g、生石膏 10～30g、杏仁 3～10g、葶苈子 3～10g、桑白皮 3～10g、紫苏子 3～10g、生甘草 3～10g)

证型	辨证依据		施治	
	要点	主症	治法	方药
发作期-外寒内热证	恶寒发热,咳痰稠黄	恶寒发热,鼻塞喷嚏,流清涕,咳痰黏稠、色黄,口渴引饮,大便干结,舌质红,苔薄白,脉滑数	解表清里,定喘止咳	小青龙汤加石膏汤加减(麻黄 3～10g、桂枝 3～10g、细辛 1～3g、干姜 3～5g、生石膏 10～30g、桑白皮 3～10g、白芍 3～10g、五味子 3～9g)
发作期-肺实肾虚证	哮喘持续,面色欠华	病程较长,哮喘持续不已,动则喘甚,面色欠华,小便清长,常伴咳嗽、喉中痰吼,舌质淡,苔薄腻,脉细弱	泻肺补肾,标本兼顾	射干麻黄汤合都气丸加减(麻黄 3～10g、射干 3～10g、半夏 3～10g、款冬花 3～10g、紫菀 3～10g、细辛 1～3g、五味子 3～6g、山茱萸 3～10g、熟地黄 3～10g、淮山药 10～30g、茯苓 3～10g)
缓解期-肺脾气虚证	气喘无力,纳差便溏	气短多汗,气喘无力,常见感冒、神疲乏力、形瘦纳差、面色苍白、便溏,舌质淡,苔薄白,脉细软	健脾益气,补肺固表	人参五味子汤合玉屏风散加减(人参 3～10g、五味子 3～6g、茯苓 3～10g、白术 3～10g、黄芪 3～10g、防风 3～10g、百部 3～10g、橘红 3～10g)
缓解期-脾肾阳虚证	动则气短,纳差便溏	面色㿠白,形寒肢冷,脚软无力,动则气短心悸,腹胀纳差,大便溏泻,舌质淡,苔薄白,脉细弱	健脾温肾,固摄纳气	金匮肾气丸加减(附子 3～10g、肉桂 3～5g、山茱萸 3～10g、熟地黄 3～10g、淮山药 10～30g、茯苓 3～10g、核桃仁 3～10g、五味子 3～6g、白果 3～10g)

| 证型 | 辨证依据 | | 施治 | |
	要点	主症	治法	方药
缓解期-肺肾阴虚证	面色潮红,舌苔花剥	面色潮红,气喘时作,甚而咯血,夜间盗汗,消瘦气短,手足心热,夜尿多,舌质红,苔花剥,脉细数	养阴清热,补益肺肾	麦味地黄丸加减(麦冬 3~10g、百合 3~10g、五味子 3~6g、熟地黄 3~10g、枸杞子 3~10g、山药 3~10g、牡丹皮 3~10g)

1. 诊断要点

① 常突然发病,发作之前,多有喷嚏、咳嗽等先兆症状。发作时不能平卧,烦躁不安,气急,气喘。

② 有诱发因素,如气候转变、受凉受热或接触某些过敏物质。

③ 可有婴儿期湿疹史或家族哮喘史。

④ 肺部听诊,两肺满布哮鸣音,呼气延长。哮喘如有继发感染或为哮喘性支气管炎,可闻及粗大湿啰音。

⑤ 血常规检查,支气管哮喘的白细胞总数正常,嗜酸性粒细胞可增高;伴肺部感染时,白细胞总数及中性粒细胞可增高。

2. 其他治疗方法

① 干地龙粉,每次 3g,1 天 2 次,装胶囊内,用开水吞服。用于热性哮喘。

② 哮喘断根散〔黄芪 100g、蛤蚧(去头、足)2 对、白术 100g、防风 50g,打粉〕,每天早、晚各 1 汤匙,用开水冲服。用于哮喘缓解期。

九、口疮

口疮是指以口腔内黏膜、舌、唇、齿龈、上腭等处发生溃疡为特征的一种小儿常见的口腔疾患。本病相当于西医学的口炎。口疮不同证型的辨证依据及施治见表 5-8。

表 5-8　口疮不同证型的辨证依据及施治

证型	辨证依据		施治	
	要点	主症	治法	方药
风热乘脾证	溃疡周围焮红,疼痛拒食,脉浮数	以口颊、上腭、齿龈、口角溃疡为主,甚则满口糜烂,或为疱疹转为溃疡,周围焮红,疼痛拒食,烦躁不安,口臭,涎多,小便短黄,大便秘结,或伴发热,咽红,舌红,苔薄黄,脉浮数	疏风清热解毒	凉膈散加减(黄芩 3～10g、金银花 3～10g、连翘 3～10g、栀子 3～10g、大黄 3～10g、竹叶 3～10g、薄荷 3～10g、甘草 3～10g)
心火上炎证	舌上、舌边溃疡较多,舌尖红	舌上、舌边溃疡较多,色红疼痛,心烦不安,口干欲饮,小便短黄,舌尖红,苔薄黄,脉数	清心泻火	泻心导赤汤加减(黄连 3～10g、生地黄 3～10g、竹叶 3～10g、木通 3～10g、甘草 3～10g)
虚火上炎证	溃疡稀散色淡,苔少或花剥	口舌溃疡或糜烂、稀散色淡、不甚疼痛,反复发作或迁延难愈,神疲颧红,口干不渴,舌质红,苔少或花剥,脉细数	滋阴降火	知柏地黄汤加减(生地黄 3～10g、山药 3～10g、山茱萸 3～10g、泽泻 3～10g、茯苓 3～10g、牡丹皮 3～10g、知母 3～10g、黄柏 3～10g)

1. 诊断要点

① 齿龈、舌体、两颊、上颚等处出现黄白色溃疡点,大小不等,甚至满口糜烂,疼痛流涎。

② 外感引起者,初起有时可见口腔疱疹,继则破溃成溃疡,常伴发热,颌下淋巴结肿大。

③ 发病多与发热疾患或饮食失调有关。

④ 血常规检查可见白细胞总数及中性粒细胞增高，或正常。

2. 其他治疗方法

① 冰硼散、锡类散、珠黄散、绿袍散、西瓜霜喷剂，任选一种搽口腔患处。

② 将新鲜鸡蛋煮熟取蛋黄，用文火煎出蛋黄油，外敷溃疡面上。实证、虚证均可用。用于溃疡日久不敛者效果更佳。

十、泄泻

泄泻是以大便次数增多、粪质稀薄或如水样为特征的一种小儿常见病。西医学称泄泻为腹泻，发于婴幼儿者称婴幼儿腹泻。本病以2岁以下的小儿最为多见。虽一年四季均可发生，但以夏秋季节发病率为高；秋冬季节发生的泄泻，容易引起流行。泄泻不同证型的辨证依据及施治见表5-9。

表5-9　泄泻不同证型的辨证依据及施治

证型	辨证依据		施治	
	要点	主症	治法	方药
常证-伤食泻	大便夹有乳凝块或食物残渣	大便稀溏、夹有乳凝块或食物残渣、气味酸臭，或如败卵，脘腹胀满，便前腹痛，泻后痛减，腹痛拒按，嗳气酸馊，或有呕吐，不思乳食，夜卧不安，舌苔厚腻，或微黄	消食导滞	保和丸加减（山楂3～10g、神曲3～10g、莱菔子3～10g、陈皮3～10g、半夏3～10g、茯苓3～10g、连翘3～10g）
常证-风寒泻	大便清稀，鼻流清涕	大便清稀、多泡沫、臭气不甚，肠鸣腹痛，或伴恶寒发热、鼻流清涕、咳嗽，舌质淡，苔薄白	疏风散寒，化湿和中	藿香正气散加减（藿香3～10g、紫苏叶3～10g、白芷3～10g、生姜3～10g、大腹皮3～10g、厚朴3～10g、陈皮3～10g、半夏3～10g、苍术3～10g、茯苓3～10g、甘草3～10g、大枣3～10g）

证型	辨证依据		施治	
	要点	主症	治法	方药
常证-湿热泻	泻下急迫,苔黄腻	大便水样或如蛋花汤样,泻下急迫、量多次频、气味秽臭,或见少许黏液,腹痛时作,食欲不振,或伴呕恶、神疲乏力,或伴发热烦闹、口渴、小便短黄,舌质红,苔黄腻,脉滑数	清热利湿	葛根黄芩黄连汤加减(葛根 10～30g、黄芩 3～10g、黄连 3～10g、甘草 3～10g)
常证-脾虚泻	大便色淡不臭,面色萎黄	大便稀溏、色淡不臭,多于食后作泻、时轻时重,面色萎黄,形体消瘦,神疲倦怠,舌质淡,苔白,脉缓弱	健脾益气,助运止泻	参苓白术散加减(党参 3～10g、白术 3～10g、茯苓 3～10g、甘草 3～10g、山药 10～30g、莲子肉 3～10g、扁豆 3～10g、薏苡仁 3～10g、砂仁 3～6g、桔梗 3～10g)
常证-脾肾阳虚泻	大便清稀,完谷不化	久泻不止,大便清稀,完谷不化,或见脱肛,形寒肢冷,面色㿠白,精神萎靡,睡时露睛,舌质淡,苔白,脉细弱	补脾温肾,固涩止泻	附子理中汤合四神丸加减(党参 3～10g、白术 3～10g、甘草 3～10g、干姜 3～5g、吴茱萸 3～5g、附子 3～10g、补骨脂 3～10g、肉豆蔻 3～5g、五味子 3～6g)
变证-气阴两伤证	皮肤干燥或枯瘪,苔少或无苔	泻下无度、质稀如水,精神萎靡或心烦不安,目眶及前囟凹陷,皮肤干燥或枯瘪,啼哭无泪,口渴引饮,小便短少,甚至无尿,唇红而干,舌质红少津,苔少或无苔,脉细数	益气养阴,酸甘敛阴	人参乌梅汤加减(人参 3～10g、炙甘草 3～10g、乌梅 3～10g、木瓜 3～10g、莲子 3～10g、山药 10～30g)

| 证型 | 辨证依据 | | 施治 | |
	要点	主症	治法	方药
变证-阴竭阳脱证	四肢厥冷,脉沉细欲绝	泻下不止、次频量多,精神萎靡,表情淡漠,面色青灰或苍白,哭声微弱,啼哭无泪,尿少或无,四肢厥冷,舌质淡无津,脉沉细欲绝	挽阴回阳,救逆固脱	生脉散合参附龙牡救逆汤加减(人参 3~10g,麦冬 3~10g,五味子 3~5g,白芍 3~10g,炙甘草 3~10g,附子 3~10g,龙骨 3~10g,牡蛎 3~10g)

1. 诊断要点

① 大便次数增多,每天超过 3~5 次,多者达 10 次以上,呈淡黄色,如蛋花汤样,或黄绿稀溏,或色褐而臭,可有少量黏液;或伴有恶心、呕吐、腹痛、发热、口渴等症。

② 有乳食不节、饮食不洁或感受时邪病史。

③ 重症腹泻及呕吐严重者,可见小便短少、体温升高、烦渴神疲、皮肤干瘪、囟门凹陷、目眶下陷、啼哭无泪等脱水征,以及口唇樱红、呼吸深长、腹胀等酸碱平衡失调和电解质紊乱的表现。

④ 大便镜检可有脂肪球或少量白细胞、红细胞。

⑤ 大便病原体检查可有致病性大肠杆菌或病毒检查阳性等。

2. 其他治疗方法

① 苍术、山楂各等份,炒炭存性,研末。每次 1~2g,1 天 3~4 次,用开水调服。有运脾止泻之功,用于湿热泻、伤食泻。久泻脾阳伤者加等份炮姜炭粉,用于脾虚泻。

② 丁香 2g,吴茱萸 30g,胡椒 30 粒。共研细末。每次 1~3g,用醋调成糊状,敷贴脐部,每天 1 次。用于风寒泻、脾虚泻。

十一、厌食

厌食指小儿较长时期不思进食，厌恶摄食的一种病症。厌食指以厌恶摄食为主症的一种小儿脾胃病症，若是其他外感、内伤疾病中出现厌食症状，则不属于本病。厌食不同证型的辨证依据及施治见表5-10。

表5-10　厌食不同证型的辨证依据及施治

证型	辨证依据		施治	
	要点	主症	治法	方药
脾运失健证	饮食乏味，多食后脘腹饱胀	厌恶进食，饮食乏味，食量减少，或有胸脘痞闷、嗳气泛恶，偶尔多食后脘腹饱胀，大便不调，精神如常，舌苔薄白或白腻	调和脾胃，运脾开胃	不换金正气散加减（苍术3～10g、藿香3～10g、陈皮3～10g、砂仁3～5g、鸡内金3～10g、焦山楂10～30g）
脾胃气虚证	食不知味，大便溏薄、夹不消化物	不思进食，食不知味，食量减少，形体偏瘦，面色少华，精神不振，或有大便溏薄、夹不消化物，舌质淡，苔薄白	健脾益气，佐以助运	异功散加味（党参3～10g、茯苓3～10g、白术3～10g、甘草3～10g、陈皮3～10g、焦建曲3～10g）
脾胃阴虚证	食少饮多，苔少或花剥	不思进食，食少饮多，口舌干燥，大便偏干，小便色黄，面黄少华，皮肤失润，舌质红少津，苔少或花剥，脉细数	滋脾养胃，佐以助运	养胃增液汤加减（沙参3～10g、石斛3～10g、玉竹3～10g、乌梅3～6g、白芍3～10g、甘草3～10g）

1. 诊断要点

① 长期不思进食，厌恶摄食，食量显著少于同龄正常儿童。

② 可有嗳气、泛恶、脘痞、大便不调等症，或伴面色少华、形体

偏瘦、口干喜饮等症，但精神尚好，活动如常。

③ 排除其他外感、内伤慢性疾病。

2. 其他治疗方法

① 将四缝常规消毒后刺出血，3 天后重复 1 次。用于脾运失健型厌食。

② 艾灸足三里，每天 1 次。用于脾胃气虚型厌食。

十二、食积

食积是因小儿喂养不当，内伤乳食，停积胃肠，脾运失司所引起的一种小儿常见的脾胃病证。临床以不思乳食、腹胀嗳腐、大便酸臭或便秘为特征。食积又称积滞，与西医学消化不良相近。食积不同证型的辨证依据及施治见表 5-11。

表 5-11　食积不同证型的辨证依据及施治

证型	辨证依据		施治	
	要点	主症	治法	方药
乳食内积证	食欲不振，嗳腐恶心	乳食不思，食欲不振或拒食，脘腹胀满、疼痛拒按，或嗳腐恶心、呕吐酸馊乳食、烦躁哭闹、夜卧不安、低热、腹部热甚、大便秽臭，舌质红，苔腻	消乳消食，化积导滞	消乳丸或保和丸加减(山楂 3～10g、神曲 3～10g、莱菔子 3～10g、麦芽 3～10g、陈皮 3～10g、香附 3～10g、砂仁 3～6g、茯苓 3～10g、半夏 3～10g、连翘 3～10g)
脾虚夹积证	面色萎黄，大便夹有乳凝块或食物残渣	神倦乏力，面色萎黄，形体消瘦，夜寐不安，不思乳食，食则饱胀，腹满喜按，呕吐酸馊乳食，大便溏薄、夹有乳凝块或食物残渣，舌质淡红，苔白腻，脉沉细而滑	健脾助运，消补兼施	健脾丸加减(党参 3～10g、白术 3～10g、山楂 3～10g、神曲 3～10g、麦芽 3～10g、枳实 3～10g、陈皮 3～10g)

1. 诊断要点

① 乳食不思或少思，脘腹胀痛，呕吐酸馊，大便溏泻、臭如败卵或便秘。

② 烦躁不安，夜间哭闹，或有发热等症。

③ 有伤乳、伤食史。

④ 大便检查，可见不消化食物残渣或脂肪球。

2. 其他治疗方法

① 炙鸡内金 30g。研细末。每次 1g，每天 2～3 次，用开水冲服。用于乳食内积证。

② 炒牵牛子、炙鸡内金各等份。共研细末。每次 0.5～1g，每天 2 次，用开水冲服。用于乳食内积便秘者。

③ 白萝卜 500g。切成细丝挤出汁，炖热后内服。每天 1 剂，分 2 次服。用于食肉过多而致的食积。

④ 推拿疗法。揉按中脘 100 次，摩腹 2 分钟，揉按足三里 100 次。

十三、夜啼

婴儿白天能安静入睡，入夜则啼哭不安，时哭时止，或每夜定时啼哭，甚则通宵达旦，称为夜啼。多见于新生儿及 6 个月内的婴儿。

新生儿及婴儿常以啼哭表达要求或痛苦，饥饿、惊恐、尿布潮湿、衣被过冷或过热等均可引起啼哭。此时若喂以乳食、安抚亲昵、更换潮湿尿布、调整衣被厚薄后，啼哭可很快停止，不属病态。

本节主要讨论婴儿夜间不明原因的反复啼哭，由于伤乳、发热或因其他疾病而引起的啼哭则不属本证范围。夜啼不同证型的辨证依据及施治见表 5-12。

表 5-12 夜啼不同证型的辨证依据及施治

| 证型 | 辨证依据 | | 施治 | |
	要点	主症	治法	方药
脾寒气滞证	哭声低弱,时哭时止	啼哭时哭声低弱,时哭时止,睡喜蜷曲,腹喜摩按,四肢欠温,吮乳无力,胃纳欠佳,大便溏薄,小便较清,面色青白,唇色淡红,舌苔薄白,指纹多淡红	温脾散寒,行气止痛	乌药散合匀气散加减(乌药 3～10g、高良姜 3～10g、炮姜 3～10g、砂仁 3～6g、陈皮 3～10g、木香 3～10g、香附 3～10g、白芍 3～10g、甘草 3～10g、桔梗 3～10g)
心经积热证	哭声较响,烦躁不宁	啼哭时哭声较响,见灯尤甚,哭时面赤唇红,烦躁不宁,身覆俱暖,大便秘结,小便短赤,舌尖红,苔薄黄,指纹多紫	清心导赤,泻火安神	导赤散加减(生地黄 3～10g、竹叶 3～10g、木通 3～6g、甘草梢 3～10g、灯心草 1～3g)
惊恐伤神证	突然啼哭,神情不安	夜间突然啼哭,似见异物状,神情不安,时作惊惕,紧偎母怀,面色乍青乍白,哭声时高时低、时急时缓,舌苔正常,指纹色紫,脉数	定惊安神,补气养心	远志丸去朱砂(远志 3～10g、石菖蒲 3～10g、茯神 3～10g、龙齿 10～30g、人参 3～10g、茯苓 3～10g)

1. 诊断要点

婴儿难以查明原因的入夜啼哭不安,时哭时止,或每夜定时啼哭,甚则通宵达旦,但白天如常。临证必须详细询问病史,仔细进行体格检查,必要时辅以有关实验室检查,排除外感发热、口疮、肠套叠、寒疝等疾病引起的啼哭,以免贻误患儿病情。

2. 其他治疗方法

① 将艾叶、干姜粉炒热,用纱布包裹,熨小腹部,从上至下,反复多次;或用丁香、肉桂、吴茱萸等量,研细末,置于普通膏药上,贴于脐部。用于脾寒气滞型夜啼。

② 按摩百会、四神聪、脑门、风池（双），由轻到重，交替进行；患儿惊哭停止后，继续按摩 2~3 分钟。用于惊恐伤神型夜啼。

十四、汗证

汗证是指不正常出汗的一种病证，即小儿在安静状态下，日常环境中，全身或局部出汗过多，甚则大汗淋漓。多发生于 5 岁以下小儿。汗证不同证型的辨证依据及施治见表 5-13。

表 5-13　汗证不同证型的辨证依据及施治

证型	辨证依据		施治	
	要点	主症	治法	方药
肺卫不固证	自汗为主，平时易患感冒	以自汗为主，或伴盗汗，以头部、肩背部汗出明显，动则尤甚，神疲乏力，面色少华，平时易患感冒，舌质淡，苔薄，脉细弱	益气固表	玉屏风散合牡蛎散加减(黄芪 3~10g、白术 3~10g、防风 3~10g、牡蛎 3~10g、浮小麦 3~10g、麻黄根 3~10g)
营卫失调证	自汗为主，微寒怕风，脉缓	以自汗为主，或伴盗汗，汗出遍身而不温，微寒怕风，不发热或伴有低热，精神疲倦，胃纳不振，舌质淡红，苔薄白，脉缓	调和营卫	黄芪桂枝五物汤加减(黄芪 3~10g、桂枝 3~10g、白芍 3~10g、生姜 3~10g、大枣 3~10g、浮小麦 10~30g、煅牡蛎 3~10g)
气阴亏损证	以盗汗为主，苔少或见剥苔	以盗汗为主，也常伴自汗，形体消瘦，汗出较多，精神萎靡不振，心烦少寐，寐后汗多，或伴低热、口干、手足心灼热、哭声无力、口唇淡红，舌质淡，苔少或见剥苔，脉细弱或细数	益气养阴	生脉散加减(人参 3~10g、麦冬 3~10g、五味子 3~10g、生黄芪 10~30g)

证型	辨证依据		施治	
	要点	主症	治法	方药
湿热迫蒸证	汗渍色黄,口臭	自汗或盗汗,以头部或四肢为多,汗出肤热,汗渍色黄,口臭,口渴不欲饮,小便色黄,舌质红,脉滑数	清热泻脾	泻黄散加减(石膏3~10g、栀子3~10g、防风3~10g、藿香3~10g、甘草3~10g、麻黄根3~10g、糯稻根3~10g)

1. 诊断要点

① 小儿在安静状态下及正常环境中,全身或局部出汗过多,甚则大汗淋漓。

② 寐则汗出,醒时汗止者称盗汗;不分寤寐而出汗者称自汗。

③ 排除维生素 D 缺乏性佝偻病、结核感染、风湿热、传染病等引起的出汗。

2. 其他治疗方法

① 五倍子粉适量。以温水或醋调成糊状,每晚临睡前敷脐中,用橡皮膏固定。用于盗汗。

② 浮小麦 30g,麻黄根 10g。水煎代茶饮。用于自汗。

十五、紫癜

紫癜亦称紫斑,以血液溢于皮肤、黏膜之下,出现瘀点瘀斑,压之不褪色为其临床特征,是小儿常见的出血性疾病之一。本病包括西医学的过敏性紫癜和血小板减少性紫癜。紫癜不同证型的辨证依据及施治见表 5-14。

表 5-14　紫癜不同证型的辨证依据及施治

证型	辨证依据		施治	
	要点	主症	治法	方药
风热伤络证	紫癜色泽鲜红,发热,脉浮数	起病较急,全身皮肤紫癜散发,尤以下肢及臀部居多,呈对称分布,色泽鲜红,大小不一,或伴痒感,可有发热、腹痛、关节肿痛、尿血等,舌质红,苔薄黄,脉浮数	疏风散邪	连翘败毒散加减(薄荷 3～10g、防风 3～10g、牛蒡子 3～10g、连翘 3～10g、山栀子 3～10g、黄芩 3～10g、升麻 3～10g、玄参 3～10g、当归 3～10g、赤芍 3～10g、红花 3～10g)
血热妄行证	皮肤出现瘀点、瘀斑,色泽鲜红,或伴有出血情况	起病较急,皮肤出现瘀点、瘀斑,色泽鲜红,或伴鼻衄、齿衄、呕血、便血、尿血,血色鲜红或紫红,同时并见心烦、口渴、便秘,或伴腹痛,或有发热,舌质红,脉数有力	清热解毒,凉血止血	犀角地黄汤加味(水牛角 10～30g、生地黄 3～10g、牡丹皮 3～10g、赤芍 3～10g、紫草 3～10g、玄参 3～10g、黄芩 3～10g、生甘草 3～10g)
气不摄血证	病程迁延,紫癜反复,脉细无力	发病缓慢,病程迁延,紫癜反复出现,瘀斑、瘀点颜色淡紫,常有鼻衄、齿衄,面色苍黄,神疲乏力,食欲不振,头晕心慌,舌质淡,苔薄,脉细无力	健脾养心,益气摄血	归脾汤加减(党参 3～10g、白术 3～10g、茯苓 3～10g、甘草 3～10g、黄芪 3～10g、当归 3～10g、远志 3～10g、酸枣仁 3～10g、龙眼肉 3～10g、木香 3～5g、生姜 1～3 片、大枣 3～10g)
阴虚火旺证	紫癜时发时止,舌质光红,苔少	紫癜时发时止,鼻衄齿衄、血色鲜红,低热盗汗,心烦少寐,大便干燥,小便黄赤,舌质光红,苔少,脉细数	滋阴降火,凉血止血	大补阴丸加减(熟地黄 3～10g、龟甲 3～10g、黄柏 3～10g、知母 3～10g、猪脊髓 3～10g、蜂蜜 3～10g)

1. 诊断要点

本病发病多较急，出血为其主症。除皮肤、黏膜出现紫癜外，常伴鼻衄、齿衄、呕血、便血、尿血等。出血严重者，可见面色苍白等血虚症状，甚则发生虚脱。

2. 其他治疗方法

① 乌鸡白凤丸。每次服半丸，1 天 2 次。用于血小板减少性紫癜气不摄血证及阴虚火旺证。

② 鲜白茅根 50g。煎汤代茶饮。用于过敏性紫癜伴尿血者。

③ 花生衣 5g，大枣 20g。水煎服。用于血小板减少性紫癜气不摄血证。

十六、儿童多动综合征

儿童多动综合征又称"轻微脑功能障碍综合征"，是儿童时期一种较常见的行为异常性疾患。患儿智力正常或接近正常，以难以控制的动作过多、注意力不集中、情绪不稳、冲动任性，并有不同程度学习困难为临床特征。本病预后良好，绝大多数患儿到青春期逐渐好转而痊愈。儿童多动综合征不同证型的辨证依据及施治见表 5-15。

表 5-15　儿童多动综合征不同证型的辨证依据及施治

证型	辨证依据		施治	
	要点	主症	治法	方药
肝肾阴虚证	神思涣散，烦躁多动，舌质红，苔少	神思涣散，烦躁多动，冲动任性，难以自控，睡眠不安，遇事善忘，五心烦热，口干唇红，形体消瘦，颧红盗汗，大便干结，舌质红少津，苔少，脉弦细数	滋养肝肾，潜阳定志	杞菊地黄丸加减（熟地黄 3～10g、山茱萸 3～10g、山药 3～10g、枸杞子 3～10g、菊花 3～10g、牡丹皮 3～10g、白蒺藜 3～10g、青龙齿 3～10g、远志 3～10g、龟甲 3～10g）

证型	辨证依据		施治	
	要点	主症	治法	方药
心脾两虚证	神思涣散,动作笨拙,面黄神疲	神思涣散,多动不安,动作笨拙,情绪不稳,头晕健忘,思维缓慢,面色萎黄,神疲乏力,多梦少寐,食欲不振,大便溏泻,舌质淡,苔白,脉细弱	补益心脾,养血安神	归脾汤合甘麦大枣汤加减(党参3～10g、白术3～10g、茯苓3～10g、甘草3～10g、黄芪3～10g、当归3～10g、远志3～10g、酸枣仁3～10g、龙眼肉3～10g、木香3～5g、生姜1～3片、大枣3～10g、淮小麦3～10g)
痰火内扰证	多语哭闹,胸闷痰多	神思涣散,多语哭闹,任性多动,易于激动,胸闷脘痞,喉间痰多,夜寐不安,目赤口苦,小便黄赤,大便秘结,舌质红,苔黄腻,脉滑数	清热涤痰,安神定志	黄连温胆汤加减(半夏3～10g、陈皮3～10g、枳实3～10g、茯苓3～10g、胆南星3～5g、天竺黄3～10g、竹茹3～10g、黄连3～5g、牡丹皮3～10g、连翘3～10g、石菖蒲3～10g、郁金3～10g、珍珠母3～10g)

1. 诊断要点

① 7 岁以前起病,病程持续半年以上。

② 注意力涣散,上课时思想不集中,坐立不安,喜欢做小动作,活动过度。

③ 情绪不稳，冲动任性，动作笨拙。

④ 学习成绩不稳定，但智力正常或近于正常。

⑤ 体格检查动作不协调，如翻手试验、指鼻和指-指试验阳性。

⑥ 排除其他精神发育障碍性疾病。

2. 其他治疗方法

① 桑椹子，鲜果 10～15g，或干果 5～8g，嚼服。10～15 天为 1 个疗程，服 2～3 个疗程，每个疗程之间停服 1 周。本品甘平，滋肝肾，充血液，生津止渴，聪耳明目，安魂镇魄，长精神，久服无弊。用于肝肾阴虚或心脾两虚型儿童多动综合征。

② 猪脊髓适量，以淡盐蒸服。久服益肾精，补脑髓。用于肝肾阴虚型儿童多动综合征。

十七、惊风

惊风是小儿时期常见的一种急重病证，以临床出现抽搐、昏迷为主要特征。凡起病急暴，属阳属实者，统称急惊风；凡病势缓慢，属阴属虚者，统称慢惊风。本病西医学称小儿惊厥。其中伴有发热者，多为感染性疾病所致，颅内感染性疾病常见有脑膜炎、脑脓肿、脑炎、脑寄生虫病等；颅外感染性疾病常见有高热惊厥、各种严重感染（如中毒性菌痢、中毒性肺炎、败血症等）。不伴有发热者，多为非感染性疾病所致，除常见的癫痫外，还有水及电解质紊乱、低血糖、药物中毒、食物中毒、遗传代谢性疾病、脑外伤、脑瘤等。临证要详细询问病史，细致进行体格检查，并做相应实验室检查，以明确诊断，及时进行针对性治疗。

（一）急惊风

急惊风病因以外感六淫、疫毒之邪为主，偶有暴受惊恐所致。急惊风不同证型的辨证依据及施治见表 5-16。

表 5-16　急惊风不同证型的辨证依据及施治

| 证型 | 辨证依据 | | 施治 | |
	要点	主症	治法	方药
风热动风证	发热,咳嗽流涕	发热骤起,头痛身痛,咳嗽流涕,烦躁不宁,四肢拘急,目睛上视,牙关紧闭,舌质红,苔白,脉浮数或弦数	疏风清热,息风止痉	银翘散加减(金银花3～10g、连翘3～10g、薄荷3～10g、防风3～10g、蝉蜕3～10g、菊花3～10g、僵蚕3～10g、钩藤3～10g)
气营两燔证	高热口渴,神昏惊厥	起病急骤,高热烦躁,口渴欲饮,神昏惊厥,舌苔黄糙,舌质深红或绛,脉数有力	补益心脾,养血安神	清瘟败毒饮加减(连翘3～10g、石膏10～30g、黄连3～10g、黄芩3～10g、栀子3～10g、知母3～10g、生地黄3～10g、水牛角10～30g、赤芍3～10g、玄参3～10g、牡丹皮3～10g、羚羊角1～3g、石决明3～10g、钩藤3～10g)
邪陷心肝证	项背强直,舌质红绛,脉弦	高热烦躁,手足躁动,反复抽搐,项背强直,四肢拘急,口眼相引,神志昏迷,舌质红绛,脉弦滑	清心开窍,平肝息风	羚角钩藤汤加减(羚羊角1～3g、钩藤3～10g、僵蚕3～10g、菊花3～10g、石菖蒲3～10g、川贝母3～10g、广郁金3～10g、龙骨3～10g、竹茹3～10g、黄连3～5g)
湿热疫毒证	呕吐腹痛,大便腥臭,苔黄腻	起病急骤,突然壮热,烦躁谵妄,神志昏迷,反复惊厥,呕吐腹痛,大便腥臭或夹脓血,舌质红,苔黄腻,脉滑数	清化湿热,解毒息风	黄连解毒汤加味(黄芩3～10g、黄连3～5g、黄柏3～10g、山栀子3～10g、白头翁3～10g、秦皮3～10g、钩藤3～10g、石决明3～10g)

证型	辨证依据		施治	
	要点	主症	治法	方药
惊恐惊风证	暴受惊恐后发病	暴受惊恐后突然抽搐，惊跳惊叫，神志不清，四肢欠温，舌苔薄白，脉乱不齐	镇惊安神，平肝息风	琥珀抱龙丸加减（琥珀3～5g、朱砂3～5g、胆南星3～5g、天竺黄3～10g、人参3～10g、茯苓3～10g、淮山药3～10g、甘草3～10g、石菖蒲3～10g、钩藤3～10g、石决明3～10g）

1. 诊断要点

① 突然发病，出现高热、神昏、惊厥、喉间痰鸣、两眼上翻、凝视或斜视，可持续几秒至数分钟。严重者可反复发作甚至呈持续状态而危及生命。

② 可有接触传染病患者或饮食不洁的病史。

③ 中枢神经系统感染患儿，脑脊液检查有异常改变，神经系统检查出现病理性反射。

④ 细菌感染性疾病，血常规检查显示白细胞及中性粒细胞常增高。

⑤ 必要时可做大便常规及大便细菌培养、血培养、胸部 X 线检查、脑脊液检查等有关检查。

2. 其他治疗方法

① 紫雪散（丹），每次服 1.5～3g，1 天 1～3 次。用于急惊风抽搐较甚者。

② 安宫牛黄丸，每次服 0.5～1 丸，1 天 1～2 次。用于急惊风高热抽搐者。

③ 体针。惊厥取穴水沟、合谷、内关、太冲、涌泉、百会、印堂；高热取穴曲池、大椎、十宣放血；痰鸣取穴丰隆；牙关紧闭取穴下关、颊车。均采用中强刺激手法。

（二）慢惊风

慢惊风多见于大病久病之后，气血阴阳俱伤；或因急惊未愈，正虚邪恋，虚风内动；或先天不足，后天失调，脾肾两虚，筋脉失养，风邪入络。慢惊风不同证型的辨证依据及施治见表5-17。

表 5-17 慢惊风不同证型的辨证依据及施治

证型	辨证依据		施治	
	要点	主症	治法	方药
土虚木亢证	面黄肌瘦，大便稀薄，脉细弱	形神疲惫，面色萎黄，嗜睡露睛，四肢不温，足跗及面部轻度浮肿，神志不清，阵阵抽搐，大便稀薄、色带青绿，时有肠鸣，舌质淡，苔白，脉细弱	温运脾阳，扶土抑木	缓肝理脾汤加减（党参3～10g、茯苓3～10g、白术3～10g、山药3～10g、扁豆3～10g、炙甘草3～10g、煨姜3～5g、桂枝3～10g、白芍3～10g、钩藤3～10g）
脾肾阳虚证	精神萎顿，四肢厥冷，脉沉细无力	面色苍白或灰滞，囟门低陷，精神极度萎顿，沉睡昏迷，口鼻气冷，额汗涔涔，四肢厥冷，手足蠕蠕震颤，大便澄澈清冷，舌质淡，苔薄白，脉沉细无力	温补脾肾，回阳救逆	固真汤合逐寒荡惊汤加减（党参3～10g、黄芪3～10g、白术3～10g、茯苓3～10g、炙甘草3～10g、炮附子3～10g、肉桂3～5g、川椒3～10g、炮姜3～10g、灶心土10～30g）
阴虚风动证	虚烦低热，舌光无苔	虚烦疲惫，面色潮红，低热消瘦，震颤瘛疭，或肢体拘挛，手足心热，大便干结，舌光无苔，质绛少津，脉细数	育阴潜阳，滋水涵木	大定风珠加减（鸡子黄1个、阿胶3～10g、地黄3～10g、石斛3～10g、麦冬3～10g、龟甲10～30g、鳖甲10～30g、牡蛎10～30g）

1. 诊断要点

① 具有呕吐、腹泻、脑积水、佝偻病等病史。

② 起病缓慢，病程较长。面色苍白，嗜睡无神，抽搐无力，时作时止，或两手颤动，筋惕肉瞤，脉细无力。

③ 根据患儿临床表现，结合血液生化、脑电图、脑脊液、头颅CT 等检查，以明确诊断原发疾病。

2. 其他治疗方法

① 蕲蛇，研细末，吞服。每次服 1.5g，1 天 2 次。用于土虚木亢型慢惊风。

② 地龙、僵蚕、乌梢蛇、当归、木瓜、鸡血藤各 15g。水煎服。用于慢惊风肢体强直性瘫痪。

十八、癫痫

癫痫又称痫证，是小儿常见的一种发作性神志异常的疾病。临床以突然仆倒、昏不知人、口吐涎沫、两目上视、四肢抽搐，发过即苏，醒后一如常人为特征。本病西医学亦称癫痫，多数原因不明，称原发性癫痫；继发于外伤、感染、中毒、肿瘤、代谢紊乱和先天畸形者为症状性癫痫。癫痫不同证型的辨证依据及施治见表 5-18。

表 5-18　癫痫不同证型的辨证依据及施治

证型	辨证依据		施治	
	要点	主症	治法	方药
惊痫	有受惊恐史，心中惊恐	起病前多有受惊恐史，发作前心中惊恐，发作时吐舌惊叫大啼、恍惚失魂、惊惕不安、面色时红时白、原地转圈，舌苔薄白，脉弦滑	镇惊安神	镇惊丸加减（茯神 3～10g、酸枣仁 3～10g、珍珠 3～10g、朱砂 1～2g、石菖蒲 3～10g、远志 3～10g、钩藤 3～10g、胆南星 3～6g、天竺黄 3～10g、水牛角 3～10g、牛黄 1～2g、麦冬 3～10g、黄连 3～6g、甘草 3～10g）

続表

证型	辨证依据		施治	
	要点	主症	治法	方药
痰痫	痰涎壅盛，喉间痰鸣，口吐痰沫	发作时突然跌仆，神志模糊，痰涎壅盛，喉间痰鸣，口吐痰沫，抽搐不甚，或精神恍惚而无抽搐，瞪目直视，呆木无知，舌苔白腻，脉弦滑	涤痰开窍	涤痰汤加减（橘红3～10g、半夏3～10g、胆南星3～10g、石菖蒲3～10g、远志3～10g、枳实3～10g、竹茹3～10g）
风痫	头昏眩晕，颈项强直扭转	发作前头昏眩晕，发作时昏仆倒地、人事不知，四肢抽动明显、颈项强直扭转、两目上视或斜视、牙关紧闭、面色红赤，脉弦滑，苔白腻	息风定痫	定痫丸加减（羚羊角1～3g、天麻3～10g、全蝎1～3g、钩藤3～10g、蝉蜕3～10g、石菖蒲3～10g、远志3～10g、川贝母3～10g、胆南星3～10g、半夏3～10g、竹沥10～30ml、琥珀1～3g、朱砂1～2g、茯神3～10g）
瘀痫	多有外伤及产伤史，舌质暗、有瘀斑	多有外伤及产伤史。发作时头晕眩仆，昏不知人，四肢抽搐，头部刺痛，痛处固定，面唇青紫，形体消瘦，肌肤枯燥色暗，大便干结，舌质暗、有瘀斑，脉细涩	化瘀通窍	通窍活血汤加减（桃仁3～10g、红花3～10g、川芎3～10g、赤芍3～10g、麝香1～3g、老葱1～2根、全蝎1～3g、地龙3～10g、生姜3～10g、大枣3～10g）

1. 诊断要点

① 突然发作的全身肌肉痉挛、意识丧失、两眼上翻、口吐白沫、喉中发出叫声，有时可有舌咬伤及二便失禁。发作持续1～5分钟或更长，停止后转入昏睡状态，醒后常诉头痛、全身乏力、精神恍惚。以往有类似发作史。

② 呈小发作时，出现短暂的意识丧失、语言中断、活动停止，固定于某一体位，不跌倒，无抽搐。发作持续2～10秒，不超过30秒，很快恢复意识，继续正常活动，对发作情况不能回忆。

③ 呈精神性发作时，表现为精神失常、激怒狂笑、妄哭、夜游或呈一时性痴呆状态。

④ 呈局限性发作时，常见身体局部阵发性痉挛。

⑤ 有家族史、产伤缺氧史、颅脑外伤史等。

⑥ 脑电图检查出现典型的癫痫波形。头颅 X 线平片和 CT 扫描可发现某些原发疾病，如脑肿瘤、脑寄生虫病、脑发育畸形等。

⑦ 须与惊风相鉴别。惊风常由高热、电解质紊乱、低血糖等引起，脑电图检查无典型的癫痫波形，发作时无吼叫声，无口吐白沫。但是"惊风三发便成痫"，即惊风若反复发作，日久可发展为癫痫。

2. 其他治疗方法

发作期，取水沟、合谷、十宣、内关、涌泉，快速进针，用泻法。休止期，取大椎、神门、心俞、合谷、丰隆，用平补平泻法，隔天 1 次；并灸百会、足三里、手三里，隔天 1 次。

十九、小儿水肿

小儿水肿是指体内水液潴留，泛溢肌肤，引起面目、四肢甚至全身浮肿，小便短少的一种常见病证。根据其临床表现分为阳水和阴水。阳水多见于西医学急性肾小球肾炎，阴水多见于西医学肾病综合征。小儿水肿不同证型的辨证依据及施治见表 5-19。

表 5-19　小儿水肿不同证型的辨证依据及施治

证型	辨证依据		施治	
	要点	主症	治法	方药
常证-风水相搏证	皮肤光亮，按之凹陷即起，伴发热恶风	水肿大都先从眼睑开始，继而四肢，甚则全身浮肿，来势迅速，颜面为甚，皮肤光亮，按之凹陷即起，尿少或有尿血，伴发热恶风、咳嗽、咽痛、肢体酸痛，苔薄白，脉浮	疏风利水	麻黄连翘赤小豆汤加减（麻黄 3～10g、连翘 3～10g、赤小豆 10～30g、杏仁 3～10g、桑白皮 3～10g、车前子 3～10g、生姜 1～3 片、大枣 3～10g、甘草 3～5g）

证型	辨证依据		施治	
	要点	主症	治法	方药
常证-湿热内侵证	小便黄赤短少或见尿血,苔黄腻	面肢浮肿或轻或重,小便黄赤短少或见尿血,常患有脓疱疮、疖肿、丹毒等疮毒,烦热口渴,大便干结,舌质红,苔黄腻,脉滑数	清热解毒,淡渗利湿	五味消毒饮合五皮饮加减(金银花 3~10g、野菊花 3~10g、蒲公英 3~10g、紫花地丁 3~10g、天葵子 3~10g、桑白皮 3~10g、生姜皮 3~10g、大腹皮 3~10g、茯苓皮 3~10g、陈皮 3~10g)
常证-肺脾气虚证	面色少华,纳少便溏	浮肿不著,或仅见面目浮肿,面色少华,倦怠乏力,纳少便溏,小便略少,易出汗,易感冒,舌质淡,苔薄白,脉缓弱	益气健脾,利水渗湿	参苓白术散合玉屏风散加减(党参 3~10g、黄芪 3~10g、白术 3~10g、山药 3~10g、莲子 3~10g、薏苡仁 3~10g、茯苓 3~10g、砂仁 3~5g、防风 3~10g、甘草 3~5g)
常证-脾肾阳虚证	全身浮肿、以腰腹下肢为甚,按之深陷难起	全身浮肿、以腰腹下肢为甚,按之深陷难起,畏寒肢冷,面白无华,神倦乏力,小便少,大便溏,舌质淡胖,苔白滑,脉沉细	温肾健脾,化气利水	真武汤加减(附子 3~10g、补骨脂 3~10g、白术 3~10g、茯苓 3~10g、白芍 3~10g、生姜 3~10g)
变证-水气上凌心肺证	尿少或尿闭,心悸,喘息不得平卧	肢体浮肿,尿少或尿闭,咳嗽,气急,心悸,胸闷,烦躁、夜间尤甚,喘息不得平卧,口唇青紫,指甲发绀,苔白或白腻,脉细数无力	泻肺逐水,温阳扶正	己椒苈黄丸合参附汤加减(葶苈子 3~10g、大黄 3~10g、椒目 3~10g、防己 3~10g、人参 3~10g、附子 3~10g)

证型	辨证依据		施治	
	要点	主症	治法	方药
变证-邪陷心肝证	头痛,眩晕,甚则抽搐	头痛,眩晕,视物模糊,烦躁,甚则抽搐,昏迷,舌质红,苔黄糙,脉弦	平肝潜阳,泻火息风	龙胆泻肝汤合羚角钩藤汤加减(龙胆草3~10g、山栀子3~10g、黄芩3~10g、泽泻3~10g、木通3~10g、车前子3~10g、羚羊角1~3g、钩藤3~10g、菊花3~10g、生地黄3~10g、当归3~10g、白芍3~10g、甘草3~5g)
变证-水毒内闭证	尿少或尿闭,口中气秽	全身浮肿,尿少或尿闭,头晕,头痛,恶心呕吐,口中气秽,腹胀,甚或昏迷,苔腻,脉弦	辛开苦降,辟秽解毒	温胆汤合附子泻心汤加减(大黄3~10g、黄连3~10g、黄芩3~10g、陈皮3~10g、半夏3~10g、附子3~10g、生姜3~10g、竹茹3~10g、枳实3~10g、甘草3~5g)

1. 诊断要点

(1) 阳水

① 病程短,病前1~4周常有乳蛾、脓疱疮、丹痧等病史。

② 浮肿多由眼睑开始,逐渐遍及全身,皮肤光亮,按之随手而起,尿量减少,甚至尿闭。部分患儿出现肉眼血尿,常伴血压增高。

③ 严重病例可出现头痛、呕吐、恶心、抽风、昏迷,或面色青灰、烦躁、呼吸急促等变证。

④ 实验室检查,尿常规镜检有大量红细胞,可见颗粒管型和红细胞管型,尿蛋白增多。

(2) 阴水

① 病程较长,常反复发作,缠绵难愈。

② 全身浮肿明显、呈凹陷性，腰以下肿甚，皮肤苍白，甚则出现腹水、胸水，脉沉无力。

③ 实验室检查，尿常规显示尿蛋白显著增多。

2. 其他治疗方法

① 鲜车前草、鲜玉米须各 50～100g。煎水代茶饮，每天 1 剂。用于阳水。

② 乌鱼 1 条，赤小豆 30g。不加食盐，煮熟后食用。用于阴水。

③ 薏苡仁、赤小豆、绿豆各 30g，粳米 100g。如常法煮粥服食。用于水肿脾虚夹湿者。

二十、遗尿

遗尿是指 3 岁以上的小儿不能自主控制排尿，经常睡中小便自遗，醒后方觉的一种病证。婴幼儿时期，由于形体发育未全，脏腑娇嫩，"肾常虚"，智力未全，排尿的自控能力尚未形成；学龄儿童也常因白天游戏玩耍过度，夜晚熟睡不醒，偶然发生遗尿者，均非病态。年龄超过 3 岁，特别是 5 岁以上的儿童，睡中经常遗尿，轻者数日一次，重者可一夜数次，则为病态，方称遗尿。本病发病率男孩高于女孩，部分有明显的家族史。病程较长，或反复发作，重症病例白天睡时也会发生遗尿，严重者产生自卑感，影响身心健康和生长发育。遗尿不同证型的辨证依据及施治见表 5-20。

表 5-20　遗尿不同证型的辨证依据及施治

| 证型 | 辨证依据 | | 施治 | |
	要点	主症	治法	方药
肾气不固证	尿清而长，腰腿酸软	睡中经常遗尿，甚者一夜数次，尿清而长，醒后方觉，神疲乏力，面白肢冷，腰腿酸软，智力较差，舌质淡，苔薄白，脉沉细无力	温补肾阳，固涩小便	菟丝子散加减（菟丝子 3～10g，肉苁蓉 3～10g，附子 3～10g，五味子 3～10g，牡蛎 3～10g，鸡内金 3～10g）

证型	辨证依据		施治	
	要点	主症	治法	方药
脾肺气虚证	神倦乏力，食少便溏	睡中遗尿，少气懒言，神倦乏力，面色少华，常自汗出，食欲不振，大便溏薄，舌质淡，苔薄，脉细少力	益气健脾，培元固涩	补中益气汤合缩泉丸加减（黄芪3～10g、党参3～10g、白术3～10g、炙甘草3～10g、升麻3～5g、柴胡3～5g、当归3～10g、陈皮3～10g、益智仁3～10g、山药3～10g、乌药3～10g）
肝经湿热证	尿黄量少，苔黄或黄腻	睡中遗尿，尿黄量少，尿味臊臭，性情急躁易怒，或夜间梦语磨牙，舌质红，苔黄或黄腻，脉弦数	泻肝清热利湿	龙胆泻肝汤加减（龙胆草3～10g、黄芩3～10g、栀子3～10g、泽泻3～10g、木通3～10g、车前子3～10g、当归3～10g、生地黄3～10g、柴胡3～10g、甘草3～10g）

1. 诊断要点

① 发病年龄在3周岁以上。

② 睡眠较深，不易唤醒，每夜或隔天发生尿床，甚则每夜遗尿数次。

③ 尿常规及尿培养无异常发现。

④ X线检查，部分患儿可发现隐性脊柱裂，或做尿路造影可见畸形。

2. 其他治疗方法

① 夜尿警觉汤：益智仁12g，麻黄、石菖蒲各10g，桑螵蛸15g，猪膀胱1个。将猪膀胱洗净先煎半小时，然后纳诸药再煎半小时，去渣取汁，分2次服。每天1剂，连用4～8剂。用于肾虚痰蒙之遗尿。

② 五倍子、何首乌各 3g。研末，用醋调敷于脐部，外用油纸、纱布覆盖，用胶布固定。每晚 1 次，连用 3～5 次。用于遗尿虚证。

二十一、五迟、五软

五迟是指立迟、行迟、语迟、发迟、齿迟；五软是指头项软、口软、手软、足软、肌肉软，均属于小儿生长发育障碍病证。西医学上的脑发育不全、智力低下、脑性瘫痪、佝偻病等，均可见到五迟、五软证候。五迟以发育迟缓为特征，五软以痿软无力为主症，两者既可单独出现，也常并见。多数患儿由先天禀赋不足所致，证情较重，预后不良；少数由后天因素引起者，若症状较轻，治疗及时，也可康复。五迟、五软不同证型的辨证依据及施治见表 5-21。

表 5-21　五迟、五软不同证型的辨证依据及施治

证型	辨证依据		施治	
	要点	主症	治法	方药
肝肾亏损证	筋骨痿弱，发育迟缓	筋骨痿弱，发育迟缓，坐起、站立、行走、生齿等明显迟于正常同龄小儿，头项痿软，天柱骨倒，舌质淡，苔少，脉沉细无力	补肾养肝	加味六味地黄丸加减(熟地黄 3～10g、山茱萸 3～10g、鹿茸3～5g、五加皮 3～10g、山药 3～10g、茯苓 3～10g、泽泻 3～10g、牡丹皮 3～10g、麝香 1～3g)
心脾两虚证	四肢痿软，肌肉松弛	语言迟钝，精神呆滞，智力低下，头发生长迟缓，发稀萎黄，四肢痿软，肌肉松弛，口角流涎，咀嚼吮吸无力，或见弄舌，纳食欠佳，大便多秘结，舌质淡苔少，脉细	健脾养心，补益气血	调元散加减（人参 3～10g、黄芪 3～10g、白术 3～10g、山药 3～10g、茯苓 3～10g、甘草 3～5g、当归 3～10g、熟地黄 3～10g、白芍 3～10g、川芎 3～10g、石菖蒲 3～10g)

1. 诊断要点

① 小儿 2～3 岁还不能站立、行走，为立迟、行迟；初生无发或少发，随年龄增长头发仍稀疏难长，为发迟；牙齿届时未出或出之甚少，为齿迟；1～2 岁还不会说话，为语迟。

② 小儿周岁前后头项软弱下垂为头项软；咀嚼无力、时流清涎为口软；手臂不能握举为手软；2～3 岁还不能站立、行走为足软；皮宽肌肉松软无力为肌肉软。

③ 五迟、五软之症不一定悉具，但见一二症者可分别作出诊断。还应根据小儿生长发育规律早期发现生长发育迟缓的变化。

④ 可有母亲孕期患病用药不当史；产伤、窒息、早产史；养育不当史；或有家族史，父母为近亲结婚者。

2. 其他治疗方法

① 灸法灸足踝各 3 壮，每天 1 次，用于肝肾亏损型五迟、五软；灸心俞、脾俞，各 3 壮，每天 1 次，用于心脾两虚型五迟、五软。

② 耳针取心、肾、肝、脾、皮质下、脑干，隔天 1 次。用于五迟、五软。

第六章

皮肤科疾病辨证施治

一、概述

皮肤病是指发生于人体皮肤、黏膜及皮肤附属器的疾病。皮肤病的病因有内因、外因之分。外因包括风、湿、热、虫、毒；内因包括七情内伤、饮食劳倦及脏腑损伤。其病机主要为气血不和，脏腑失调，而生风、生湿、化燥、致虚、致瘀等。现分述如下。

1. 风

许多皮肤病与风邪有着密切关系。凡人体腠理不密，卫气不固，风邪乘虚入侵，阻于皮肤，内不得通，外不得泄，致营卫不和、气血运行失常、肌肤失于濡润，则可致皮肤病。

由风邪引起的皮肤病一般具有以下特点：

① 发无定处。风善行而数变，故其致病多发无定处，时起时消，变幻无常，如瘾疹、游风。

② 瘙痒、脱屑。风为阳邪，风性燥烈，易耗阴血，故其常表现为皮肤干燥、瘙痒、鳞屑。

③ 发于上部。风为阳邪，其性上行，故伤于风者，每多上先受之，如面游风、白屑风等。

④ 相兼为病。风为百病之首，风邪常与他邪相兼为病，如风湿、风热、风寒等。

2. 湿

湿有内湿、外湿之分。皮肤病以外湿为多。湿邪由外感引起，多系感受自然界的湿气，如久居湿地、涉水淋雨等；内湿多因脾虚失运，水谷津液运化转输功能障碍，以致蓄积停滞肌肤而成。湿邪引起的皮肤病具有以下特点：

① 水疱、糜烂、渗出。湿为阴邪，侵入肌肤，郁结不散，与气血相搏，易致皮肤出现水疱、糜烂、渗出等皮损。

② 病程缠绵。湿为阴邪，其性重浊、粘连，留着难去，故湿邪所致皮肤病病程缠绵难以速愈。

③ 发于下部。湿性重浊、趋下，故其发病多在下肢、二阴等处。

3. 热

外感热邪，或脏腑实热，蕴郁肌肤，不得外泄，熏蒸为患。火热同源，热为火之渐，火为热之甚，热甚则化火化毒。热邪所致的皮肤病具有以下特点：

① 皮肤焮红、灼热。热邪蕴遏肌肤，热伤脉络，迫血妄行，故皮肤焮红、灼热，常伴有皮肤发斑。

② 脓疱、疼痛、瘙痒。热盛灼烁肌肤，热盛肉腐，热微则痒，故有脓疱、糜烂、疼痛、瘙痒。

③ 病情重，发展变化多端。热为阳邪，性喜炎上，其性暴烈，故热邪致病，病性多重，发展变化多端，多发于人体上部。

4. 虫

由虫引起的皮肤病，一种为确属虫体所引起，如疥疮；另一种为虫的毒素侵入人体引起的毒性反应，或由人体禀赋不耐而引起的过敏性皮肤病。由虫引起的皮肤病具有以下特点：

① 剧烈瘙痒。由虫蚀肌肤所致者，瘙痒难忍。

② 具有传染性。疥虫引起的皮肤病能通过接触而传染。

③ 伴有蕴湿生热症状。由肠道寄生虫引起的皮肤病，可伴有肠胃湿热现象，如脘腹疼痛、纳呆便溏、便秘等症状；由疥虫引起的皮肤病，可伴有局部肌肤湿热蕴阻现象，出现糜烂、流水等症状。

5. 毒

由毒引起的皮肤病，分药物毒、食物毒、漆毒、虫毒等。另外，某些毒是针对禀性不耐之人而言，是指能诱发皮肤病的物质（过敏原）。由毒所致的皮肤病的病机，不外毒邪侵犯或禀赋不耐，而对某些物质过敏。毒邪致病多具有以下特点：

① 发病前有内服药物或食用某种食物史，或有与某种物质接触史，或有毒虫叮咬史。

② 接触某种物质或药物引起的皮肤病，具有一定的潜伏期。

③ 或局限于一处，或泛发于全身，皮损以红肿、瘙痒、丘疹、风团、糜烂等多种形态损害为特征，来势急而去也快，严重者可危及生命。

6. 血瘀

凡外感六淫、内伤七情，均可致气机不畅，气为血之帅，血随气行，气滞则血瘀而为病。由血瘀所致的皮肤病具有以下特点：

① 有出血点或瘀斑为瘀血阻滞，血行不畅，血溢脉外肌肤所致。

② 结节、疼痛由瘀血积聚成块，气血不通所致。

③ 肌肤甲错、皮肤硬化、毛发脱落为瘀血阻滞，肌肤失养所致。

7. 血虚风燥

血虚风燥是慢性皮肤病的重要病机：因长期瘙痒，寝食不安，导致脾胃虚弱，饮食减退，以致气血生化乏源，而血虚化燥、生风；或因湿热郁久，化火耗伤阴血，致血虚风燥而发皮肤病。由血虚风燥所致的皮肤病具有以下特点：

① 患者多为老年人或有失血史及久病脾虚患者。

② 瘙痒症状日轻夜重；若血虚肝旺者，其症状随情绪波动而增减。

③ 皮损特点以干燥、肥厚、粗糙、脱屑为主，很少糜烂、渗液，多伴有头晕目眩、面色苍白、苔薄、脉细等症状。

8. 肝肾不足

脏腑失调是皮肤病的一大病因病机，其中以肝肾不足为多见。肝肾不足主要包括先天之精不足及后天精血不足。如肝血虚，爪失所荣，则甲肥厚干枯；肝虚血燥，筋气不荣，则生疣目；肾精不足，发失所养，则毛发易于枯脱；肾虚则黑色上泛，而面色黧黑。由于肾为先天之本，故某些先天性、遗传性皮肤病与肝肾有一定的关系。肝肾不足所致的皮肤病具有以下特点：

① 与患者的生长、发育、妊娠、月经不调有关。

② 病程为慢性迁延过程。因精血为有形之物，不易补充，久病伤及肝肾，消耗精血，故病势缠绵。

③ 全身症状以虚损性证候为主，皮损症状以皮肤干燥、肥厚、粗糙、脱屑、色素沉着，脱发，指甲变化，水肿性红斑等为特征。

皮肤病往往不是单一原因所引起，常为数个病因共同作用所致，或内伤与外感兼夹在一起，或为实证，或为虚证，或虚实夹杂。所以在审因辨证时，要善于分析，才能得出正确的结论。

二、蛇串疮

蛇串疮是一种皮肤上出现成簇水疱，呈带状分布，痛如火燎的急性疱疹性皮肤病。由于皮损状如蛇行，故名蛇串疮；由于每多缠腰而发，故又称缠腰火丹。本病相当于西医学的带状疱疹。蛇串疮不同证型的辨证依据及施治见表 6-1。

表 6-1　蛇串疮不同证型的辨证依据及施治

证型	辨证依据		施治	
	要点	主症	治法	方药
肝经郁热证	灼热刺痛，口苦易怒	皮损鲜红，疱壁紧张，灼热刺痛，伴口苦咽干、烦躁易怒、大便干或小便黄，舌质红，苔薄黄或黄厚，脉弦滑数	清肝火，解热毒	龙胆泻肝汤加减（龙胆草 6g、栀子 10g、黄芩 10g、柴胡 10g、木通 6g、泽泻 10g、车前子 10g、生地黄 10g、当归 10g）

证型	辨证依据		施治	
	要点	主症	治法	方药
脾虚湿蕴证	疱壁松弛，腹胀便溏	皮损颜色较淡，疱壁松弛，疼痛略轻，伴食少腹胀、口不渴、大便时溏，舌质淡，苔白或白腻，脉沉缓或滑	健脾利湿	除湿胃苓汤加减（苍术、厚朴、陈皮、猪苓、白术、山栀子各 10g，泽泻、赤茯苓、滑石各 20g，防风 6g，木通 6g，肉桂 3g，甘草 6g）
气滞血瘀证	疹退后疼痛不止	皮疹消退后局部疼痛不止，舌质暗，苔白，脉弦细	理气活血，通络止痛	桃红四物汤加减（桃仁 10g、红花 6g、生地黄 12g、赤芍 10g、川芎 10g、当归 6g）

1. 诊断要点

一般先有轻度发热、倦怠、食欲不振，以及患部皮肤灼热感或神经痛等前驱症状，但亦有无前驱症状即发疹者。经 1～3 天后，患部出现不规则的红斑，继而出现多数和成簇的粟粒至绿豆大小的丘疱疹，迅速变为水疱，聚集一处或数处，排列成带状，往往成批发生，簇间隔以正常皮肤，疱液透明。5～7 天后，疱液转为浑浊，或部分破溃、糜烂和渗液，最后干燥结痂，再经数天，痂皮脱落而愈。少数患者不出现典型水疱，仅仅出现红斑、丘疹，或大疱，或血疱，或坏死；岩瘤患者或年老体弱者可在局部发疹后数天内，全身出现类似于水痘样皮疹，常伴高热，可并发肺、脑损害，病情严重，可致死亡。

疼痛为本病的特征之一，疼痛的程度可因年龄、发病部位、损害轻重不同而有所差异。一般儿童患者没有疼痛或疼痛轻微，年龄愈大疼痛愈重；头面部较其他部位疼痛剧烈；皮疹为出血或坏死者，往往疼痛严重。部分老年患者在皮疹完全消退后，仍遗留神经疼痛，持续数月之久。

2. 其他治疗方法

① 初起用玉露膏外敷；或外搽双柏散、三黄洗剂、清凉乳剂（麻

油加饱和石灰水上清液充分搅拌成乳状）；或将鲜马齿苋、玉簪叶捣烂外敷。

②水疱破后，用四黄膏或青黛膏外涂；有坏死者，用九一丹换药。

③若水疱不破，可用三棱针或消毒针头挑破，使疱液流出，以减轻疼痛。

三、湿疮

湿疮是一种由多种内外因素引起的过敏性炎症性皮肤病。以多形性皮损、对称分布、易于渗出，自觉瘙痒，反复发作和慢性化为临床特征。本病相当于西医学的湿疹。湿疮不同证型的辨证依据及施治见表 6-2。

表 6-2　湿疮不同证型的辨证依据及施治

证型	辨证依据		施治	
	要点	主症	治法	方药
湿热浸淫证	皮损潮红灼热，瘙痒渗液	发病急，皮损潮红灼热、瘙痒无休、渗液流滋，伴身热、心烦、口渴、大便干、尿短赤，舌质红，苔薄白或黄，脉滑或数	清热利湿	龙胆泻肝汤合草薢渗湿汤加减（龙胆草6g、栀子10g、黄芩10g、柴胡10g、木通6g、泽泻10g、车前子10g、生地黄10g、当归10g、草薢15g、薏苡仁30g、黄柏10g、牡丹皮10g、泽泻15g、滑石30g、通草6g）
脾虚湿蕴证	皮损糜烂流滋，腹胀便溏	发病较缓，皮损潮红、瘙痒、抓后糜烂流滋，可见鳞屑，伴纳少、神疲、腹胀便溏，舌质淡胖，苔白或腻，脉弦缓	健脾利湿	除湿胃苓汤加减（苍术、厚朴、陈皮、猪苓、白术、山栀子各10g，泽泻、赤茯苓、滑石各20g，防风6g，木通6g，肉桂3g，甘草6g）

证型	辨证依据		施治	
	要点	主症	治法	方药
血虚风燥证	皮损色暗、剧痒,或皮损粗厚	病久,皮损色暗或色素沉着、剧痒,或皮损粗糙肥厚,伴口干不欲饮、纳差腹胀,舌质淡,苔白,脉细弦	养血润肤,祛风止痒	当归饮子加减(当归、大黄、柴胡、人参、黄芩各 10g,甘草 6g,白芍 15g,滑石 20g)

1. 诊断要点

根据病程和皮损特点,一般分为急性、亚急性、慢性三类。

(1) 急性湿疮 起病较快,常对称发生,可发于身体的任何一个部位,亦可泛发于全身,但以面部的前额、眼皮、颊部、耳部、口唇周围等处多见。初起皮肤潮红、肿胀、瘙痒,继而在潮红、肿胀或其周围的皮肤上,出现丘疹、丘疱疹、水疱。皮损群集或密集成片,形态大小不一,边界不清,常因搔抓而水疱破裂,形成糜烂、流滋、结痂;自觉瘙痒,轻者微痒,重者剧烈瘙痒呈间歇性或阵发性发作,常在夜间增剧,影响睡眠。皮损广泛者,可有发热、大便秘结、小便短赤等全身症状。

(2) 亚急性湿疮 多由急性湿疮迁延而来。急性期的红肿、水疱减轻,流滋减少,但仍有红斑、丘疹、脱屑;自觉瘙痒,或轻或重。一般无全身不适。

(3) 慢性湿疮 多由急性、亚急性湿疮反复发作而来,也可起病即为慢性湿疮。其表现为患部皮肤增厚、表面粗糙、皮纹显著或有苔藓样变、触之较硬、暗红或紫褐色,常伴有少量抓痕、血痂、鳞屑及色素沉着,间有糜烂、流滋;自觉瘙痒剧烈,尤以夜间、情绪紧张、食辛辣鱼腥动风之品时为甚。若发生在掌跖、关节部的易发生皲裂,引起疼痛。病程较长,数月至数年不等,常伴有头昏乏力、腰酸肢软等全身症状。

湿疹根据发生部位不同有耳部湿疹、乳房湿疹、手部湿疹、小腿湿疹、女阴或阴囊湿疹、肛门湿疹等。除上述以外,在临床上还有部分湿疹,其症状表现非同寻常,称为特殊型湿疹,如传染性湿疹样皮炎、自体敏感性湿疹、婴儿湿疹、钱币状湿疹。

2. 其他治疗方法

（1）急性湿疮　初起仅有皮肤潮红而无流滋者，以清热安抚、避免刺激为原则，可选用清热止痒的中药苦参、黄柏、地肤子、荆芥等煎汤外洗，或用10％黄柏溶液、炉甘石洗剂外搽。若糜烂、水疱、流滋较多者，以收敛清热止痒为原则，可选用马齿苋水洗剂、黄柏溶液外搽；或蒲公英、龙胆草、野菊花、炉甘石、明矾各20g煎水，待冷后湿敷；或2％～3％硼酸水、0.5％醋酸铅外洗。急性湿疮后期，滋水减少、结痂时，以保护皮损、避免刺激、促进角质新生、消除残余炎症为原则，可选用黄连软膏、青黛膏外搽。

（2）亚急性湿疮　以消炎、止痒、干燥、收敛为原则。有少量流滋者，选用苦参汤、三黄洗剂湿敷外搽；无流滋者，可选用青黛散、祛湿散、新三妙散等油调外敷或黄柏霜外搽。

（3）慢性湿疮　以止痒、抑制表皮细胞增生、促进真皮炎症浸润吸收为原则。可选用各种软膏、乳剂，根据瘙痒及皮肤肥厚程度加入不同浓度的止痒剂、角质促成和溶解剂，如青黛膏、5％硫黄软膏、5％～10％复方松馏油软膏、湿疮膏、皮脂膏、10％～20％黑豆馏油软膏及皮质类固醇激素软膏。

四、药毒

　　药毒是指药物通过口服、注射、皮肤黏膜用药等途径进入人体所引起的皮肤黏膜的急性炎症反应。本病相当于西医学的药物性皮炎，又称药疹。药毒不同证型的辨证依据及施治见表6-3。

表6-3　药毒不同证型的辨证依据及施治

证型	辨证依据		施治	
	要点	主症	治法	方药
湿毒蕴肤证	红斑，水疱，糜烂渗液	皮肤上出现红斑、水疱，甚则糜烂渗液，表皮剥脱，伴剧痒、烦躁、口干、大便燥结、小便黄赤，或有发热，舌质红，苔薄白或黄，脉滑或数	清热利湿解毒	萆薢渗湿汤加减（萆薢15g、薏苡仁30g、黄柏10g、牡丹皮10g、泽泻15g、滑石30g、通草6g）

| 证型 | 辨证依据 | | 施治 | |
	要点	主症	治法	方药
热毒入营证	皮损鲜红，高热神昏	皮损鲜红或紫红，甚则紫斑、血疱，伴高热、神志不清、口唇焦燥、口渴不欲饮、大便干、小便短赤，舌质绛，苔少，或镜面舌，脉洪数	清营解毒	清营汤加减(水牛角30g、生地黄20g、玄参15g、竹叶心10g、麦冬10g、丹参10g、黄连10g、金银花10g、连翘10g)
气阴两虚证	皮损消退，乏力气短	皮损消退，伴低热、口渴、乏力、气短、大便干、尿黄，舌质红，少苔，脉细数	益气养阴清热	增液汤合益胃汤加减(生地黄15g、玉竹10g、冰糖15g、沙参15g、玄参15g、麦冬10g)

1. 诊断要点

本病症状多样，表现复杂，但基本上都具有以下特点：①发病前有用药史，原因除去后易于治愈；②有一定的潜伏期，第一次发病多在用药后5～20天内，重复用药常在24小时内发生，短者甚至在用药后瞬间或数分钟内发生；③发病突然，自觉灼热瘙痒，重者伴有发热、倦怠、全身不适、纳差、大便干、小便黄赤等全身症状；④皮损分布除固定型药疹外，多呈全身性、对称性，且有由面颈部迅速向躯干四肢发展的趋势，皮损形态多样。

2. 其他治疗方法

外治以清热利湿、收敛止痒为原则。

①局部红斑、风团、瘙痒甚者，用炉甘石洗剂、三黄洗剂外搽。

②糜烂渗液多者，以黄柏、地榆各15g，水煎湿敷；渗出减少后，用青黛散外扑。

③局部干燥结痂者，可外涂黄连膏；结痂较厚，可先予地榆油外涂轻揭，待痂去再涂黄连膏。

五、瘾疹

瘾疹是一种皮肤出现红色或苍白风团，时隐时现的瘙痒性、过敏性皮肤病。本病相当于西医学的荨麻疹。瘾疹不同证型的辨证依据及施治见表 6-4。

表 6-4　瘾疹不同证型的辨证依据及施治

证型	辨证依据		施治	
	要点	主症	治法	方药
风热犯表证	风团鲜红、遇热加重	风团鲜红、灼热剧痒，遇热则皮损加重，伴发热恶寒、咽喉肿痛，舌质红，苔薄白或薄黄，脉浮数	疏风清热	消风散加减（荆芥穗、陈皮、人参、白僵蚕、防风、川芎、藿香叶、蝉蜕、厚朴、羌活各 10g，茯苓 20g，甘草 6g）
风寒束表证	风团色白、遇寒加重	风团色白、遇风寒加重、得暖则减，口不渴，舌质淡，苔白，脉浮紧	疏风散寒	麻黄桂枝各半汤加减（麻黄 5g、桂枝 10g、白芍 9g、杏仁 5g、甘草 6g、生姜 3 片、大枣 3 枚）
血虚风燥证	风团反复、午夜加剧	风团反复发作，迁延日久，午后或夜间加剧，伴心烦易怒、口干、手足心热，舌质红少津，脉沉细	养血祛风润燥	当归饮子加减（当归、大黄、柴胡、人参、黄芩各 10g，甘草 6g，白芍 15g，滑石 20g）

1. 诊断要点

皮肤上突然出现风团，色白或红或正常肤色，大小不等，形态不一；局部出现，或泛发全身，或稀疏散在，或密集成片；发无定时，但以傍晚为多。风团成批出现，时隐时现，持续时间长短不一，但一般不超过 24 小时，消退后不留任何痕迹，部分患者一天反复发作多次；自觉剧痒、烧灼或刺痛。部分患者搔抓后随手起条索状风团；少数患者在急性发作期，出现气促、胸闷、呼吸困难、恶心呕吐、腹痛腹泻、心慌心悸。急性者，发病急来势猛，风团骤然而起，迅速消退，瘙痒随之而止；慢性者，反复发作，经久不愈，病期多在 1～2个月以上，甚至更久。

2. 其他治疗方法

① 香樟木、蚕沙各 30～60g，煎水外洗。

② 炉甘石洗剂外搽。

六、牛皮癣

牛皮癣是一种患部皮肤状如牛项之皮，厚而且坚的慢性瘙痒性皮肤病。本病相当于西医学的神经性皮炎。牛皮癣不同证型的辨证依据及施治见表 6-5。

表 6-5　牛皮癣不同证型的辨证依据及施治

证型	辨证依据		施治	
	要点	主症	治法	方药
肝郁化火证	皮损色红，心烦易怒	皮损色红，伴心烦易怒、失眠多梦、眩晕心悸、口苦咽干，舌边尖红，脉弦数	清肝泻火	龙胆泻肝汤加减（龙胆草 6g、栀子 10g、黄芩 10g、柴胡 10g、木通 6g、泽泻 10g、车前子 10g、生地黄 10g、当归 10g）
风湿蕴肤证	皮损褐色、粗糙肥厚	皮损呈淡褐色片状、粗糙肥厚，剧痒时作、夜间尤甚，苔薄白或白腻，脉濡而缓	疏风利湿	消风散加减（荆芥穗、陈皮、人参、白僵蚕、防风、川芎、藿香叶、蝉蜕、厚朴、羌活各 10g，茯苓 20g，甘草 6g）

| 证型 | 辨证依据 | | 施治 | |
	要点	主症	治法	方药
血虚风燥证	皮损灰白、粗似牛皮	皮损灰白、抓如枯木、肥厚粗糙似牛皮,伴心悸怔忡、失眠健忘,女子月经不调,舌质淡,脉沉细	养血祛风润燥	当归饮子加减(当归、大黄、柴胡、人参、黄芩各 10g,甘草 6g,白芍 15g,滑石 20g)

1. 诊断要点

好发于颈部、肘部、骶部及小腿伸侧等处。常呈对称性分布,亦可沿皮神经分布而呈线状排列。

皮损初起为有聚集倾向的多角形扁平丘疹,皮色正常或略潮红,表面光滑或覆有菲薄的糠皮状鳞屑;以后由于不断地搔抓或摩擦,丘疹逐渐扩大,互相融合成片;继之则局部皮肤增厚,纹理加深,互相交错,表面干燥粗糙,并有少许灰白色鳞屑,而呈苔藓样变,皮肤损害可呈圆形或不规则形斑片、边界清楚、触之粗糙。由于搔抓,患部及其周围可伴有抓痕、出血点或血痂,其附近也可有新的扁平小丘疹出现。

自觉阵发性奇痒,被衣摩擦与汗渍时更剧,入夜尤甚,搔之不知痛楚。情绪波动时,瘙痒也随之加剧。因瘙痒可影响工作和休息,患者常伴有失眠、头昏、烦躁症状。

2. 其他治疗方法

① 皮损较薄者,外涂 2 号癣药水、斑蝥醋、百部酊、川槿皮酊等,每天数次。
② 皮损较厚者,外涂润肤膏、黑油膏、藜芦膏等,每天数次。

七、风瘙痒

风瘙痒是指无原发性皮肤损害,而以瘙痒为主要症状的皮肤感觉异常性皮肤病。本病相当于西医学的皮肤瘙痒症。风瘙痒不同证型的辨证依据及施治见表 6-6。

表 6-6 风瘙痒不同证型的辨证依据及施治

证型	辨证依据		施治	
	要点	主症	治法	方药
风热血热证	新起、瘙痒、遇热更甚	青年患者多见,病属新起,症见皮肤瘙痒剧烈、遇热更甚,皮肤抓破后有血痂,伴心烦、口干、小便黄、大便干结,舌质淡红,苔薄黄,脉浮数	疏风清热凉血	消风散合四物汤加减(荆芥穗、陈皮、人参、白僵蚕、防风、川芎、藿香叶、蝉蜕、厚朴、当归、羌活各 10g,生地黄 15g,赤芍、茯苓各 20g,甘草 6g)
湿热蕴结证	瘙痒不止,抓破后脂水淋漓	瘙痒不止,抓破后脂水淋漓,伴口干口苦、胸胁闷胀、小便黄赤、大便秘结,舌质红,苔黄腻,脉滑数	清热利湿止痒	龙胆泻肝汤加减(龙胆草 6g,栀子 10g,黄芩 10g,柴胡 10g,木通 6g,泽泻 10g,车前子 10g,生地黄 10g,当归 10g)
血虚肝旺证	皮肤干燥,破后血痕累累	以老年人为多见,病程较长。皮肤干燥,抓破后血痕累累,伴头晕眼花、失眠多梦,舌质红,苔薄,脉细数或弦数	养血润燥,祛风止痒	当归饮子加减(当归、大黄、柴胡、人参、黄芩各 10g,甘草 6g,白芍 15g,滑石 20g)

1. 诊断要点

瘙痒为本病的主要症状。瘙痒为阵发性,白天轻,夜间重,亦因饮酒、情绪变化、受热、搔抓、摩擦后发作或加重。无原发性皮损。由于连续反复搔抓,可引起抓痕、表皮剥脱和血痂,日久皮肤可出现肥厚、苔藓样变、色素沉着以及湿疹样变。

2. 其他治疗方法

① 周身皮肤瘙痒者,可选用百部酊、苦参酒外搽,每天数次。

② 各型皮肤瘙痒,可用药浴或熏洗、熏蒸疗法。如用苦参片、白

鲜皮、百部、蛇床子、地肤子、地骨皮、花椒等煎水，做全身熏浴或
矿泉浴等。

③ 皮肤干燥发痒者，可外用各种润肤膏薄搽。

八、白疕

白疕是一种易于复发的慢性红斑鳞屑性皮肤病。本病相当于西医
学的银屑病。白疕不同证型的辨证依据及施治见表 6-7。

表 6-7   白疕不同证型的辨证依据及施治

证型	辨证依据		施治	
	要点	主症	治法	方药
风热血燥证	皮损鲜红、点状出血	皮损鲜红、不断出现，红斑增多，刮去鳞屑可见发亮薄膜，点状出血，有同形反应，伴心烦、口渴、大便干、尿黄，舌质红，苔黄或腻，脉弦滑或数	清热解毒、凉血活血	犀角地黄汤加减（水牛角 30g、生地黄 20g、赤芍 15g、牡丹皮 10g、甘草 5g）
血虚风燥证	皮损色淡，鳞屑较多	皮损色淡，部分消退，鳞屑较多，伴口干、便干，舌质淡红，苔薄白，脉细缓	养血和血，祛风润燥	四物汤合消风散加减（荆芥穗、陈皮、人参、白僵蚕、防风、川芎、藿香叶、蝉蜕、厚朴、当归、羌活各 10g，生地黄 15g，赤芍、茯苓各 20g，甘草 6g）
瘀滞肌肤证	皮损暗红，舌质紫暗或有瘀斑	皮损肥厚浸润、颜色暗红、经久不退，舌紫暗或有瘀斑、瘀点，脉涩或细缓	活血化瘀	桃红四物汤加减（桃仁 10g、红花 6g、生地黄 12g、赤芍 10g、川芎 10g、当归 6g）

1. 诊断要点

根据临床表现一般分为寻常型、脓疱型、关节型和红皮病型。

临床以寻常型最多见，发病较急，皮损初起为红斑、丘疹，逐渐扩大融合成片，边缘清楚，上覆以多层银白色糠秕状鳞屑。轻轻刮去鳞屑可见一层淡红色发亮的薄膜，称薄膜现象；刮除薄膜后可见小出血点，称为点状出血现象，为本病特征性皮损，在进行期皮肤外伤或注射针孔处常出现相同损害，称为同形反应。皮损发生在皱褶部位则易造成浸渍、皲裂。皮损可累及全身，但以头皮、躯干、四肢伸侧多见。初发病多在青壮年，多数患者冬重夏轻，病程较长，常反复发作。

2. 其他治疗方法

(1) 用枯矾 120g、野菊花 250g、侧柏叶 250g、花椒 120g、芒硝 500g，煎水淋浴或泡洗，以除去鳞屑，增强外用药物疗效，但红皮病型不宜用。

(2) 进行期和红皮病型，可选用青黛散，以麻油调搽，或以黄连膏、5%～10%硼酸软膏外搽。

(3) 慢性肥厚性皮损，用 5%～10%硫黄软膏、雄黄膏、疯油膏或 2 号癣药水外搽。

九、粉刺

　　粉刺是一种毛囊、皮脂腺的慢性炎症性皮肤病。因典型皮损能挤出白色半透明状粉汁，故称粉刺。本病相当于西医学的痤疮。粉刺不同证型的辨证依据及施治见表 6-8。

表 6-8　粉刺不同证型的辨证依据及施治

证型	辨证依据		施治	
	要点	主症	治法	方药
肺经风热证	丘疹色红，或有痒痛	丘疹色红，或有痒痛，舌质红，苔薄黄，脉浮数	清肺散风	枇杷清肺饮加减（枇杷叶、桑白皮、黄芩、栀子、野菊花、苦参、赤芍各 10g，黄连 6g，白茅根 30g，生槐米 15g）

证型	辨证依据		施治	
	要点	主症	治法	方药
湿热蕴结证	皮损肿痛,舌质红,苔黄腻	皮损红肿疼痛,或有脓疱,伴口臭、便秘、尿黄,舌质红,苔黄腻,脉滑数	清热化湿	枇杷清肺饮合黄连解毒汤加减(枇杷叶、桑白皮、黄芩、栀子、野菊花、苦参、黄柏、赤芍各10g,黄连6g,白茅根30g,生槐米15g,甘草6g)
痰湿凝结证	皮损结成囊肿,纳呆,便溏	皮损结成囊肿,或伴有纳呆、便溏,舌质淡胖,苔薄,脉滑	化痰健脾渗湿	海藻玉壶汤合参苓白术散加减(海藻20g、昆布20g、青皮10g、陈皮10g、半夏10g、浙贝母6g、连翘10g、甘草6g、当归10g、川芎10g、党参10g、白术10g、茯苓20g、扁豆10g、砂仁6g)

1. 诊断要点

好发于颜面,亦可见于胸背上部及肩胛部等处。典型皮损为毛囊性丘疹,多数呈黑头粉刺,周围色红,用手挤压有小米或米粒样白色脂栓排出;少数呈灰白色的小丘疹,以后色红;顶部发生小脓疱,破溃后痊愈,遗留暂时性色素沉着或有轻度凹陷的瘢痕。有时形成结节、脓肿、囊肿等多种形态损害,愈后留下明显瘢痕,皮肤粗糙不平,伴有油性皮脂溢出。

2. 其他治疗方法

用三黄洗剂、颠倒散洗剂、痤疮洗剂等外搽。

十、油风

油风为一种头部毛发突然发生斑块状脱落的慢性皮肤病。本病相当于西医学的斑秃。油风不同证型的辨证依据及施治见表6-9。

表6-9　油风不同证型的辨证依据及施治

证型	辨证依据		施治	
	要点	主症	治法	方药
血热风燥证	突然脱发，心烦易怒	突然脱发成片，偶有头皮瘙痒，或伴头部烘热、心烦易怒、急躁不安，苔薄，脉弦	凉血息风，养阴护发	四物汤合六味地黄汤加减（熟地黄 15g、山药 15g、山茱萸 6g、牡丹皮 12g、茯苓 15g、川芎 10g、赤芍 12g、当归 10g）
气滞血瘀证	头痛或胸胁疼痛，舌有瘀斑	病程较长，头发脱落前先有头痛或胸胁疼痛等症，伴夜多噩梦、烦热难眠，舌有瘀斑，脉沉细	通窍活血	通窍活血汤加减[赤芍 10g、川芎 10g、桃仁 10g、红花 6g、麝香 1g（冲服）、老葱 7 根、大枣 5 枚]
气血两虚证	病后或产后毛发稀疏枯槁	多在病后或产后头发呈斑块状脱落，并呈渐进性加重，范围由小而大，毛发稀疏枯槁，触摸易脱，伴唇白、心悸、气短懒言、倦怠乏力，舌质淡，脉细弱	益气补血	八珍汤加减（当归 10g、川芎 15g、白芍 12g、生地黄 10g、人参 10g、白术 10g、茯苓 20g、炙甘草 6g）
肝肾不足证	头发焦黄或花白，耳鸣腰酸	病程日久，平素头发焦黄或花白，发病时呈大片均匀脱落，甚或全身毛发脱落，伴头昏、耳鸣、目眩、腰膝酸软，舌质淡，苔剥，脉细	滋补肝肾	七宝美髯丹加减（何首乌、黑豆、赤白茯苓、牛膝、当归、枸杞子、菟丝子、补骨脂等按照一定比例制成成药）

1. 诊断要点

头发突然成片迅速脱落，脱发区皮肤光滑；边缘的头发松动，很易拔出，拔出时可见发干近端萎缩。脱发区呈圆形、椭圆形或不规则形，数目不等，大小不一，可相互连接成片，或头发全部脱光，而呈全秃。严重者，眉毛、胡须、腋毛、阴毛甚至毳毛等全身毛发脱落而呈普秃。

2. 其他治疗方法

(1) 鲜毛姜（或生姜）切片，烤热后涂擦脱发区，每天数次。
(2) 大枣 10 粒，用茶油浸泡，1 周后涂患处。

十一、酒渣鼻

酒渣鼻是一种主要发生于面部中央的以红斑和毛细血管扩张为特点的慢性皮肤病。因鼻色紫红如酒渣故名酒渣鼻。西医学亦称之为酒渣鼻。酒渣鼻不同证型的辨证依据及施治见表 6-10。

表 6-10　酒渣鼻不同证型的辨证依据及施治

证型	辨证依据		施治	
	要点	主症	治法	方药
肺胃热盛证	红斑多发于鼻尖或两翼	红斑多发于鼻尖或两翼、压之褪色，常嗜酒、饮食不节，便秘，口干口渴，舌质红，苔薄黄，脉弦滑。多见于红斑型	清泄肺胃积热	枇杷清肺饮加减（枇杷叶、桑白皮、黄芩、栀子、野菊花、苦参、赤芍各 10g，黄连 6g，白茅根 30g，生槐米 15g）
热毒蕴肤证	毛细血管扩张明显，局部灼热	在红斑上出现痤疮样丘疹、脓疱，毛细血管扩张明显，局部灼热，伴口干、便秘，舌质红绛，苔黄。多见于丘疹型	凉血清热解毒	凉血四物汤合黄连解毒汤加减（生地黄 12g、黄连 6g、黄芩 10g、黄柏 10g、川芎 10g、赤芍 12g、当归 10g、甘草 6g）

| 证型 | 辨证依据 | | 施治 | |
	要点	主症	治法	方药
气滞血瘀证	鼻部组织增生、呈结节状	鼻部组织增生、呈结节状,毛孔扩大,舌略红,脉沉缓。多见于鼻赘型	活血化瘀散结	通窍活血汤加减[赤芍 10g、川芎 10g、桃仁 10g、红花 6g、麝香 1g(冲服)、老葱 7 根、大枣 5 枚]

1. 诊断要点

皮损以红斑为主,可出现丘疹,时间长者有鼻赘形成。好发于鼻尖、鼻翼、两颊、前额等部位;少数鼻部正常,而只发于两颊和额部。

2. 其他治疗方法

① 鼻部有红斑、丘疹者,可选用颠倒散洗剂外搽,每天 3 次。

② 鼻部有脓疱者,可选用四黄膏或皮癣灵外涂,每天 2～3 次。

③ 鼻赘形成者,可先用三棱针刺破放血,再用颠倒散外敷。

十二、虫咬皮炎

虫咬皮炎是被虫类叮咬,或接触其毒液或虫体毒毛而引起的一种皮炎。《外科正宗》云:"恶虫乃各禀阴阳毒邪而去……如蜈蚣用钳,蝎蜂用尾……自出有意附毒害人……"。其临床特点是皮肤呈丘疹样风团,上有针头大的瘀点、丘疹或水疱,呈散在性分布。虫咬皮炎的辨证依据及施治见表 6-11。

表 6-11　虫咬皮炎的辨证依据及施治

证型	辨证依据		施治	
	要点	主症	治法	方药
热毒蕴结证	虫咬伤后皮肤成片红肿、水疱	皮肤成片红肿、水疱、瘀斑，伴发热、胸闷、尿黄，舌质红，苔黄，脉数	清热解毒	五味消毒饮合黄连解毒汤加减（蒲公英20g、金银花15g、野菊花10g、紫花地丁15g、天葵子15g、黄连10g、栀子10g、黄芩10g、黄柏10g、甘草5g）

1. 诊断要点

多见于夏秋季节，好发于暴露部位。皮损为丘疹、风团或瘀点，亦可出现红斑、丘疱疹或水疱，皮损中央常有刺吮点，散在分布或数个成群。自觉奇痒、灼痛，一般无全身不适，严重者可有恶寒发热、头痛、胸闷等全身中毒症状。

临床上因虫类不同，其表现也有差异。

(1) 蠓虫皮炎　叮咬后局部出现瘀点和黄豆大小的风团，奇痒，个别发生水疱，甚至引起丘疹性荨麻疹。

(2) 螨虫皮炎　皮损为粟米大小至黄豆大小的红色丘疱疹，或为紫红色的肿胀或风团，有时可见到虫咬的痕迹。

(3) 隐翅虫皮炎　皮损呈线状或条索状红肿，上有密集的丘疹、水疱或脓疱，自觉灼热、疼痛。

(4) 桑毛虫皮炎　皮损为绿豆至黄豆大小的红色斑丘疹、丘疱疹或风团，剧痒。

(5) 松毛虫皮炎　皮损为斑疹、风团，间有丘疹、水疱、脓疱、皮下结节等，不少患者有关节红肿疼痛。但脓液培养无细菌生长。

2. 其他治疗方法

① 红斑、丘疹、风团等，可用1%薄荷三黄洗剂外搽。

② 继发感染，可用马齿苋煎汤湿敷，然后搽青黛散油膏，或外搽颠倒散洗剂。

③ 松毛虫皮炎、桑毛虫皮炎可用橡皮膏粘去患处刺毛，并用新鲜马齿苋捣烂外敷，或涂 5%碘酒。

十三、接触性皮炎

接触性皮炎是指因皮肤或黏膜接触某些外界致病物质后所引起的皮肤急性炎症反应。发病前有明显的接触史及有一定的潜伏期，皮损限于接触部位，以红斑、丘疹、水疱、糜烂及渗液、自觉瘙痒为临床特征。病程有自限性，除去病因后可自行痊愈。中医学无相对应病名，中医文献中根据接触物质的不同及其引起的症状特点而有不同的名称，如因漆刺激而引起者，称为漆疮；因贴膏药引起者，称为膏药风；因接触马桶引起者，称为马桶癣等。接触性皮炎不同证型的辨证依据及施治见表 6-12。

表 6-12　接触性皮炎不同证型的辨证依据及施治

证型	辨证依据		施治	
	要点	主症	治法	方药
热毒湿蕴证	皮损鲜红，水疱破后则糜烂、渗液	起病急骤。皮损鲜红肿胀，其上有水疱或大疱，水疱破后则糜烂、渗液，自觉灼热、瘙痒，伴发热、口渴、大便干结、小便黄赤，舌质红，苔微黄，脉弦滑数	清热祛湿，凉血解毒	化斑解毒汤合龙胆泻肝汤加减（龙胆草 6g、栀子 10g、黄芩 10g、柴胡 10g、木通 6g、泽泻 10g、车前子 10g、生地黄 10g、当归 10g、玄参 10g、知母 10g、石膏 15g、黄连 6g、升麻 10g、连翘 10g、牛蒡子 10g）

证型	辨证依据		施治	
	要点	主症	治法	方药
血虚风燥证	皮损干燥、有鳞屑,瘙痒剧烈	病情反复发作。皮损肥厚干燥、有鳞屑,或呈苔藓样变,瘙痒剧烈,有抓痕及结痂,舌质淡红,苔薄,脉弦细数	清热祛风、养血润燥	消风散合当归饮子加减(荆芥穗、陈皮、人参、白僵蚕、防风、川芎、藿香叶、蝉蜕、厚朴、羌活各 10g,茯苓 20g,甘草 6g,当归、大黄、柴胡、黄芩各 10g,白芍 15g,滑石 20g)

1. 诊断要点

发病前有明确的接触史。除强酸、强碱等一些强烈的刺激物立即引起皮损而无潜伏期外,大多需经过一定的潜伏期才发病。第一次接触某种物质,潜伏期在 4～5 天以上,再次接触发病时间则缩短。一般起病较急。皮损主要表现为红斑、丘疹、丘疱疹、水疱,甚至大疱,破后糜烂、渗液;严重者则可有表皮松解,甚至坏死、溃疡。发生于口唇、眼睑、包皮、阴囊等皮肤组织疏松部位者,皮肤肿胀明显,呈局限性水肿而无明显边缘,皮肤光亮,皮纹消失。

皮损的形态、范围、严重程度取决于接触物质种类、性质、浓度、接触时间的久暂、接触部位和面积大小以及机体对刺激物的反应程度。皮损边界清楚,形状与接触物大抵一致,一般仅局限于刺激物接触部位,尤以面颈、四肢等暴露部位为多;但亦可因搔抓或其他原因,将接触物带至身体其他部位使皮损播散,甚至泛发全身。

自觉灼热、瘙痒,严重者感觉灼痒疼痛,少数患者伴畏寒、发热、恶心呕吐、头晕头痛。

病程有自限性,一般去除病因后,处理得当,约 1～2 周内痊愈。若反复接触刺激物或处理不当,病情迁延而转变为亚急性或慢性,表现为轻度红斑、丘疹、边界不清,或为皮肤轻度增厚及苔藓样变。

2. 其他治疗方法

首先要追查病因，去除刺激物，避免再接触。外治原则与湿疮相同，但用药宜简单、温和，忌用刺激性药物。

① 皮损以潮红、丘疹为主者，选用三黄洗剂外搽，或青黛散以冷开水调涂，或1%～2%樟脑、5%薄荷脑粉外涂，每天5～6次。

② 皮损以糜烂、渗液为主者，选用绿茶、马齿苋、黄柏、羊蹄草、石韦、蒲公英、桑叶等，煎水湿敷；或以10%黄柏溶液湿敷。

③ 皮损以糜烂、结痂为主者，选用青黛膏、清凉油乳剂或2%间苯二酚硫黄糊剂等外搽。

第七章

五官科疾病辨证施治

中医五官科学是运用中医基础理论和方法研究人体五官的生理、病理及其疾病防治规律的一门学科。中医五官科学同样以中医整体观念为指导思想，以脏腑经络学说为理论基础，采用现代诊疗技术，强调辨病与辨证相结合、局部辨证与整体辨证相结合、内治外治相结合。

一、急性鼻炎

急性鼻炎是由病毒或继发细菌感染所引起的鼻黏膜急性炎症，以冬、春、秋季多见。发病的病因主要是受凉、过度劳累、饮酒过度、慢性疾病使全身及局部抵抗力下降。常见的病毒有鼻病毒、冠状病毒、副感冒病毒和腺病毒等；常见的细菌有溶血性链球菌、肺炎双球菌和葡萄球菌等。急性鼻炎属中医学"伤风鼻塞"范畴。急性鼻炎不同证型的辨证依据及施治见表7-1。

表7-1 急性鼻炎不同证型的辨证依据及施治

证型	辨证依据		施治	
	要点	主症	治法	方药
风寒证	喷嚏频作，涕多清稀	鼻黏膜胀肿淡红，鼻塞较重，喷嚏频作，涕多清稀，语音闷重，头痛恶寒，发热，口淡不渴，舌质淡，苔薄白，脉浮紧	散寒通窍疏风	散寒通窍汤（麻黄10g、防风 10g、羌活10g、藁本 10g、白芷10g、细辛 3g、苍耳子10g、川芎 10g、葛根10g、升麻10g）

证型	辨证依据		施治	
	要点	主症	治法	方药
风热证	鼻痒气热,流涕黄稠	鼻内肌膜红肿,鼻塞时轻时重,鼻痒气热,喷嚏,流涕黄稠,发热恶风,头痛咽痛,咳嗽,咳痰不爽,口渴喜饮,舌质红,苔白或微黄,脉浮数	散热通窍疏风	加减银翘散(金银花15g、桑叶10g、菊花15g、蔓荆子6g、薄荷10g、牛蒡子10g、桔梗10g、黄芩10g、苍耳子10g、白芷10g、栀子10g、芦根15g)

1. 诊断要点

① 一般在病原菌感染后 1～3 天,出现鼻腔干燥、全身乏力、喷嚏多、畏寒、低热;3～5 天后出现鼻阻、水样分泌物增多,头痛,四肢酸软,后期有头痛、鼻阻加重、嗅觉减退,分泌物由稀薄变为脓性。炎症可延及咽部、喉部。若无并发症,一般 7～10 天可自愈。

② 鼻腔黏膜充血水肿,下鼻甲大,鲜红色;后期为暗红色,鼻道内有脓涕,咽部黏膜亦有充血。

③ 若感染严重,治疗不及时,可并发咽喉炎、急性鼻窦炎,小儿可引起气管炎、支气管炎、肺炎、化脓性或非化脓性中耳炎。

④ 急性鼻炎应与变态反应性鼻炎、急性鼻窦炎及流感、麻疹、百日咳等急性传染病的前驱症状相鉴别。

2. 其他治疗方法

针灸疗法:鼻塞针迎香、印堂;头痛针合谷、太阳、风池等穴。强刺激,留针 10～15 分钟。

二、慢性单纯性鼻炎

慢性单纯性鼻炎是一种常见的鼻黏膜慢性炎症。常见的原因有:

急性鼻炎反复发作及邻近器官的慢性炎症的影响；职业及环境因素的影响；吸烟饮酒过度，长期疲劳，精神紧张，多种维生素缺乏；全身慢性消耗性疾病；内分泌功能失调；药物性鼻炎等。慢性鼻炎属中医学"鼻窒"范畴。慢性单纯性鼻炎不同证型的辨证依据及施治见表7-2。

表7-2 慢性单纯性鼻炎不同证型的辨证依据及施治

证型	辨证依据		施治	
	要点	主症	治法	方药
肺脾气虚证	气短喘促，食欲不振	交替性鼻塞，或鼻塞时轻时重，流清涕，遇寒加重，头微胀，鼻腔肌膜肿胀色淡。可伴咳嗽痰稀、气短喘促，舌质淡苔，薄白；或食欲不振，体倦乏力，大便时溏，舌质淡，苔白，脉缓弱	虚者宜补	黄芪桂枝汤加减（党参20g、黄芪20g、茯苓15g、白术10g、五味子10g、诃子10g、桂枝10g、白芍5g、苍耳子10g、葶苈子15g、蝉蜕10g、薄荷5g、白芷10g）
肺热蕴积证	鼻涕色黄而稠、遇热加重	交替性鼻塞，时轻时重，鼻涕色黄而稠，遇热加重，鼻黏膜充血明显，色红较深，鼻孔干燥，呼气灼热，头痛或胀，口干欲饮，大便秘结，舌质红，苔黄少津，脉滑数	热者宜清	经验方（菊花15g、白蒺藜15g、蔓荆子15g、石膏25g、知母10g、黄芩10g、花粉10g、苍耳子10g、夏枯草20g、白芷10g、僵蚕10g、藁本10g、辛夷花10g）
气滞血瘀证	鼻甲肿实色暗，舌质红或有瘀点	鼻甲肿实色暗，呈桑椹样，鼻塞持久严重，嗅觉迟钝，流涕黄稠或黏白，可伴头胀痛、口干咽燥、耳鸣不聪等，舌质红或有瘀点，脉弦	瘀者宜散	桃红四物汤加减（当归、赤芍、川芎、桃仁、苍耳子、白芷、辛夷花、石菖蒲、丝瓜络各12g，穿山甲、红花、薄荷各9g）

1. 诊断要点

① 询问病史，包括局部及全身疾病史，工作环境及不良习惯和鼻腔用药史。

② 交替性、间歇性鼻阻，昼轻夜重，夏轻冬重，常伴有头痛、头昏、轻度嗅觉减退、鼻涕增多等症状。鼻涕初期为黏涕，继发感染时为黏脓涕。可经鼻咽部流向呼吸道引起慢性咽炎而出现咳嗽、咽部不适，重者诱发气管炎及肺炎。

③ 鼻腔检查显示鼻黏膜充血、肿胀、表面光滑湿润，下鼻甲肥大，下鼻道常见有黏脓性分泌物；鼻甲黏膜柔软而有弹性，探针触之可凹陷，用1%麻黄素涂搽收缩敏感。

④ 注意与血管舒缩性鼻炎、变态反应性鼻炎相鉴别。

2. 其他治疗方法

(1) 针灸疗法 针刺迎香、合关、上星，留针15分钟，隔天1次。艾灸水沟、迎香、风府、百会，肺气虚者配肺俞、太渊，脾虚者配脾俞、胃俞、足三里，隔天1次。

(2) 外治法 用川芎500g、鹅不食草500g、苍耳子100g、辛夷花100g、白芷150g、薄荷100g，水煎2次，药液混合再浓缩成1500ml，过滤消毒，滴鼻。每天3～4次，每次1～2滴。

三、萎缩性鼻炎

萎缩性鼻炎是一种鼻黏膜及鼻甲骨萎缩的慢性炎症，重者可使鼻的生理功能受到严重的影响。病因不明，可能与内分泌功能紊乱、遗传、营养不良、高温环境和化学气体的刺激、特异性感染和鼻腔手术破坏组织过多等因素有关。部分患者鼻腔有恶臭味，也称臭鼻症。萎缩性鼻炎属中医学"鼻槁"范畴。萎缩性鼻炎不同证型的辨证依据及施治见表7-3。

表 7-3　萎缩性鼻炎不同证型的辨证依据及施治

证型	辨证依据		施治	
	要点	主症	治法	方药
肺气阴虚证	鼻腔干燥,舌质红,苔少	鼻腔干燥,肌膜萎缩,涕液秽浊、带黄绿色或夹少许血丝、痂皮多,咽痒时咳,舌质红,苔少,脉细数	养阴润燥	清燥救肺汤加减[阿胶 10g(冲服)、麻仁15g、麦冬 15g、党参15g、桑叶 10g、杏仁10g、枇杷叶 10g、沙参15g、当归 10g、金银花10g、野菊花 10g、甘草6g]
脾气虚弱证	鼻涕色黄而稠,遇热加重	鼻涕如浆如酪,其色微黄浅绿,痂皮淡薄,鼻内肌膜淡红、萎缩较甚,出气腥臭,可伴食少腹胀、疲乏少气、大便时溏,舌质淡,苔白,脉缓弱	益气散邪	补中益气汤加减(党参 15g、白术 10g、黄芪20g、当归 15g、柴胡6g、升麻 6g、陈皮 6g、红花 6g、丹参 15g、白芍 15g、熟地黄 15g、水蛭 6g、桃仁 10g、甘草6g)

1. 诊断要点

① 详细询问病史,有无与化学气体及有毒物质接触史、鼻腔手术史、营养状况和内分泌失调等。

② 鼻干、鼻塞,常擤出脓痂,时有少量出血,伴头痛、头昏、嗅觉丧失、呼气恶臭。若累及耳咽管时,可出现耳鸣、听力下降。

③ 晚期鼻梁宽平,前鼻孔扁圆。鼻腔检查见鼻甲缩小,鼻腔增宽,鼻黏膜干燥或表面附有灰绿色脓痂;咽部黏膜萎缩。

④ 应与鼻硬结病、鼻白喉、鼻腔坏死性肉芽肿相鉴别。

2. 其他治疗方法

(1) 针灸疗法　针刺迎香、口禾髎、素髎、足三里、肺俞、脾俞，每次 2～3 穴，中弱刺激，留针 10～15 分钟，每天 1 次。艾灸百会、足三里、迎香、肺俞，每天 1 次。

(2) 外治法 取鱼脑石粉 9g、冰片 0.9g、辛夷花 6g、细辛 3g，共研细末吹鼻，每天 2～3 次。

四、鼻出血

鼻出血局部原因如外伤、新生物，全身原因如高血压、血液病等。据统计，鼻出血多发生于鼻中隔前下易出血区，或下鼻道后部近下鼻甲后端鼻咽静脉丛区。轻者在滴数滴血后即可自行停止，严重者可以呈凶猛的致死性出血。所以处理时，除积极止血外，还应找到出血的原因及部位。鼻出血属中医学"鼻衄"范畴。鼻出血不同证型的辨证依据及施治见表 7-4。

表 7-4　鼻出血不同证型的辨证依据及施治

证型	辨证依据		施治	
	要点	主症	治法	方药
肺热证	鼻血色鲜红，呼气烘热	鼻中出血、点滴而出，色鲜红、量不甚多，鼻干口燥，呼气烘热，或咳嗽痰黄，舌尖边红，苔薄白而干	泻肺止血	清燥救肺汤加减（阿胶 9g、杏仁 9g、茜草 10g、白茅根 30g、侧柏叶 10g、藕节炭 10g、桑叶 10g、枇杷叶 9g、生石膏 30g、麦冬 15g、北沙参 15g、黑芝麻 30g、知母 10g）
胃热证	鼻血量多，口干或口臭	鼻血量多，血色鲜红或深红，鼻燥口干或口臭，烦渴引饮，或胃脘不舒，嘈杂胀满，大便燥结，小便短赤，舌质红，苔黄厚干，脉洪大而数	清胃止血	清胃散加减（石膏 30g、生地黄 10g、侧柏炭 10g、黄连 6g、荷叶 10g、白茅根 30g、藕节炭 10g、仙鹤草 10g、牡丹皮 10g、沙参 10g、大黄 6g、甘草 3g）

证型	辨证依据		施治	
	要点	主症	治法	方药
肝火证	鼻血色深红,急躁易怒,面红目赤	鼻血量多,血色深红,头痛头晕,口苦咽干,胸胁胀满,急躁易怒,面红目赤,舌质红,苔黄,脉弦数	泻肝止血	龙胆泻肝汤加减(龙胆草6g、黄芩10g、柴胡10g、栀子10g、青黛3g、泽泻12g、木通10g、车前子10g、当归3g、生地黄10g、甘草6g)
阴虚证	五心烦热,舌质嫩红或绛而少津	鼻血色红、时作时止、量不多,头晕眼花,耳鸣,心悸,失眠,五心烦热,两颧潮红,舌质嫩红或绛而少津,苔少,脉细数	滋阴养血	知柏地黄汤加减(黄柏10g、知母10g、熟地黄20g、山茱萸12g、山药12g、泽泻10g、茯苓10g、牡丹皮10g、墨旱莲15g、藕节炭10g、阿胶10g、玄参15g、血余炭6g)
气虚证	鼻血渗出、色淡红,倦怠乏力	鼻血渗出、色淡红、量或多或少,面色不华,倦怠乏力,心慌气短,语声低怯,饮食减少,舌质淡,苔薄,脉缓弱	补气摄血	补中益气汤(党参15g、黄芪15g、山药15g、白术10g、当归10g、白芍10g、五味子10g、侧柏叶30g、地榆10g、藕节炭6g、仙鹤草10g、炙甘草10g)

1. 诊断要点

首先,不要将上消化道及下呼吸道出血误诊为鼻出血。确诊为鼻出血后,就应进一步找到出血的部位及原因,特别是全身因素,如特异性或非特异性感染、高血压、血液病、尿毒症,磷、砷、汞中毒,内分泌疾病、某种维生素缺乏、遗传病(如先天性毛细血管扩张)等。

2. 其他治疗方法

① 用五倍子、诃子、明矾、白及、麻黄各100g,细辛50g,加水

5000ml，蒸至100ml，过滤后装入喉头喷雾器备用。将出血灶处血液拭干，找到出血点，迅速将药液喷洒于出血灶，若仍渗血还可喷洒第二次至血止。也可将棉片蘸药贴于出血灶压迫止血。注意勿将出血灶表面黏附物拭去，以免重新出血。

②以冷水浸湿毛巾或冰袋敷于患者的前额或颈部。

③用手指揉按患者入前发际正中线1～2寸处，或紧捏一侧或两侧鼻翼，以达止血目的。

④令患者双足浸于温水中，或以大蒜捣泥敷于足底涌泉上。有引热下行的作用，以协助止血。

⑤用血竭、蒲黄各等份研末，吹入鼻腔出血处，或放棉纱上贴于出血处。

⑥用艾条灸囟会，或针刺迎香、合谷、内庭。

五、鼻窦炎

鼻窦急、慢性炎症临床多见，是由于它常为急性鼻炎的并发症（鼻腔和鼻窦黏膜连续炎症扩展）；一窦发炎易延及多窦感染（窦壁窦口毗邻）而呈多窦炎或全鼻窦炎；发病率以上颌窦最高，依次为筛窦、额窦和蝶窦；鼻窦炎对邻近器官和下呼吸道、消化道功能有一定影响，且可发生严重的颅内并发症。鼻窦炎属中医学"鼻渊"范畴。鼻窦炎不同证型的辨证依据及施治见表7-5。

表7-5 鼻窦炎不同证型的辨证依据及施治

证型	辨证依据		施治	
	要点	主症	治法	方药
风热壅遏证	涕多黄浊，伴咽喉不利	涕多黄浊，头痛头胀，鼻塞不利，嗅觉减退，眉间或颧部有叩压痛，伴咽喉不利、咳吐黄痰、口渴喜冷饮、大便或干、小便黄少，舌质红，苔薄黄，脉浮数	疏风清热	经验方（薄荷10g、金银花15g、苍耳子15g、辛夷花15g、白芷10g、板蓝根30g、大青叶15g、麻黄10g、藿香10g、荆芥10g、赤芍10g）

证型	辨证依据		施治	
	要点	主症	治法	方药
胆腑郁热证	鼻涕黄浊黏稠,口苦咽干,急躁易怒	鼻涕黄浊黏稠如脓样、量多味臭,嗅觉差,鼻窍肌膜红赤肿胀,头痛较剧,鼻塞,眉间及颧部压痛明显,伴发热、口苦咽干、头晕目眩、耳鸣耳聋、夜寐不安、急躁易怒,舌质红,苔黄,脉弦数	清泄胆热	龙胆泻肝汤加减(龙胆草 6g、栀子 10g、黄芩 10g、柴胡 10g、生地黄 20g、车前子 10g、泽泻 15g、木通 10g、苍耳子 10g、白芷 10g、当归 10g、甘草 5g)
脾胃湿热证	鼻涕黄浊量多,胃脘胀满嘈杂	鼻涕黄浊量多,鼻塞重而持续不通,嗅觉消失,鼻腔红肿胀痛,肿胀较甚,伴头晕重胀、头痛较剧、胃脘胀满嘈杂、食欲不振、嗳腐吞酸、小便黄,舌质红,苔黄腻,脉濡或滑数	清脾利湿	猪苓汤加减(黄芩 15g、滑石 30g、木通 10g、茯苓 15g、猪苓 10g、大腹皮 10g、白豆蔻 6g、大黄 6g、石膏 25g、辛夷花 10g、苍耳子 10g、重楼 10g、白芷 10g)
肺气虚寒证	鼻涕白黏,气短乏力	鼻涕白黏,鼻塞或重或轻,嗅觉减退,鼻内肌膜淡红肿胀,鼻甲肥大,遇风冷鼻塞流涕加重,伴头昏胀、形寒肢冷、气短乏力、咳嗽有痰,舌质淡,苔薄白,脉缓弱	补肺散寒	人参败毒散加减(细辛 3g、荆芥 10g、人参 10g、诃子 10g、桔梗 10g、鱼脑石粉 6g、辛夷花 10g、苍耳子 10g、白芷 10g、黄芪 15g、防风 10g、川芎 10g)
脾气虚弱证	鼻涕白黏或黄稠,食少腹胀	鼻涕白黏或黄稠、量较多、无臭味,鼻塞较重,嗅觉减退,鼻内肌膜淡红或红、肿胀较甚,伴肢倦乏力、食少腹胀、大便溏薄、面色萎黄,舌质淡,苔白薄,脉缓弱	健脾化浊	参苓白术散加减(人参 10g、黄芪 20g、白术 15g、山药 30g、莲子 10g、泽泻 10g、扁豆 10g、茯苓 15g、薏苡仁 15g、砂仁 6g、桔梗 10g、白芷 10g、辛夷花 10g)

1. 诊断要点

① 鼻窦炎均有特定部位的头痛，前组鼻窦炎多在头颅表面，而后组位于头颅深部，多为头部闷胀或沉重感。窦腔脓液排出在鼻腔不同部位——中鼻道开口鼻窦有上颌窦、额窦及前组筛窦，上鼻道为后组筛窦开口，蝶窦开口于蝶筛隐窝。鼻阻轻重与分泌物多少有关，鼻腔继发性病变轻重与体位活动关系密切，嗅觉减退程度与受累鼻窦有关。常有咽部症状。全身中毒症状急性较重伴发热，慢性以精神神经症状常见。

② 压痛均于近窦壁处。鼻腔内可见继发性病变，如鼻甲肥大或呈息肉性变，中隔黏膜增厚呈结节状，分泌物见于病窦开口附近的鼻道附近。在收缩窦口处鼻道黏膜或做位置引流时，分泌物更易于流出，有利于判定属何窦病变的体征。

③ 鼻窦 X 线片可显示病变窦腔均匀性浑浊或有气液平面，此为目前主要的诊断方法。鼻窦内窥镜检查窦口与窦腔病变，能作出精确的诊断和决定治疗方式。

2. 其他治疗方法

① 用鹅不食草 650g、辛夷花 150g，煎水 2 次，药液混合后浓缩成 1500ml，加盐酸麻黄素粉 3.75g，葡萄糖粉 15g，过滤、消毒后滴鼻，每天 4 次。

② 用黄连 3g、辛夷花 3g、冰片 0.6g，共研细末，吹入鼻腔，每天 3～4 次。

③ 针刺迎香、印堂、合谷、风池、尺泽、太阳、曲池等穴，每次选 2～3 穴，强刺激，每天 1 次。

六、急性咽炎

急性咽炎为咽部黏膜、黏膜下组织和淋巴组织的急性炎症，常为上呼吸道感染的一部分。病原体多为病毒或溶血性链球菌，在机体抵抗力降低、过度疲劳、烟酒过量或营养不良等状态下，经飞沫或接触传播而使人患病。急性咽炎属中医学"风热喉痹"范畴。急性咽炎不同证型的辨证依据及施治见表 7-6。

表 7-6　急性咽炎不同证型的辨证依据及施治

证型	辨证依据		施治	
	要点	主症	治法	方药
风热证	咽部干燥灼热,伴发热恶寒	初起咽部干燥灼热、微痛,吞咽不利,其后疼痛加重,咽部有阻塞感;查见咽部微红稍肿,悬雍垂色红、肿胀,喉底红肿,或有颗粒突起;伴发热恶寒、头痛、咳嗽痰黄,苔薄白或微黄,脉浮数	疏风清热	银翘散加减(金银花 15g、连翘 10g、荆芥 10g、薄荷 10g、桔梗 10g、牛蒡子 10g、射干 10g、玄参 15g、黄芩 10g)
肺胃热证	吞咽困难,咽喉梗塞感,伴高热	咽部疼痛逐渐加剧,痰多,吞咽困难,言语艰涩,咽喉梗塞感;查见咽部及核红肿,悬雍垂肿胀,喉底滤泡肿大,颌下有臖核,压痛;伴高热、口干喜饮、头剧痛、痰黄黏稠、大便秘结、小便黄,舌质红,苔黄,脉数有力	清泄肺胃	银翘散合白虎汤加减(连翘 10g、栀子 10g、黄芩 10g、薄荷 10g、牛蒡子 10g、防风 10g、玄参 15g、石膏 30g、知母 10g、金银花 15g、大黄 10g)
风寒证	咽喉红肿不明显,伴畏寒发热	咽喉疼痛不甚,红肿不明显,吞咽不顺,伴畏寒发热、无汗、头痛、周身酸楚,舌质淡,苔白,脉浮紧	散寒解表利咽	喉科六味汤加减(荆芥 10g、防风 10g、紫苏叶 10g、僵蚕 6g、桔梗 10g、牛蒡子 10g、升麻 6g、甘草 6g)

1. 诊断要点

① 咽部干燥、灼热、疼痛和吞咽不便,严重时有发热、头痛、全身不适和食欲差。

② 咽部黏膜和淋巴组织充血肿胀,常有黏液性分泌物和悬雍垂水肿,或散在的黄白色点状渗出物。双颌下淋巴结肿大伴压痛。

③ 鉴别急性传染病(麻疹、猩红热、流行性感冒)的前驱症状,需观察有无特定的体征出现。查血辨别是否是血液性疾病(白血病、

粒性细胞减少症、单核细胞增多症）的咽峡炎。

④ 咽部感染上行性或下行性蔓延，可引起急性中耳炎、鼻窦炎、喉炎、气管炎和肺炎等并发症。追踪随访溶血性链球菌感染后致关节炎、心肌炎或肾炎等并发症。

2. 其他治疗方法

① 用中成药锡类散、冰硼散、珠黄散等药吹喉，每隔1～2小时1次。

② 针刺合谷、曲泽、液门，浅刺轻捻；再取少商、商阳，用三棱针浅刺出血。

七、慢性咽炎

慢性咽炎为长期刺激或感染引起的咽部组织弥漫性病变。常因急性咽炎多次复发，鼻或鼻窦炎下行感染，烟、酒、粉尘和化学物长期刺激和全身疾病或过敏体质等而致病。慢性咽炎属中医学"虚火喉痹"范畴。慢性咽炎不同证型的辨证依据及施治见表7-7。

表7-7　慢性咽炎不同证型的辨证依据及施治

证型	辨证依据		施治	
	要点	主症	治法	方药
肺阴虚证	口鼻干燥，舌质红，苔少	咽部不适、微痛，口鼻干燥，咽部有异物感，伴干咳少痰、盗汗、气短乏力、形体消瘦，舌质红苔少，脉细数无力	养肺阴，降火	养阴清肺汤加减（麦冬30g、沙参30g、桔梗10g、百合20g、玄参20g、薄荷10g、生地黄12g、法半夏10g、茯苓15g、厚朴10g、甘草6g）
肾阴虚证	咽部干涩而痛，腰酸膝软	咽部干涩而痛，吞咽不利，朝轻暮重，伴腰酸膝软、耳鸣耳聋、失眠多梦、盗汗、手足心热，舌质红，苔少，脉细数无力	滋阴降火	知柏地黄汤加减（知母15g、黄柏10g、枸杞15g、熟地黄30g、麦冬30g、牛膝6g、茯苓15g、青果10g、桔梗10g、玄参15g、甘草6g）

证型	辨证依据		施治	
	要点	主症	治法	方药
肾阳虚证	咽部微红、微痛,手足不温,小便清长	咽部微红、微痛,咽干不适,吞咽有梗阻感,伴面色无华、倦怠乏力、动则气短、手足不温、食少便溏、小便清长,舌质淡,苔薄白,脉细弱	扶阳温肾引火归原	金匮肾气汤加减(肉桂 3g、炙附子 6g、牛膝 6g、熟地黄 20g、山茱萸 10g、枸杞子 10g、泽泻 10g、山药 30g、茯苓 15g、甘草 6g)
阴血虚证	咽微痛干痒,唇淡无华	咽部不适、微痛干痒,伴唇淡无华、头晕目眩、肢体麻木、形体消瘦,舌质淡,少苔,脉弱	补血润燥	四物汤加减[当归 15g、白芍 20g、川芎 10g、熟地黄 30g、首乌 15g、阿胶 10g(兑服)、麦冬 30g、沙参 20g、玄参 10g]
胃热盛证	咽部充血色红,渴喜冷饮	咽部充血色红、干涩疼痛较甚,伴口臭、龈肿、渴喜冷饮、胃脘不舒、大便秘结,舌质红,苔黄腻,脉滑数	清胃利咽	黄连解毒汤加减(黄连 6g、栀子 10g、生石膏 30g、花粉 20g、酒大黄 6g、枳实 10g、桔梗 10g、山豆根 10g、玄参 15g、麦冬 15g、甘草 6g)

1. 诊断要点

① 症状以咽部干燥、梗塞异物感为主,有痒、胀、灼热和疼痛的感觉,空咽或多说话时症状明显,为减轻症状或欲吐出"黏痰"常有用力"吭""咳"清嗓动作,亦有反复吞咽或频频饮水试图消除不适。

② 诊断需仔细询问病史和进行全面相关检查,以排除以咽部异物感为主要症状的重要疾病,如咽喉及食管上端癌肿早期、胃酸食管反流、茎突综合征、舌扁桃体肥大和舌咽神经痛等。

③ 对慢性咽炎病因调查中,真菌性咽炎不容忽视,应用抗生素和皮质类固醇药使此型咽炎有所增多。偶有淋病性咽炎,亦应引起警惕。

2. 其他治疗方法

用甘草粉 300g、硼砂 15g、食盐 15g、玄明粉 30g、酸梅 750g（去核），共研细末，以荸荠粉 250g 为糊制丸，每丸重 3g。含服，每天 4 次。

八、急性扁桃体炎

急性扁桃体炎是腭扁桃体的急性非特异性炎症，多为溶血性链球菌、肺炎双球菌、葡萄球菌或病毒感染。常因身体抵抗力降低时，隐藏于扁桃体隐窝内或咽部的细菌繁殖，或外界病原侵入而发病。本病好发于儿童及青壮年。急性扁桃体炎属中医学"风热乳蛾"范畴。急性扁桃体炎不同证型的辨证依据及施治见表 7-8。

表 7-8　急性扁桃体炎不同证型的辨证依据及施治

证型	辨证依据		施治	
	要点	主症	治法	方药
风热外侵证	咽干灼热，脉浮数	咽部疼痛，吞咽不利，吞咽时疼痛加剧，咽喉有干燥灼热感，喉核红肿、连及周围咽部，伴发热恶寒、头痛、鼻塞、肢体倦怠不适、咳嗽，舌边尖红，苔薄白微黄，脉浮数者	疏风清热	银翘散加减（荆芥 10g、薄荷 10g、金银花 15g、连翘 10g、桔梗 10g、牛蒡子 10g、玄参 15g、浙贝母 10g、赤芍 10g、僵蚕 10g、山豆根 10g、天花粉 10g、桑白皮 10g、甘草 6g）
邪热传里证	喉核表面或有黄白色脓点	咽部疼痛剧烈，痛连耳根及颌下，吞咽困难、有堵塞感，或有声嘶，喉核红肿、表面或有黄白色脓点、逐渐连成伪膜；甚则咽峡红肿，颌下有臀核，压痛明显；伴高热、口渴引饮、咳嗽痰黄稠、口臭、大便秘结、小便黄赤，舌质红，苔黄厚，脉洪大而数	解毒泻火，利咽消肿	普济消毒饮加减（金银花 15g、连翘 10g、黄芩 10g、黄连 6g、桔梗 10g、玄参 15g、蒲公英 15g、大黄 10g、玄明粉 10g、木通 6g、牛蒡子 10g、甘草 6g）

1. 诊断要点

① 畏寒，发热，头痛，全身乏力，咽痛、吞咽加重，说话及饮食困难，时有反射性耳痛。

② 急性病容，体温高，白细胞总数高、中性粒细胞增多。咽部及扁桃体急性充血，扁桃体肿大且在隐窝口有黄白色脓点，或脓点融合成片状，但易拭去。双颌下淋巴结肿大伴压痛。

③ 鉴别咽白喉、溃疡膜性咽峡炎（常一侧，膜易擦去留下点状溃疡面，有臭味，伪膜涂片可找到梭形杆菌和樊尚螺旋体）、白血病性咽峡炎和猩红热（经12～36小时出现皮疹，3～5天后有杨梅舌）。

④ 感染直接扩散并发扁桃体周围脓肿、中耳炎、鼻窦炎和喉气管支气管炎。

⑤ 有溶血性链球菌感染者后期可并发风湿热、关节炎、心脏病、肾炎和败血症。

⑥ 病原学诊断做咽拭子细菌培养或病毒分离。溶血性链球菌感染后做血清学测定。

2. 其他治疗方法

(1) 外治法　用锡类散、冰硼散、珠黄散等吹喉，每隔1～2小时1次；或用薄荷10g、金银花10g、野菊花15g、北沙参10g、土茯苓15g、生甘草6g，用水煎成300ml，含漱，每天4～6次；或用六神丸含服，每次10粒。

(2) 针刺疗法　选合谷、内庭、曲池为主穴，天突、少泽、鱼际为配穴。每次选3～4穴，强刺激，用泻法，每天1～2次。

九、声带息肉

声带息肉多见于成年人，常由于发声不当、发声过度或因精神压抑引起"声气平衡"失调，加重机械损伤程度。好发于一侧声带的前中1/3边缘，偶有多发性。声带息肉主要表现为声音嘶哑，故属中医学"声嘶"范畴。声带息肉不同证型的辨证依据及施治见表7-9。

表 7-9 声带息肉不同证型的辨证依据及施治

| 证型 | 辨证依据 | | 施治 | |
	要点	主症	治法	方药
水湿痰结证	息肉色泽苍白、呈水肿状	查见息肉色泽苍白、呈水肿状,苔薄白,脉弱或滑数	消痰散结	苓桂术甘汤加减(桂枝 6g、苍术 15g、茯苓 15g、当归 10g、川芎 10g、昆布 12g、海浮石 12g、薏苡仁 15g、桔梗 10g、甘草 6g)
气滞血瘀证	息肉色泽紫红	查见息肉色泽紫红,苔薄白,脉弱或沉迟	活血化瘀	经验方加减(红花 12g、丹参 15g、牡丹皮 12g、当归 10g、川芎 10g、昆布 15g、海浮石 12g、薏苡仁 15g、桔梗 10g、甘草 10g)

1. 诊断要点

① 声音嘶哑的程度随息肉大小和类型而异。息肉小者声嘶轻;息肉基底广者声嘶较重,音调低沉而单调,不能唱歌,甚至失声。

② 若息肉呈长蒂,可随呼吸气流在声门上下摆动,发声时声带遮盖于声门下不易发现,声嘶呈间歇性或不明显,由于息肉的刺激而致发作性咳嗽,若被夹于声带间则出现暂时性失音。

2. 其他治疗方法

针灸疗法:针刺人迎、水突、廉泉、天突、丰隆等穴。

十、分泌性中耳炎

本病是慢性非化脓性中耳炎的一种表现形式,即中耳腔内积存非化脓性液体。小儿多见的咽鼓管堵塞或功能紊乱为其发病的中心环节。中耳黏膜毛细血管通透性增高，黏膜内杯状细胞增多，病理性黏液腺形成，为积液来源；分泌液内含大量糖蛋白。各种原因引起的咽鼓管功能不良、中耳急性炎症治疗不彻底、上呼吸道变态反应、内分泌或免疫功能障碍均可导致本病。分泌性中耳炎属中医学"耳胀、耳闭"范畴。分泌性中耳炎不同证型的辨证依据及施治见表7-10。

表7-10　分泌性中耳炎不同证型的辨证依据及施治

证型	辨证依据		施治	
	要点	主症	治法	方药
风邪壅塞证	听力突然减退，伴发热恶寒	耳内作胀、不适或微痛，耳鸣如闻风声，听力突然减退，但听自己说话的声音却大于平时；患者常用手指轻按耳门，以减轻不适；常伴发热恶寒、头痛、鼻塞流涕、咽痛，脉浮数；或有口苦咽干，舌质红苔黄，脉弦数	疏风清热，散邪通窍	银翘散加减（金银花15g、连翘10g、荆芥10g、牛蒡子10g、菊花15g、葛根15g、石菖蒲6g、白芷10g、夏枯草15g、僵蚕10g）
邪毒阻滞证	耳内堵塞、日久不愈，舌质暗淡、有瘀斑	耳内胀闷、有堵塞感，日久不愈，甚则如物阻隔；听力减退，逐渐加重；耳鸣如蝉，或声音嘈杂，舌质暗淡、有瘀斑，脉弦涩	行气活血，通窍开闭	通窍活血汤加减[柴胡10g、石菖蒲10g、赤芍10g、香附10g、川芎10g、桃仁6g、红花6g、麝香0.01g（冲服）、生姜2片、大枣10枚、老葱1段]

1. 诊断要点

① 起病缓慢，患耳闷，低频耳鸣，听力障碍隐匿进行，小儿患者表现为对言语反应差或上课时注意力不集中。

② 鼓膜有不同程度内陷，呈特征性油黄或油红色，少数呈灰蓝

色。鼓气耳镜检查显示鼓膜动度减退或不动，有时可见气泡或发线。咽鼓管吹张欠通畅或不通畅。

2. 其他治疗方法

（1）外治法 用黄连120g，煎水2次，浓缩为1000ml，过滤，加入枯矾45g后再过滤，然后加入甘油1000ml、冰片0.6g。滴耳，每天2次。

（2）针灸疗法 针刺听宫、听会、耳门、翳风、合谷、内关等，中强度刺激，留针10～20分钟，每天1次。

十一、耳鸣

耳鸣为患者在耳部或头内感到的一种声音。可分为主观性和客观性两类。前者较常见，外耳、中耳、耳蜗、蜗后及中枢听觉路径病变，甚至全身性疾病或精神因素均可引起；后者较少见，他人及患者自己均能听到耳鸣声，为血管源性、肌源性、咽鼓管异常开放、颞颌关节病变等原因所致。本节主要叙述主观性耳鸣。耳鸣不同证型的辨证依据及施治见表7-11。

表7-11 耳鸣不同证型的辨证依据及施治

证型	辨证依据		施治	
	要点	主症	治法	方药
风热侵袭证	感冒起病，伴发热恶寒	开始多有感冒等，起病较急。自觉耳中作胀、有阻塞感，听力下降而自声增强；局部检查可见耳膜轻度潮红及内陷；多伴头痛、恶寒、发热、口干等，脉多浮大，舌苔薄白或薄黄	疏风清热散邪	银翘散加减（金银花15g、连翘15g、薄荷10g、荆芥10g、淡豆豉10g、牛蒡子10g、竹叶6g、芦根15g、菊花15g、桑白皮10g、桔梗12g、蔓荆子12g、升麻10g、石菖蒲10g、甘草5g）

続表

| 证型 | 辨证依据 | | 施治 | |
	要点	主症	治法	方药
肝火上扰证	耳鸣如雷，郁怒后耳鸣加重	耳鸣如闻潮声或如雷声，郁怒后耳鸣加重，兼有耳胀耳痛，或有头痛眩晕、目红面赤、口苦咽干，或夜寐不安、烦躁不宁，或有胁痛、大便秘结、小便黄，舌质红，苔黄，脉弦数有力	清肝泄热，开郁通窍	龙胆泻肝汤加减（龙胆草5g、栀子10g、黄芩15g、柴胡10g、木通10g、车前子10g、泽泻15g、石菖蒲10g、大黄6g）
痰火郁结证	耳鸣阻塞感，头重，胸闷脘满	耳鸣如蝉，时有阻塞感，听音不清，头昏沉重，胸闷脘满，咳嗽痰多，口苦或淡而无味，二便不畅，舌质红，苔黄腻，脉弦滑	清火化痰，和胃降浊	温胆汤加减（法半夏10g、茯苓15g、陈皮10g、黄芩15g、黄连6g、枳实10g、杏仁10g、瓜蒌仁10g、胆南星6g、甘草5g）
肾精亏损证	听力下降，腰膝酸软，多梦遗精	耳鸣如蝉，昼夜不息，夜间较甚，以致虚烦失眠，听力下降，伴头晕眼花、腰膝酸软、多梦遗精，舌质红，苔少，脉细弱或细数	补肾益精，滋阴潜阳	六味地黄汤加减（熟地黄30g、山药30g、山茱萸10g、牡丹皮6g、泽泻10g、茯苓15g、五味子15g、磁石30g、石菖蒲10g）
脾胃虚弱证	耳鸣，劳累后更甚，倦怠乏力	耳鸣、劳累后更甚或在蹲下站起时较甚，耳内有突然空虚或发凉的感觉，伴倦怠乏力、纳少、食后腹胀、大便时溏、面色萎黄、唇舌淡红，苔薄白，脉虚弱	健脾益气升阳	补中益气汤加减（党参20g、黄芪30g、白术10g、当归15g、陈皮5g、柴胡6g、升麻6g、葛根15g、蔓荆子10g、石菖蒲10g）

1. 诊断要点

中医学把耳鸣的病因病机分为虚实两类。实证有由风邪外袭，侵及耳窍所致；有由肝气郁结上逆阻塞清窍，或肝郁化火上扰清窍所致；有由痰郁化火上壅，阻塞气道而致。虚证有由肾精亏虚，髓海不足而致；有由脾胃虚弱，气血化生不足，不能上奉于耳而致。

2. 其他治疗方法

(1) 外治法 用鹅不食草 650g、辛夷花 150g，煎水 2 次后混合，浓缩成 1500ml，加盐酸麻黄素粉 3.75g、葡萄糖粉 15g，过滤消毒即成。滴鼻，每次数滴，每天 2～4 次。另用鲜石菖蒲捣汁滴耳，每次数滴，每天 4～6 次。

(2) 针灸疗法 取上星、迎香、合谷，针刺，留针 10～15 分钟，每天 1 次。

第八章

眼科疾病辨证施治

　　中医眼科学是研究眼的生理、病理和眼病的临床表现、诊断、辨证、治疗与预防的专门学科。它的任务是防治眼病，维护人体视觉器官的健康。

　　眼居头面局部。由于它的位置、结构和功能特殊，中医眼科学的诊断、治疗具有本学科的特点。同时，眼又是整体不可分割的一个部分，通过经络与全身保持着密切的联系。眼部疾病的发生发展和体内脏腑经络的功能正常与否相互影响、相互关联。因此，眼科的基本理论和辨证论治体系是建立在中医基本理论的基础之上的，而且与中医内科学、中医外科学等临床学科密切相关。所以，中医眼科学是中医临床学科中不可缺少的一个重要组成部分。千百年来，中医眼科学在每一个时期的成长和进步也是对中医学术与技术的丰富和发展。

一、针眼

　　本病是指胞睑近睑弦部生小疖肿，形似麦粒，易于溃脓的眼病，称为针眼。本病相当于西医学的睑腺炎。针眼不同证型的辨证依据及施治见表 8-1。

表 8-1　针眼不同证型的辨证依据及施治

证型	辨证依据		施治	
	要点	主症	治法	方药
风热外袭证	初起红肿痒痛，脉浮数	病初起，局部微有红肿痒痛，并伴有头痛、发热、全身不适等，舌苔薄白，脉浮数	疏风清热	银翘散加减（金银花 15g、连翘 10g、荆芥 6g、薄荷 10g、桔梗 10g、牛蒡子 10g、芦根 30g、淡竹叶 10g）

证型	辨证依据		施治	
	要点	主症	治法	方药
热毒上攻证	红肿灼痛，口渴溲赤	胞睑局部红肿、硬结较大、灼热疼痛，伴有口渴喜饮、便秘溲赤，苔黄脉数等	清热泻火解毒	泻黄散合清胃散加减（石膏 30g、炒山栀子 10g、黄连 6g、防风 6g、生地黄 10g、牡丹皮 12g、藿香 10g、当归 10g）
脾胃伏热证	反复发作	针眼反复发作，但诸症不重	清解脾胃伏热	清脾散加减（石膏 15g、栀子 10g、黄芩 10g、防风 6g、薄荷 10g、升麻 10g、赤芍 12g、枳壳 10g、藿香 10g、陈皮 10g、甘草 6g）

1. 诊断要点

① 睑弦部位出现局限性红肿硬结，形如麦粒，压痛明显。

② 胞睑红肿。

③ 3～5 天后红肿硬结表面出现黄白色脓头。

2. 其他治疗方法

① 未酿脓者，局部可用湿热敷以助消散；或用紫金锭磨汁频涂患部皮肤，消肿止痛。

② 已成脓者，当切开排脓。若脓头在眼睑皮肤面者，切口应与睑缘平行；若脓头位于睑内面者，切口应与睑缘垂直，不可伤及睑缘，但宜稍大，以利脓液排流。

二、沙眼

本病是由沙眼衣原体感染引起的一种慢性眼病。病眼睑结膜血管模糊，粗糙不平，形似沙粒，故名沙眼。中医学又名椒疮。西医学亦称沙眼。沙眼不同证型的辨证依据及施治见表 8-2。

表 8-2　沙眼不同证型的辨证依据及施治

证型	辨证依据		施治	
	要点	主症	治法	方药
风热客睑证	眼痒涩不适，脉浮数	眼痒涩不适，羞明流泪，睑内微红，有少量红赤颗粒，舌苔薄白，脉浮数	疏风清热	银翘散加减（金银花 15g、连翘 10g、荆芥 6g、薄荷 10g、桔梗 10g、牛蒡子 10g、芦根 30g、淡竹叶 10g）
脾胃湿热证	眵泪胶黏，睑内红赤	眼涩痒痛，眵泪胶黏，睑内红赤、颗粒较多，病情缠绵不愈，舌质红，苔黄，脉濡数	清热祛湿，除风消滞	清胃散加减（石膏 30g、炒山栀子 10g、黄连 6g、生地黄 10g、牡丹皮 12g、当归 10g）
血热壅滞证	胞睑厚硬，睑内颗粒累累	胞睑厚硬，睑内颗粒累累，疙瘩不平，红赤显著，眼睑重坠难开，眼内刺痛灼热，沙涩羞明，生眵流泪，黑睛赤膜下垂，舌质红，苔黄，脉数	凉血散瘀	归芍红花散加减（当归 10g、赤芍 12g、红花 10g、大黄 10g、连翘 15g、栀子 10g、黄芩 10g、甘草 6g、防风 6g、白芷 10g）

1. 诊断要点

① 睑内脉络纹理模糊。

② 睑内椒皮样颗粒丛生。

③ 或见睑内瘢痕形成，黑睛上方可见赤膜下垂。

2. 其他治疗方法

① 局部点黄连西瓜霜眼药水或化铁丹眼药水、犀黄散等眼药。

② 若颗粒累累者，可用黄连制灯心草或海螵蛸棒摩擦。

三、上胞下垂

本病是指上胞提举无力或不能自行提起，以致睑裂变窄，甚至掩盖部分或全部瞳神而影响视物的眼病。本病相当于西医学之上睑下垂。上胞下垂不同证型的辨证依据及施治见表8-3。

表8-3　上胞下垂不同证型的辨证依据及施治

证型	辨证依据		施治	
	要点	主症	治法	方药
命门火衰，脾阳不足证	自幼双眼下垂，腰膝酸痛怕冷	自幼双眼下垂、无力抬举，视物时仰首举额张口，或以手提睑，腰膝酸痛怕冷	温肾阳，益化源	右归饮加减（熟地黄15g、山药15g、山茱萸10g、枸杞子10g、肉桂6g、附子10g、杜仲10g、炙甘草6g、人参10g、白术15g）
脾虚失运，中气不足证	晨起病轻，午后加重，神疲乏力	上胞下垂，晨起病轻，午后加重。症重者，眼珠转动不灵，视一为二，并有周身乏力，甚至吞咽困难等	升阳益气	补中益气汤加减（黄芪30g、党参30g、白术10g、炙甘草5g、升麻10g、柴胡10g、当归10g、陈皮10g）

1. 诊断要点

① 睁眼向前平视时，上胞遮盖黑睛上缘超过 2mm，甚至遮盖瞳神。

② 单眼上胞下垂者，患眼睑裂宽度小于健眼。

③ 双眼上胞下垂者，具有额部皮肤皱褶、眉毛高耸的特殊面容和仰头视物的特殊姿态。

2. 其他治疗方法

(1) 针刺疗法　攒竹透睛明，鱼腰透丝竹空，太阳透瞳子髎，并配用足三里、三阴交等。每天或隔天1次，10次为1个疗程。

（2）神经干电刺激疗法 取眶上神经与神经刺激点（位于耳上与眼外角连线中点，即面神经的分布点），眶上神经接负极，面神经接正极。每次 20 分钟左右，隔天 1 次，10 次为 1 个疗程，间隔 5 天，再行第 2 个疗程。

四、冷泪症

冷泪症是指清稀泪液经常外溢、泪无热感及目无赤痛的眼病。在历代文献中，有目风、泪风、目泪出不止、迎风洒泪症等许多别名。冷泪症与西医学的泪点位置异常、泪道阻塞或排泄功能不全引起的溢泪相类似。冷泪症不同证型的辨证依据及施治见表 8-4。

表 8-4　冷泪症不同证型的辨证依据及施治

证型	辨证依据		施治	
	要点	主症	治法	方药
肝血不足，复感外邪证	迎风流泪，面色少华	患眼无赤痛，迎风流泪，兼头晕目眩、面色少华，脉细无力	养血祛风	四物汤加防风、白芷、羌活（当归 15g、川芎 10g、生地黄 10g、赤芍 10g、防风 10g、白芷 10g、羌活 10g）
气血不足，收摄失司证	泪水清冷稀薄，神疲体倦	患眼不红不痛，流泪频频，泪水清冷稀薄，兼面色少华、神疲体倦、健忘征忡，舌质淡，苔薄	益气养血，收摄止泪	八珍汤加减（当归 15g、川芎 10g、生地黄 10g、赤芍 10g、党参 15g、白术 10g、茯苓 10g、甘草 6g）
肝肾两虚，约束无权证	眼泪清冷而稀薄，腰膝酸软	眼泪常流，拭之又生，清冷而稀薄，兼头昏耳鸣、腰膝酸软，脉细弱	养肝益肾，固摄止泪	左归饮加减（熟地黄 30g、山茱萸 10g、枸杞子 15g、山药 15g、茯苓 10g、甘草 6g、巴戟天 10g、肉苁蓉 10g、桑螵蛸 15g）

1. 诊断要点

① 流泪。

② 眼无红赤、无眵。

③ 无黑睛翳膜。

④ 冲洗泪道时泪道畅通或狭窄，或有阻塞。

2. 其他治疗方法

(1) 外治法　点用八宝眼药或红眼药。用止泪散点眼。

(2) 手术疗法　如排泪窍道高度狭窄或阻塞者，可先行泪道探通术，注意不可造成假道。仍不通者，可根据具体情况，考虑手术治疗，如泪道扩张术、泪小管吻合术和泪囊鼻腔吻合术等。

五、暴风客热

本病为外感风热，猝然发病，且有明显红肿热痛的眼病，故名暴风客热。病名最早见于《银海精微》。本病类似于西医学的急性结膜炎。暴风客热不同证型的辨证依据及施治见表 8-5。

表 8-5　暴风客热不同证型的辨证依据及施治

证型	辨证依据		施治	
	要点	主症	治法	方药
风重于热证	痒痛兼作，恶风发热	胞睑肿胀，白睛红赤，痒痛兼作，粟粒丛生，羞明多泪，多伴有头痛鼻塞、恶风发热，舌苔薄白或微黄，脉浮数等	疏风解表，兼以清热	羌活胜风汤加减（柴胡 10g、荆芥 10g、防风 10g、前胡 10g、羌活 10g、独活 6g、薄荷 10g、川芎 10g、白芷 10g、白术 10g、甘草 6g、枳壳 10g、黄芩 10g、桔梗 10g）

证型	辨证依据		施治	
	要点	主症	治法	方药
热重于风证	赤痛较重，眵多胶结	白睛浮肿、赤痛较重，胞睑红肿，眵多胶结，重者可见灰白色伪膜附着，热泪如汤，怕热畏光，并见口渴溺黄、苔黄、脉数等，甚则可有大便秘结、烦躁不宁	清热泻火，兼以疏风	泻肺饮加减（石膏15g、黄芩10g、桑白皮10g、栀子10g、连翘15g、木通10g、甘草6g、羌活6g、防风10g、荆芥10g、白芷10g、赤芍10g、枳壳10g）
风热并重证	恶热畏光，泪多眵结	白睛赤肿，疼痛而痒，恶热畏光，泪多眵结，伴有头痛鼻塞、恶寒发热、便秘溲赤、口渴思饮、舌质红、苔黄、脉数有力等	祛风清热，表里双解	防风通圣散加减(荆芥10g、防风10g、薄荷10g、麻黄6g、大黄10g、芒硝10g、滑石30g、甘草6g、栀子10g、黄芩10g、连翘15g、石膏30g、桔梗10g、当归10g、白芍10g、川芎10g、白术10g)

1. 诊断要点

① 骤然发病，胞睑红肿，白睛红赤，甚则白睛赤肿隆起，多眵。治疗不及时，可致黑睛边缘生翳。

② 睑内面红赤，粟粒丛生。

③ 患眼沙涩、灼痛、刺痒、畏光、眵泪胶黏。可伴恶寒发热、鼻流涕等症。

2. 其他治疗方法

① 用黄连西瓜霜眼药水、熊胆眼药水或10%～50%千里光眼药水滴眼。

② 用胆汁二连膏涂眼。

六、胬肉攀睛

本病为目中胬肉由眦角横贯白睛，攀侵黑睛，故名胬肉攀睛。病名可见于《银海精微》。生于大眦者较为多见，也有生于小眦者，亦可大、小眦同时发生。男性多于女性。常见于成年人，特别是老年人及户外工作者。病变进行缓慢，往往要经过数月或数年始侵入黑睛，甚者可掩及瞳神，影响视力，亦有停止发展者。本病相当于西医学的翼状胬肉。胬肉攀睛不同证型的辨证依据及施治见表8-6。

表8-6　胬肉攀睛不同证型的辨证依据及施治

证型	辨证依据		施治	
	要点	主症	治法	方药
心肺风热证	胬肉初生，多眵多泪	胬肉初生，渐见胀起，赤脉集布，多眵多泪，痒涩羞明，舌苔薄黄	祛风清热	栀子胜奇散加减(蒺藜15g、蝉蜕10g、谷精草10g、决明子15g、菊花10g、密蒙花10g、蔓荆子6g、木贼10g、荆芥6g、川芎10g、羌活6g、防风6g、栀子10g、黄芩10g、甘草6g)
脾胃实热证	胬肉体厚而大、赤瘀如肉，便秘尿赤	胬肉头尖高起、体厚而大、赤瘀如肉、生长迅速、痒涩不舒，眵多黏结，口渴欲饮，便秘尿赤，舌质红，苔黄，脉洪数	泄热通腑	泻脾除热饮加减(大黄10g、芒硝15g、黄连6g、黄芩10g、车前子15g、茺蔚子10g、防风6g、桔梗10g)
阴虚火旺证	胬肉淡红，舌质红，少苔	胬肉淡红，时轻时重，涩痒间作，心中烦热，口干舌燥，舌质红，少苔，脉细数	滋阴降火	知柏地黄丸加减(地黄15g、山茱萸10g、泽泻15g、牡丹皮10g、知母10g、黄柏10g)

1. 诊断要点

① 近眦部的白睛表层，生有翼状肉膜向黑睛攀侵，多发于内眦。

② 若胬肉头尖体厚、赤脉粗大、红赤明显、尖端隆起，向黑睛攀侵，发展迅速者，称为进行期。

③ 若胬肉头齐体薄、赤脉细小、红赤不显或微红赤、尖端扁平，发展缓慢者，称为静止期。

④ 自觉症状不明显，进行期或伴有眼涩不适、眵泪交加。

2. 其他治疗方法

(1) 外治法　胬肉红赤、涩痒多眵者，点八宝眼药或红眼药。

(2) 手术疗法　胬肉发展较速，侵入黑睛，有掩及瞳神趋势者，须行手术。由于手术后容易复发，故手术必须认真对待。术前要仔细考虑，术时务求彻底，以减少复发的可能性。

七、绿风内障

绿风内障是以眼珠变硬、瞳神散大、瞳色淡绿、视力严重减退为主要特征，并伴有头痛眼胀、恶心呕吐的眼病。本病相当于西医学之闭角型青光眼急性发作期。绿风内障不同证型的辨证依据及施治见表8-7。

表8-7　绿风内障不同证型的辨证依据及施治

证型	辨证依据		施治	
	要点	主症	治法	方药
肝胆火炽，风火攻目证	头痛如劈，眼珠胀痛欲脱	发病急剧，头痛如劈，眼珠胀痛欲脱，连及目眶，视力急降，抱轮红赤或白睛混赤浮肿，黑睛呈雾状混浊，瞳神散大，瞳内呈淡绿色，眼珠变硬甚至胀硬如石，伴恶心呕吐，或恶寒发热，溲赤便结，舌质红，苔黄，脉弦数等	清热泻火，凉肝息风	绿风羚羊饮或羚羊钩藤汤加减（羚羊角3g、黄芩10g、玄参12g、知母10g、大黄10g、车前子15g、茯苓12g、防风6g、桔梗10g、细辛3g）

证型	辨证依据		施治	
	要点	主症	治法	方药
痰火动风,上阻清窍证	动辄眩晕,恶心呕吐	起病急骤,头眼剧痛诸症与肝胆火炽者相同。常伴身热面赤、动辄眩晕、恶心呕吐、溲赤便结、舌质红、苔黄腻、脉弦滑数等症	降火逐痰,平肝息风	将军定痛丸加减(大黄 10g、黄芩 10g、礞石 10g、陈皮 10g、半夏 10g、桔梗 10g、牛蒡子 10g、白僵蚕 10g、天麻 10g、白芷 10g、薄荷 10g)
肝郁气滞,气火上逆证	情志不舒,胸闷嗳气	眼部主症具备,尚有情志不舒、胸闷嗳气、食少纳呆、呕吐泛恶、口苦、舌质红、苔黄、脉弦数等	清热疏肝,降逆和胃	丹栀逍遥散合左金丸加减(柴胡 10g、牡丹皮 10g、栀子 10g、当归 10g、白芍 10g、白术 10g、茯苓 10g、甘草 6g、生姜 3 片、薄荷 10g、黄连 8g、吴茱萸 3g)
阴虚阳亢,风阳上扰证	头目胀痛,舌质红,少苔	头目胀痛,瞳神散大,视物昏朦,观灯火有虹晕,眼珠变硬,心烦失眠,眩晕耳鸣,口燥咽干,舌质红少苔或舌质绛少津,脉弦细而数或细数	滋阴降火,平肝息风	知柏地黄丸加减(地黄 15g、山茱萸 10g、泽泻 15g、牡丹皮 10g、知母 10g、黄柏 10g)
肝胃虚寒,饮邪上犯证	头痛上及巅顶,干呕吐涎,四肢不温	头痛上及巅顶,眼珠胀痛,瞳散视昏,干呕吐涎,食少神疲,四肢不温,舌质淡,苔白,脉弦	温肝暖胃,降逆止痛	吴茱萸汤加减(吴茱萸 9g、生姜 6 片、法半夏 10g、陈皮 10g、川芎 10g、白芷 10g、人参 10g、茯苓 10g、炙甘草 6g)

1. 诊断要点

① 发病急骤,眼珠胀痛欲脱,头痛如劈,常伴同侧头痛、虹视,全身有恶心呕吐或发热恶寒等症状。

② 视力骤降，严重者仅能数指或仅有光感。

③ 白睛抱轮红赤或混赤，黑睛呈雾状混浊。

④ 瞳神散大呈竖椭圆形，展缩失灵，瞳色呈青绿色。

⑤ 眼珠胀硬，甚至胀硬如石。检测眼压，可升高至 6.7～10.7kPa（50～80mmHg）。

⑥ 前房变浅，房角闭塞。

2. 其他治疗方法

① 局部宜及早频用缩瞳剂，可用 1%～2% 毛果芸香碱滴眼液。症重时每 3～5 分钟滴眼 1 次；症状缓解后，视病情改为 1～2 小时 1 次，或每天 2～3 次。

② 必要时手术治疗。

八、近视

近视是指视近物清晰，视远物模糊的眼病。古称"能近怯远症"，至《目经大成》始称近视。其中，由先天生成，近视程度较高者，又有近觑之称，俗名"觑觑眼"。古代医籍对本病多有论述。本病相当于西医学之近视眼。近视不同证型的辨证依据及施治见表 8-8。

表 8-8　近视不同证型的辨证依据及施治

证型	辨证依据		施治	
	要点	主症	治法	方药
心阳不足证	视远模糊，面色㿠白，心悸神疲	视近清楚，视远模糊，全身无明显不适，或面色㿠白、心悸神疲，舌质淡，脉弱	补心益气，安神定志	定志丸加减（远志 10g、石菖蒲 10g、人参 10g、白茯苓 10g、朱砂 3g）
肝肾两虚证	眼前黑花，腰膝酸软	视近怯远，眼前黑花渐生，可有头晕耳鸣、夜眠多梦、腰膝酸软，脉细	滋补肝肾，益精养血	杞菊地黄丸加减（地黄 15g、山茱萸 10g、泽泻 15g、牡丹皮 10g、枸杞子 10g、菊花 10g）

1. 诊断要点

① 视远模糊，视近一般清晰；或有视疲劳症状。
② 高度近视者眼前常有黑影飘动，眼球突出。
③ 呈近视眼眼底改变：视盘颞侧弧形斑、豹纹状眼底等。
④ 验光检查为近视。

2. 其他治疗方法

(1) 体针疗法 常用下列四组穴位：承泣、翳明；四白、肩中俞；头维、球后；睛明、光明。每天针刺1组，轮换取穴，10次为1个疗程。

(2) 耳穴疗法 将王不留行籽用胶布固定于耳部心、肝、肾、眼、内分泌等穴处，每天按压2～5次，1周为1个疗程。

(3) 梅花针疗法 用梅花针叩打后颈部及眼区（眼眶周围），于颈椎两侧各打3行，于眼眶上缘及下缘密叩3～4圈，同时在睛明、攒竹、鱼腰、四白、太阳、风池等穴各叩几下。也可叩打背部俞穴。

主穴取正光（攒竹与鱼腰连线中点，眶上缘下方）；配穴取风池、大椎、内关。于穴位0.8～1.2cm直径范围内叩打20～50下。一般只用主穴，如效果不佳再酌情加用配穴。隔天1次，15次为1个疗程，以中等度刺激为宜。

(4) 配镜矫正视力 上述疗法无效的患者，应散瞳检查验光，配戴合适的眼镜。

第九章

男科疾病辨证施治

　　中医男科学是研究男科的生理、病理和男科病的临床表现、诊断、辨证、治疗与预防的专门学科。男科病由于它的位置、结构和功能特殊，中医男科学的诊断、治疗具有本学科的特点。男科疾病的发生发展和体内脏腑经络的功能正常与否相互影响、相互关联。因此，男科病的基本理论和辨证论治体系是建立在中医基本理论的基础之上的，而且与中医内科学、中医外科学等临床学科密切相关。

一、阳痿

　　阳痿是指成年男子性交时，由于阴茎痿软不举，或举而不坚，或坚而不久，无法进行正常性生活的病证。但对发热、过度劳累、情绪反常等因素造成的一时性阴茎勃起障碍，不能视为病态。阳痿不同证型的辨证依据及施治见表 9-1。

表 9-1　阳痿不同证型的辨证依据及施治

证型	辨证依据		施治	
	要点	主症	治法	方药
命门火衰证	畏寒肢冷，腰膝酸软，耳鸣	阳事不举，或举而不坚，精薄清冷，神疲倦怠，畏寒肢冷，面色㿠白，头晕耳鸣，腰膝酸软，夜尿清长，舌质淡胖，苔薄白，脉沉细	温肾壮阳	赞育丸加减（巴戟天 10g、肉桂 6g、淫羊藿 10g、韭菜子 10g、熟地黄 15g、山茱萸 10g、枸杞子 15g、当归 10g）

证型	辨证依据		施治	
	要点	主症	治法	方药
心脾亏虚证	失眠多梦,神疲乏力	阳痿不举,心悸,失眠多梦,神疲乏力,面色萎黄,食少纳呆,腹胀便溏,舌质淡,苔薄白,脉细弱	补益心脾	归脾汤加减(党参15g、黄芪15g、白术10g、茯苓12g、当归10g、熟地黄15g、酸枣仁15g、远志10g、淫羊藿10g、补骨脂10g、九香虫9g、阳起石30g、木香10g、香附10g)
肝郁不舒证	心情抑郁,脘闷不适	阳事不起,或起而不坚,心情抑郁,胸胁胀痛,脘闷不适,食少便溏,苔薄白,脉弦	疏肝解郁	逍遥散加减(柴胡10g、香附10g、郁金10g、川楝子10g、当归10g、白芍10g、生地黄15g、枸杞子10g、白术10g、茯苓15g、甘草5g)
惊恐伤肾证	心悸易惊,胆怯多疑	阳痿不振,心悸易惊,胆怯多疑,夜多噩梦,常有被惊吓史,苔薄白,脉弦细	益肾宁神	启阳娱心丹加减(人参10g、菟丝子10g、当归10g、白芍10g、远志10g、茯神15g、龙齿30g、石菖蒲10g、柴胡10g、香附10g、郁金10g)
湿热下注证	阴囊潮湿,小便赤涩,口苦	阴茎痿软,阴囊潮湿、瘙痒腥臭,睾丸坠胀作痛,小便赤涩灼痛,胁胀腹闷,肢体困倦,泛恶口苦,舌质红,苔黄腻,脉滑数	清利湿热	龙胆泻肝汤加减(龙胆草6g、牡丹皮10g、山栀子10g、黄芩10g、木通6g、车前子15g、泽泻10g、土茯苓15g、柴胡10g、香附10g、当归10g、生地黄15g、牛膝15g)

二、遗精

遗精是指不因性生活而精液遗泄的病证。其中因梦而遗精的称"梦遗";无梦而遗精,甚至清醒时精液流出的谓"滑精"。必须指出,凡成年未婚男子,或婚后夫妻分居,长期无性生活者,一月遗精1~2次属正常生理现象。如遗精次数过多,每周2次以上,或清醒时流精,并有头昏、精神萎靡、腰腿酸软、失眠等症,则属病态。遗精不同证型的辨证依据及施治见表9-2。

表 9-2　遗精不同证型的辨证依据及施治

证型	辨证依据		施治	
	要点	主症	治法	方药
君相火旺证	阳事易举,心中烦热	少寐多梦,梦则遗精,阳事易举,心中烦热,头晕目眩,口苦胁痛,小溲短赤,舌质红,苔薄黄,脉弦数	清心泄肝	黄连清心饮合三才封髓丹加减(黄连6g、山栀子10g、灯心草6g、知母10g、黄柏15g、牡丹皮10g、生地黄10g、熟地黄15g、天冬10g、远志10g、酸枣仁15g、茯神15g)
湿热下注证	小溲黄赤、热涩不畅	遗精时作,小溲黄赤、热涩不畅,口苦而腻,舌质红,苔黄腻,脉濡数	清热利湿	程氏萆薢分清饮加减(萆薢20g、黄柏10g、茯苓10g、车前子15g、莲子心10g、石菖蒲10g、丹参10g、白术10g、薏苡仁20g)
劳伤心脾证	劳则遗精,失眠健忘	劳则遗精,失眠健忘,心悸不宁,面色萎黄,神疲乏力,纳差便溏,舌质淡,苔薄,脉弱	调补心脾,益气摄精	妙香散加减(人参10g、黄芪15g、山药15g、茯神15g、远志10g、木香10g、桔梗10g、升麻10g)

证型	辨证依据		施治	
	要点	主症	治法	方药
肾气不固证	无梦而遗,甚则滑泄不禁,阳痿	多为无梦而遗,甚则滑泄不禁,精液清稀而冷,形寒肢冷,面色㿠白,头昏目眩,腰膝酸软,阳痿早泄,夜尿清长,舌质淡胖,苔白滑,脉沉细	补肾固精	金锁固精丸加减(沙苑子15g、杜仲10g、菟丝子15g、山药15g、莲须10g、龙骨30g、牡蛎30g、金樱子15g、芡实10g、莲子10g、山茱萸10g)

三、少精、弱精症

少精、弱精症是男科不育症的重要原因之一。根据世界卫生组织(WHO)标准,精子密度小于$20 \times 10^6/ml$,为少精症;以 a 级精子≥25%或 a 级精子+b 级精子≥50%为正常,低于正常值为弱精症。本病属于中医典籍中"精少""精薄""泛嗣"范畴。少精、弱精症不同证型的辨证依据及施治见表 9-3。

表 9-3　少精、弱精症不同证型的辨证依据及施治

证型	辨证依据		施治	
	要点	主症	治法	方药
肾阳不足证	腰膝酸软,畏寒肢冷	精子稀少及精液量少,有的伴有腰膝酸软、畏寒肢冷、头发早白、齿枯、神疲乏力,舌质淡红,脉沉细无力	补肾强精	右归丸加减[附子10g(先煎)、肉桂6g、鹿角片6g、巴戟天10g、肉苁蓉15g、制首乌15g、菟丝子20g、熟地黄15g、枸杞子15g、墨旱莲20g、覆盆子10g、五味子6g]

证型	辨证依据		施治	
	要点	主症	治法	方药
脾胃虚弱证	神疲乏力,纳呆便溏	死精子过多,可见神疲乏力,面色苍白或萎黄,易感冒,动则汗出,或见纳呆腹胀、便溏或射精无力,舌体胖大或齿痕,舌质淡红,脉细弱	健脾和胃,补气养血	八珍汤加减(黄芪20g、党参20g、白术10g、山药15g、黄精10g、大枣10g、五味子10g、覆盆子10g、茯苓10g、制首乌10g、熟地黄10g、当归10g)
血瘀气滞证	少腹胀满或疼痛,或射精不畅	因精道阻塞导致的少精症,可见少腹胀满或疼痛,或射精不畅,口唇色暗,皮肤紫斑,舌质暗或有瘀点,脉沉涩或迟紧	理气活血,祛瘀血通精	桃红四物汤加减(当归10g、川芎10g、丹参15g、红花10g、桃仁10g、穿山甲10g、川牛膝10g、制首乌10g、菟丝子10g、枸杞子10g、赤芍10g、五味子6g、女贞子10g)
湿热虫毒证	可见黏性腥臭分泌物从尿道口流出	镜下可见大量白细胞或脓细胞,可有黏性腥臭分泌物从尿道口流出,或伴有睾丸炎、附睾炎、前列腺炎等引起的少精、弱精症,舌质红,苔黄,脉数	清利湿热,泄虫毒	金锁固精丸加减(土茯苓30g、虎杖15g、蒲公英10g、紫花地丁10g、黄柏10g、黄连6g、大黄10g、紫草10g、金银花15g、连翘15g、枸杞子10g、菟丝子10g、制首乌10g、熟地黄10g)

四、精索静脉曲张

精索静脉曲张是一种血管病变,指精索内蔓状静脉丛的异常扩张、伸长和迂曲,可导致疼痛不适及进行性睾丸功能减退,是男性不育的常见原因之一。精索静脉曲张不同证型的辨证依据及施治见表9-4。

表 9-4　精索静脉曲张不同证型的辨证依据及施治

| 证型 | 辨证依据 | | 施治 | |
	要点	主症	治法	方药
肾虚精亏证	腰膝酸软，畏寒肢冷	面色㿠白，神疲乏力，肢冷畏寒，自汗，腰膝酸软，溲清便溏，耳鸣眼花，阴冷，阴囊肿大，睾丸坠痛、得温则减，平卧休息后睾丸上部曲张之静脉可缓解，舌质淡红，脉沉细。部分患者还并发早泄、遗精等症	温阳补肾益精	赞育丹加减（熟地黄30g，白术10g，当归、枸杞子各10g，仙茅10g，杜仲10g，山茱萸10g，淫羊藿10g，巴戟肉10g，肉苁蓉10g，韭菜子10g，蛇床子10g，附子10g，肉桂6g）
痰瘀互结证	一侧睾丸下坠胀痛，甚则痛引少腹	头晕，身重，偏头痛，皮肤色素沉着，失眠，多梦，嗳逆，气促，腹胀，腹泻，脱发，低热，腰脊作痛，一侧睾丸下坠胀痛，甚则痛引少腹，胸胁胀痛，久立或行走后睾丸上部精索静脉怒张、按之疼痛，舌质暗紫，舌下静脉曲张，脉沉涩或细滑	理气通络，化瘀祛痰	血府逐瘀汤加减（桔梗10g、桂枝10g、柴胡10g、当归尾10g、赤芍10g、白芍10g、红花10g、桃仁6g、牛膝10g、荔枝核20g、三七6g）
湿热下注证	少腹胀满或疼痛，或射精不畅	头晕身重，肢软乏力，胸闷纳呆，口干少饮，阴囊湿疹或瘙痒流水，阴茎痛痒，睾丸肿痛，有下坠感，腰背酸软，小便黄赤，大便秘结，舌质红，苔腻，脉滑数	清热利湿，分清别浊	萆薢分清饮合三妙丸加减（川草萆10g、黄柏10g、石菖蒲10g、茯苓10g、白术10g、莲子心10g、丹参10g、车前子15g、薏苡仁30g、苍术10g、川牛膝10g）
肝寒气虚证	头痛或巅顶冷痛，睾丸下坠胀痛	头痛或巅顶冷痛，肢冷恶风，眩晕眼花，面色苍白或青黑，神疲乏力，气短懒言，胸闷胁痛，腹胀纳呆，嗳气太息，腰酸，睾丸下坠胀痛，甚则放射至少腹，阴囊肿大、得温则减，舌质淡白，脉沉弦细	益气、温阳、通络	暖肝煎加减（党参20g、炙黄芪20g、炙甘草10g、淡附子10g、北细辛10g、小茴香10g、柴胡10g、橘核10g）

五、睾丸炎

睾丸炎通常由细菌和病毒引起。因为睾丸有丰富的血液和淋巴液供应，对细菌感染的抵抗力较强，所以睾丸本身很少发生细菌性感染。因为细菌性睾丸炎大多数是由于邻近的附睾发炎引起的，所以又称为附睾睾丸炎。睾丸炎是中、青年常见病。中医称为"子痛"。睾丸炎不同证型的辨证依据及施治见表9-5。

表9-5　睾丸炎不同证型的辨证依据及施治

证型	辨证依据		施治	
	要点	主症	治法	方药
湿热下注证	睾丸肿大疼痛，舌苔黄腻	病较急，常一侧睾丸肿大疼痛，触痛明显，疼痛可向腹股沟和下腹部放射，或伴有发热恶寒、心烦口苦、大便干结，舌质红，舌苔黄腻，脉弦滑	清热解毒，利湿消肿	龙胆泻肝汤加减（龙胆草10g、黄芩10g、栀子10g、木通10g、柴胡10g、泽泻15g、连翘10g、蒲公英10g、竹叶10g、穿心莲10g、川楝子10g、生大黄10g、车前子15g、败酱草10g、生甘草10g）
瘀血内阻证	睾丸肿痛、质硬	常有外伤或急性睾丸炎史。睾丸肿痛、触痛明显、质硬，阴囊肿胀，常牵引至少腹、腰部，活动后可加重，舌质暗红，舌苔薄，脉弦	活血化瘀，软坚散结	血府逐瘀汤加减（桔梗10g、桂枝10g、柴胡10g、当归尾10g、赤芍10g、白芍10g、红花10g、桃仁6g、牛膝10g、川楝子10g、乌药10g、橘核10g、夏枯草10g、地龙10g、甘草10g）

证型	辨证依据		施治	
	要点	主症	治法	方药
寒湿凝滞证	少腹胀满或疼痛，或射精不畅	阴囊发凉，睾丸坠胀隐痛、得热则减、遇寒加剧，会阴及腰部酸痛，面色不华，下肢乏力，舌质暗，脉弦紧	温经散寒，软坚散结	暖肝煎加减（附片10g、肉桂6g、当归10g、川芎10g、小茴香10g、乌药10g、沉香3g、茯苓10g、吴茱萸6g、干姜3g、夏枯草10g、黄芪20g）

六、阴囊湿疹

阴囊湿疹是湿疹中常见的一种，局限于阴囊皮肤，有时延及肛门周围，少数可延至阴茎。此病瘙痒剧烈，皮疹呈多形性改变，容易复发。阴囊湿疹不同证型的辨证依据及施治见表9-6。

表9-6 阴囊湿疹不同证型的辨证依据及施治

证型	辨证依据		施治	
	要点	主症	治法	方药
湿热证	丘疹、水疱疹，渗出多，舌苔黄腻	阴囊瘙痒、浸润潮红，出现丘疹、水疱疹，渗出多，破后湿烂、脂水频流、患处肿胀，伴大便不爽、小便黄赤，舌质红，苔黄腻，脉滑数	清热利湿解毒	龙胆泻肝汤加减（龙胆草15g、栀子12g、木通9g、柴胡10g、黄柏12g、甘草10g）
阴伤血燥证	阴囊肥厚、干燥，舌质红，少苔	病情反复发作、日久不愈，阴囊肥厚、干燥、不时作痒、皲裂疼痛，夜间尤甚，伴头昏乏力、腰膝酸软，舌质红，少苔，脉细数	滋阴养血，除湿止痒	滋阴除湿汤加减（生地黄15g、当归9g、荆芥9g、防风9g、赤芍12g、川芎6g、白鲜皮15g、蝉蜕6g、薄荷3g、柴胡6g、大枣7枚）

| 证型 | 辨证依据 | | 施治 | |
	要点	主症	治法	方药
阳虚证	阴囊湿冷,畏寒肢冷	阴囊湿冷、汗出瘙痒;兼见肾阳虚证,如畏寒肢冷、腰膝酸软、胸闷纳呆;舌质淡,苔薄白腻,脉沉细	温肾助阳,健脾利湿	温肾健脾方加减(菟丝子 15g、吴茱萸 9g、蛇床子 10g、补骨脂 12g、仙茅 9g、益智仁 10g、苍术 12g、茯苓 20g、小茴香 9g)

七、慢性前列腺炎

慢性前列腺炎指各种病因引起的前列腺组织的慢性炎症,是泌尿外科最常见的疾病。包括慢性细菌性前列腺炎和非细菌性前列腺炎。病因病机较为复杂,临床以小便量少、点滴而出,甚则闭塞不通为主症,属中医学"癃闭""淋证"等范畴。慢性前列腺炎不同证型的辨证依据及施治见表 9-7。

表 9-7 慢性前列腺炎不同证型的辨证依据及施治

| 证型 | 辨证依据 | | 施治 | |
	要点	主症	治法	方药
湿热壅盛证	尿道灼热、舌质红,苔黄或黄腻	尿频、尿急、尿痛,尿道灼热,白浊,阴囊潮湿,尿后滴沥,舌质红,苔黄或黄腻,脉滑。多见于慢性前列腺炎的初期或急性发作期,以尿道刺激征为主	清热利湿,行气活血	萆薢分清饮加减(黄柏 10g、栀子 10g、石韦 20g、白花蛇舌草 20g、土茯苓 20g、败酱草 10g、王不留行 10g、牡丹皮 10g、赤芍 10g、益母草 10g、延胡索 10g、苦参 10g、萆薢 15g、通草 6g)

证型	辨证依据		施治	
	要点	主症	治法	方药
气滞血瘀证	少腹、会阴、睾丸、腰骶、腹股沟坠胀隐痛	病程日久,少腹、会阴、睾丸、腰骶、腹股沟坠胀隐痛,时轻时重,在久坐、受凉、性生活过少或过频时加重,热浴保暖后减轻,舌质暗或有瘀点、瘀斑,脉多沉涩	活血化瘀,行气止痛	金铃子散加减(青皮10g、川楝子10g、延胡索15g、橘核10g、乳香10g、没药10g、败酱草10g、虎杖10g、泽兰10g、丹参20g、赤芍10g、桃仁10g、王不留行10g、红花10g、酒大黄10g、水蛭6g、川木通10g)
肾阴不足证	小便涩滞不畅,五心烦热,舌质红,少苔	病程较久,尿后余沥,小便涩滞不畅,时有精浊,伴腰膝酸软、头晕眼花、失眠多梦、遗精早泄、五心烦热、口燥舌干,舌质红,少苔,脉沉细或细数	滋补肾阴,清泻相火	知柏地黄丸加减(知母10g、黄柏10g、山茱萸10g、生地黄15g、山药15g、泽泻10g、牡丹皮10g、茯苓10g、丹参15g、赤芍10g、败酱草10g、怀牛膝10g、海金沙10g、川木通6g)
脾肾阳虚证	倦怠乏力,手足不温,阳事不举	病久体弱,腰膝酸痛,倦怠乏力,精神萎靡,少腹拘急,手足不温,小便频数而清、滴沥不尽,阳事不举,劳则精浊溢出,舌质淡,苔白,脉沉无力	温肾助阳,行气活血	补中益气汤加减(黄芪30g、党参30g、白术10g、山药10g、茯苓10g、薏苡仁10g、升麻10g、柴胡10g、当归10g、王不留行10g、丹参10g、益母草10g、赤芍10g、延胡索10g、桂枝10g、制附子10g)

八、前列腺增生

前列腺增生是由于前列腺增生压迫尿道形成尿道梗阻，以致引起排尿困难、尿线变细、时间延长，尿频、尿急、尿潴留、尿失禁等一系列的下尿路梗阻症状。本病是老年男性常见病、多发病，严重降低患者生活质量。前列腺增生不同证型的辨证依据及施治见表9-8。

表9-8　前列腺增生不同证型的辨证依据及施治

证型	辨证依据		施治	
	要点	主症	治法	方药
下焦湿热证	小便短赤灼热，苔黄腻	小便点滴不通或量少而短赤灼热，小腹胀满，舌质红，苔根黄腻，脉濡数	清利湿热，消肿除瘀	八正散加减（车前子15g、瞿麦 10g、萹蓄10g、滑石20g、山栀子10g、甘草 10g、木通6g、大黄10g）
脾肾两虚证	尿末滴沥不尽，伴疲乏气短	小腹时有坠胀，小便频数而量少不畅、欲出不出，或兼以尿末滴沥不尽，伴疲乏气短、食少纳呆，舌质淡、边有齿印，脉细弱	益气升阳，化气行水	补中益气汤合春泽汤加减（黄芪15g、党参15g、白术10g、炙甘草5g、升麻10g、柴胡10g、当归10g、陈皮10g、泽泻10g、猪苓10g、茯苓 10g、桂心6g、麦冬10g）
肝气郁滞证	胁腹胀满，情志抑郁	小便不通或通而不爽，胁腹胀满，情志抑郁，烦闷多怒，口苦咽干，舌质淡红，苔薄，脉弦	疏肝行气，通利小便	沉香散加减（沉香5g、黄芪 10g、橘皮10g、滑石 30g、黄芩15g、地榆 10g、瞿麦15g、韭菜子10g、甘草6g）

证型	辨证依据		施治	
	要点	主症	治法	方药
尿道瘀阻证	小便点滴,甚者阻塞不通	小便点滴,尿线变细,尿前等待,甚者阻塞不通,小腹胀满,舌质紫暗有瘀点、瘀斑,脉细涩	化瘀散结,行气利水	抵当汤加减(水蛭6g、虻虫6g、桃仁10g、大黄10g)
肾阳虚衰证	夜尿频数,小便无力,腰膝酸冷	排尿困难,夜尿频数,小便无力,伴头昏耳鸣,神疲气短,畏寒肢冷,腰膝冷而酸软无力,舌质淡,苔薄白,脉沉细	温肾助阳,化气利水	济生肾气丸(熟地黄10g、山茱萸10g、牡丹皮10g、山药15g、茯苓10g、泽泻10g、肉桂6g、附子6g、牛膝10g、车前子10g)

第十章

骨科疾病辨证施治

中医骨伤科学是研究防治人体皮肉、筋骨、气血、脏腑经络损伤与疾患的一门学科。在古代属"折疡""金镞"等范畴。历史上有"金疮""接骨""正骨""伤科"等不同称谓。中医骨伤科学历史悠久，是在我国各族人民与外伤疾患长期斗争中创造和发展起来的，并形成了丰富的理论体系，成为一门独立的学科，是中医学的重要组成部分，为中华民族的繁衍昌盛和医学的发展作出了贡献。

一、颈椎病

颈椎病又称颈椎综合征，是颈椎骨关节炎、增生性颈椎炎、颈神经根综合征、颈椎间盘脱出症的总称，是一种以退行性病理改变为基础的疾病。主要由于颈椎长期劳损、骨质增生，或椎间盘脱出、韧带增厚，致使颈椎脊髓、神经根或椎动脉受压，出现一系列功能障碍的临床综合征。本病属于中医学"颈痹病"范畴。颈椎病不同证型的辨证依据及施治见表10-1。

表 10-1　颈椎病不同证型的辨证依据及施治

证型	辨证依据		施治	
	要点	主症	治法	方药
寒湿阻络证	头痛或后枕部冷痛	头痛或后枕部冷痛，颈僵、转侧不利，一侧或两侧肩臂及手指酸胀痛麻，	温经活血，祛寒除湿，通络止痛	桂枝加葛根汤加减（川桂枝 10g，羌活 10g，威灵仙 20g，秦艽

证型	辨证依据		施治	
	要点	主症	治法	方药
寒湿阻络证	头痛或后枕部冷痛	或头痛牵涉至上背痛,肌肤冷湿,畏寒喜热,颈椎旁可触及软组织肿胀结节,舌质淡红,苔薄白,脉细弦	温经活血,祛寒除湿,通络止痛	10g、川芎20g、当归尾10g、葛根30g、天麻10g、炮甲珠5g、炒神曲10g、赤芍15g、甘草10g)
气血两虚夹瘀证	头昏,眩晕,神疲乏力	头昏,眩晕,视物模糊或视物目痛,身软乏力,纳差,颈部酸痛,或双肩疼痛,舌质淡红或淡胖、边有齿痕,苔薄白而润,脉沉细无力	益气养血,醒脑宁神,活血通络	补中益气汤加减(天麻10g、炙黄芪30g、炙甘草10g、潞党参20g、炒白术10g、熟地黄10g、砂仁5g、当归10g、白芍10g、鸡血藤30g)
气阴两虚夹瘀证	眩晕反复发作,舌质光剥无苔	眩晕反复发作,甚者一日数十次,即使卧床亦视物旋转,伴恶心、呕吐、身软乏力、行走失稳,或心悸、气短、烦躁易怒、咽干口苦、眠差多梦等,舌质红,苔薄白或微黄而干,或舌面光剥无苔,舌下静脉胀大,脉沉细而数或弦数	益气养阴、安神醒脑,调和气血	逍遥散加减(天麻10g、川芎20g、杭菊花10g、枸杞子15g、沙参15g、炙甘草10g、炒酸枣仁10g、炒柏子仁10g、炙远志10g、白芍10g、丹参20g、地龙10g、夜交藤30g)
脾肾阴虚夹瘀证	四肢不完全瘫,大小便失禁	四肢不完全瘫(硬瘫或软瘫),大小便失禁,畏寒喜暖,饮食正常或纳差,舌质淡红,苔薄白或微腻,脉沉细弦或沉细弱	补肾健脾,温经和阳,强筋健骨	左归丸加减(熟地黄15g、山茱萸10g、炮干姜5g、龟甲胶15g、鹿角胶15g、炮甲珠5g、白芥子10g、炒杜仲10g、牛膝20g、淮山药30g、炒神曲10g、白芍10g、川桂枝10g、肉桂5g、炙甘草10g)

二、肩周炎

肩周炎又称肩关节周围炎,俗称凝肩、五十肩。以肩部逐渐产生疼痛、夜间为甚、逐渐加重，肩关节活动功能受限而且日益加重，达到某种程度后逐渐缓解，直至最后完全复原为主要表现的肩关节囊及其周围韧带、肌腱和滑囊的慢性特异性炎症。本病属于中医学"五十肩"范畴。肩周炎不同证型的辨证依据及施治见表10-2。

表 10-2　肩周炎不同证型的辨证依据及施治

证型	辨证依据		施治	
	要点	主症	治法	方药
风寒侵袭证	肩部隐痛麻木，局部发凉	肩部疼痛较轻，病程较短，疼痛局限于肩部，多为钝痛或隐痛，或有麻木感，不影响上肢活动，局部发凉，得暖或抚摩则痛减，舌苔白，脉浮或紧。多为肩周炎早期	祛风散寒，通络止痛	蠲痹汤加减（羌活10g、独活10g、桂枝10g、秦艽10g、海风藤15g、桑枝10g、当归10g、川芎10g、木香10g、乳香10g、甘草6g）
寒湿凝滞证	疼痛剧烈，冷痛为主	肩部及周围筋肉疼痛剧烈或向远端放射，昼轻夜甚，病程较长，因痛而不能举肩，肩部感寒冷、麻木、沉重、畏寒，得暖稍减，舌质淡胖，苔白腻，脉弦滑	散寒除湿，化瘀通络	乌头汤加减[麻黄10g、制川乌12g（先煎）、白芍15g、黄芪30g、全蝎12g、羌活12g、细辛6g、甘草6g]
瘀血阻络证	痛有定处，局部疼痛剧烈	外伤后或久病肩痛，痛有定处，局部疼痛剧烈、呈针刺样、拒按，肩活动受限，或局部肿胀、皮色紫暗，舌质紫暗，脉弦涩	活血化瘀，通络止痛	活络效灵丹与桃红四物汤合并加减（当归15g，丹参15g，生乳香、生没药各15g，桃仁10g，红花10g，熟地黄10g，川芎10g，桂枝10g，白芍10g，鸡血藤15g，桑枝20g）
气血亏虚证	肩部酸痛麻木，肢体软弱无力	肩部酸痛麻木，肢体软弱无力，肌肤不泽，神疲乏力，或局部肌肉挛缩，肩峰突起，舌质淡，脉细弱无力	益气养血，祛风通络	秦桂四物汤加减（秦艽12g、桂枝12g、当归12g、川芎10g、白芍12g、生地黄12g、黄芪15g）

三、腰椎间盘突出症

腰椎间盘突出症，又称腰椎间盘纤维环破裂髓核突出症，其标志性临床表现是腰部疼痛伴有坐骨神经牵拉而引起的放射性疼痛，是骨科的常见病、多发病。本病多发于青壮年，患者十分痛苦，有马尾神经损害的患者会出现大小便功能的障碍，严重者甚至可以导致截瘫，对患者生活、工作和劳动均可造成很大的影响，严重者甚至生活不能自理。本病属于中医学"腰腿痛"范畴。腰椎间盘突出症不同证型的辨证依据及施治见表10-3。

表10-3　腰椎间盘突出症不同证型的辨证依据及施治

证型	辨证依据		施治	
	要点	主症	治法	方药
气滞血瘀证	腰腿疼痛、如刺如扎，痛有定处	患者腰腿疼痛、如刺如扎，夜间疼痛加重，痛有定处，痛处拒按，腰部板直僵硬、俯卧转侧艰难，大多数患者近期有腰部跌仆闪挫的外伤史，舌质暗红或有瘀点瘀斑，脉弦紧或细涩或结代。	活血祛瘀，舒筋通络，行气止痛	蠲痹汤加减（桃仁9g、红花9g、当归12g、川芎9g、赤芍9g、五灵脂9g、枳壳6g、桑寄生15g、熟地黄9g）
风寒痹阻证	腰膝腿足冷痛明显、受寒或阴雨天加重	患者腰膝腿足冷痛明显、受寒或阴雨天加重，感觉腰膝或肢体发凉，遇寒冷则疼痛不适的感觉加重，得温则疼痛的感觉减轻、身体舒适，舌质淡白，苔白滑或腻，脉沉紧或濡缓甚或浮紧	祛风除湿，温经止痛，调和气血	甘姜苓术汤加减[茯苓30g、白术20g、干姜6g、麻黄10g、制川乌10g(先煎)、白芍15g、黄芪30g、独活12g、细辛6g、甘草6g]

证型	辨证依据		施治	
	要点	主症	治法	方药
湿热痹阻证	腰膝腿足重着疼痛,舌苔黄腻	腰膝腿足重着疼痛,肢体或心中烦热,遇热或阴雨天则疼痛和烦热的感觉加重,恶热,汗出黏腻甚或色黄染衣,口舌干或口中黏腻不清爽,小便短赤,大便不畅,舌质红,舌苔黄腻,脉濡数或滑数	清热利湿	加味四妙散加减(苍术9g、黄柏12g、薏苡仁20g、牛膝12g、木瓜9g、豨莶草15g)
肝肾亏虚证	腰腿疼痛、缠绵不愈,下肢肌肉萎缩	腰腿疼痛反复发作、缠绵不愈、劳累后加重或复发,腰膝、肢体麻木有冷感,双下肢沉重乏力,或伴有下肢肌肉萎缩。偏于阳虚者,面色苍白,手足不温或腰腿发凉,男子或有阳痿、早泄,女子则带下清稀,舌质淡,苔白滑或淡红;偏于阴虚者,则面色潮红或两颧红赤,咽干口渴,五心烦热,失眠多梦,男子或有遗精,舌干红少苔,脉弦细数	平补肝肾,强筋壮骨通络	肾气丸加减(熟地黄15g、山药15g、枸杞子15g、山茱萸15g、白芍12g、杜仲15g、鹿角胶6g、当归9g、鸡血藤15g、乳香9g、没药9g;偏阴虚者加服六味地黄丸;偏阳虚者加服金匮肾气丸)

四、骨质疏松

骨质疏松即骨质疏松症,是由多种原因引起的以单位体积内骨组织量减少为特点的代谢性骨病变。骨质疏松症可发生于不同性别和任何年龄,但多见于绝经后女性和老年男性。以骨骼疼痛、易于骨折为特征。本病属于中医学"骨痹病"范畴。骨质疏松不同证型的辨证依据及施治见表 10-4。

表 10-4　骨质疏松不同证型的辨证依据及施治

证型	辨证依据		施治	
	要点	主症	治法	方药
肾虚寒证	腰背冷痛,腰膝酸软	腰背冷痛,腰膝酸软,无力气短,不能久坐,活动受限,甚则驼背、弯腰,怕寒喜暖,遇寒加重,小便频多,舌质淡,苔白腻,脉沉细或弦	温补肾阳,祛寒化湿	右归丸加减(熟地黄 15g、山药 15g、山茱萸 10g、枸杞子 15g、杜仲 10g、怀牛膝 10g、附子 10g、肉桂 6g、当归 10g、鹿角胶 10g)
阴虚内热证	腰背酸痛,五心烦热,舌质红,少苔	腰背酸痛,膝软无力,驼背腰弯,五心烦热,口干舌燥,舌质红,少苔,脉沉细数	滋阴清热,祛湿解痹	左归丸(生地黄 10g、山药 20g、山茱萸 10g、菟丝子 20g、枸杞子 10g、牛膝 15g、鹿角胶 10g、龟甲胶 10g)
血虚水盛证	四肢关节痛或肿胀	腰背酸痛,四肢关节痛或肿胀,无力心悸,面色无华,舌质淡,苔白腻,脉沉细	养血利水	当归芍药散(当归 10g、川芎 10g、白芍 10g、山苍术 10g、泽泻 15g、茯苓 15g)
气虚血瘀证	身倦,少气懒言,头晕眼花	身倦自汗,少气懒言,头晕眼花,腰背酸痛,或者胸肋、四肢关节刺痛,舌质暗或有瘀点、瘀斑,脉沉细弦	养血益气	十全大补汤(党参 15g、黄芪 30g、云苓 10g、白术 10g、甘草 10g、当归 10g、熟地黄 10g、川芎 10g、白芍 10g)

五、膝关节骨性关节炎

　　膝关节骨性关节炎在临床上是一种常见多发病,是引起膝关节疼痛的主要原因之一。它是一种退行性骨关节病,其特征是关节软骨发生原发性或继发性退行性病变,并在关节边缘有骨赘形成。其病理变化以软骨变性及软骨下骨质病变为主。大多由外伤受损、关节间隙不对称所致力线改变、关节面破坏及骨质疏松增生等因素造成。临床表现为局部疼痛、关节僵硬、行走跛行等一系列症状。本病属于中医学"膝痹病""鹤膝风"范畴。膝关节骨性关节炎不同证型的辨证依据及施治见表 10-5。

表 10-5 膝关节骨性关节炎不同证型的辨证依据及施治

证型	辨证依据		施治	
	要点	主症	治法	方药
气滞血瘀证	关节疼痛剧烈、刺痛、固定不移	肌肉关节疼痛剧烈、多呈刺痛、部位固定不移,局部肿胀可有硬结或瘀斑,舌质暗、有瘀斑,脉涩	活血化瘀,通络止痛	身痛逐瘀汤加减(羌活 10g、独活 10g、秦艽 10g、桃仁 10g、红花 10g、地龙 10g、甘草 10g、牛膝 15g、防己 10g、川芎 15g、当归 20g、五灵脂 10g、制没药 6g、制香附 6g)
寒湿痹阻证	关节冷痛重着、肿胀	关节冷痛重着、肿胀,局部畏寒,触之不热,遇寒痛增,得热痛减,舌质淡,苔白腻,脉濡细	温经散寒,养血通脉	当归四逆汤加减[当归 12g、桂枝(去皮)9g、白芍 9g、细辛 1.5g、甘草 5g、通草 3g、大枣 8 枚]
肝肾亏虚证	关节疼痛或肿大	关节肿大、疼痛,手足不温,头晕眼花,耳鸣,腰膝酸软,遗精,舌质淡,苔白滑或淡红,脉沉细;或舌质红,少苔,脉细数	补气,活血,祛瘀通络	肾气丸加减(熟地黄 15g、山药 15g、枸杞子 15g、山茱萸 15g、白芍 12g、杜仲 15g、鹿角胶 6g、当归 9g、鸡血藤 15g、乳香 9g、没药 9g;偏阴虚者加服六味地黄丸;偏阳虚者加服金匮肾气丸)

六、股骨头坏死

股骨头坏死为世界难治病之一。本病是由于股骨头的血循环因内在或外在的因素而遭受障碍，使骨小梁发生萎缩消失，严重者股骨头塌陷变形。本病属于中医学"骨痿"范畴。股骨头坏死不同证型的辨证依据及施治见表 10-6。

表 10-6 股骨头坏死不同证型的辨证依据及施治

证型	辨证依据		施治	
	要点	主症	治法	方药
气滞血瘀证	髋部胀痛或刺痛，痛处固定不移	多见于股骨颈骨折复位不良，或骨折后 6～18 个月左右。症见髋部胀痛或刺痛，痛处固定不移，久坐久卧后疼痛加重，适当活动后疼痛减轻，舌质略暗，脉沉涩	活血祛瘀，宣痹止痛	身痛逐瘀汤加减（羌活 10g、独活 10g、秦艽 10g、桃仁 10g、红花 10g、地龙 10g、甘草 10g、牛膝 15g、丹参 20g、川芎 15g、当归 20g、五灵脂 10g、制没药 6g、制香附 6g）
气血两虚证	病侧肌肉萎缩，面白无华，气短乏力	见于股骨头坏死晚期或退行性病变，骨性关节炎较严重者；或见于其他疾病服用激素致股骨头变形较严重者，长期功能障碍，机体抵抗力很差，食纳不佳，以全身乏力伴有疼痛为主的病例。症见髋部钝痛或刺痛，长期功能障碍，跛行，或行动困难，甚则大部分时间卧床，有时疼痛沿大腿内侧向膝部放射，休息时疼痛不明显、活动后加重，病侧肌肉萎缩，面色苍白，唇甲淡白无华，气短乏力，舌质淡，苔薄白，脉细弱	补血益气，壮骨培元	十全大补汤（党参 15g、黄芪 30g、云苓 10g、白术 10g、甘草 10g、当归 10g、熟地黄 10g、川芎 10g、白芍 10g）

| 证型 | 辨证依据 | | 施治 | |
	要点	主症	治法	方药
肝肾亏虚证	患肢肌肉萎缩,腰膝酸软	多见于先天髋关节发育不良,一般随着年龄增长逐渐发生股骨头坏死,常合并骨性关节炎或髋关节脱位。症见髋部疼痛较轻、活动时加重、休息后减轻,患肢肌肉萎缩,腰膝酸软,自汗或盗汗,健忘失眠,五心烦热,舌质红,少苔,脉细数	补气活血,祛瘀通络	肾气丸加减(熟地黄15g、山药 15g、枸杞子15g、山茱萸 15g、白芍12g、杜仲 15g、鹿角胶6g、当归 9g、鸡血藤15g、乳香 9g、没药 9g;偏阴虚者加服六味地黄丸;偏阳虚者加服金匮肾气丸)

参 考 文 献

[1]　邓铁涛．中医诊断学．北京：人民卫生出版社，2010.

[2]　许济群．中医方剂学．北京：人民卫生出版社，2008.

[3]　周祯祥，唐德才．中药学．北京：中国中医药出版社，2016.

[4]　张伯礼，吴勉华．中医内科学．北京：中国中医药出版社，2017.

[5]　陈红风．中医外科学．上海：上海科学技术出版社，2007.

[6]　马涛．中西医结合五官科学．北京：中国中医药出版社，2006.

[7]　马宝璋，杜惠兰．中医妇科学．上海：上海科学技术出版社，2018.

[8]　段俊国．中西医结合眼科学．北京：中国中医药出版社，2013.

[9]　詹红生，冷向阳．中医骨伤科学．北京：人民卫生出版社，2015.

[10]　吴志明，杨恩品．中医美容皮肤科学．北京：中国中医药出版社，2015.

[11]　戚广崇．实用中医男科学．上海：上海科学技术出版社，2018.

[12]　汪受传．中医儿科学．北京：人民卫生出版社，2010.